CHRONIQUE DU VECU D'UNE PANDEMIE PLANETAIRE

Récits d'universitaires, d'Est en Ouest,
premier semestre 2020

Histoire de Vie et Formation

Collection dirigée par Gaston Pineau

avec la collaboration de Pierre Dominicé (Un. de Genève), Martine Lani-Bayle (Un.de Nantes), José Gonzalez Monteagudo (Un. de Séville), Catherine Schmutz-Brun (Un. de Fribourg), André Vidricaire (Un. du Québec à Montréal), Guy de Villers (Un. de Louvain-la-Neuve).

Cette collection vise à construire une nouvelle anthropologie de la formation, en s'ouvrant aux productions qui cherchent à articuler « histoire de vie » et « formation ». Elle comporte deux volets correspondant aux deux versants, diurne et nocturne, du trajet anthropologique.

Le volet ***Formation*** s'ouvre aux chercheurs sur la formation s'inspirant des nouvelles anthropologies pour comprendre l'inédit des histoires de vie. Le volet ***Histoire de vie***, plus narratif, reflète l'expression directe des acteurs sociaux aux prises avec la vie courante à mettre en forme et en sens.

Dernières parutions

Volet : *Formation*

Aneta SLOWIK, Patrick RYWALSKI, Elizeu Clementino DE SOUZA (dir.), *Approches (auto)biographiques et nouvelles épreuves de transitions, Construire du sens avec des parcours de vie,* 2019.

Bernard HONORE, *Histoire de vie et formation de la personne*, 2019

Joëlle SANCHEZ, *L'énergie créatrice de Gwenaël Morin. Théâtre et autoformation existentielle,* 2018.

Anne VINÉRIER, *Entreprendre de réapprendre en situation d'illettrisme*, 2017.

Bernard HONORÉ, *Autobiographie institutionnelle et expérientielle d'une pensée de la formation. Une histoire de l'IFEPP (1964-2000)*, 2016.

Pierre BRINGUIER, *Des jeunes qui se cherchent. Un conseiller d'orientation témoigne*, 2015.

Gabrielle Charlotte DUBÉ, *Parcours d'une formatrice d'enseignants au Québec. Autoéthnographie d'une quête transpersonnelle*, 2015.

Sous la direction de

Hervé Breton

CHRONIQUE DU VECU D'UNE PANDEMIE PLANETAIRE

Récits d'universitaires, d'Est en Ouest, premier semestre 2020

5-7, rue de l'École-Polytechnique – 75005 Paris
www.editions-harmattan.fr
ISBN : 978-2-343-21413-9
EAN : 9782343214139

Sommaire

Préface 11
Emmanuel RUSCH

Introduction générale 17

PREMIERE PARTIE : DE L'ASIE 27

1. Le sens de la justice soutenu par le sens de la peur. De la signification sociale du Covid-19 29
Makoto SUEMOTO

2. Retrouver le sens commun : vivre à l'ère du coronavirus 39
Masayoshi MORIOKA
Kakuko MATSUMOTO
Koichi HIROSE

3. L'impact du coronavirus sur l'apprentissage communautaire au Japon 49
Dai MATSUMOTO

4. Repenser les distances – Une brève réflexion sur l'épidémie de Covid-19 à Hong Kong 57
Christophe COUPE

5. Situation du Covid-19 en Thaïlande 65
Archanya RATANA-UBOL

6. Trois façons d'écrire sur le confinement en Inde 75
Frédéric LANDY

7. Documenter les voix non entendues des communautés indiennes lors de l'épidémie de Covid-19 (2020) 83
Srinivasalu SUMATHI
Selladurai MANJUBARKAVI

DEUXIEME PARTIE : DE L'EUROPE ET D'AFRIQUE 95

8. Le Covid dans la vie italienne 97
Andrea GALIMBERTI

9. *Andrà tutto bene !* (« Tout ira bien ! ») 103
Livia CADEI

10. Expériencer et apprendre dans la pandémie 111
Mariachiara PACQUOLA

11. Bien vivre au milieu du désarroi **119**
Pierre DOMINICE

12. Les « contes de Canterbury » : un éloge de la lecture dans un moment de traumatisme **127**
Linden WEST

13. Itinérance et expérience du Covid : quelle structure du vécu ? **135**
Hervé BRETON

14. Témoignage sur la pandémie **145**
José González-MONTEAGUDO

15. Le vécu de la pandémie : l'expansion du présent et la suspension du futur **153**
Carmen CAVACO

16. Vivre, faire partie et être, dans le monde, ça compte ! **161**
Conceiçao LEAL DA COSTA

17. Ce que notre vécu doit à la Covid-19 ! **169**
Samira BEZZARI

TROISIEME PARTIE : DES AMERIQUES **177**

18. L'expérience de la catastrophe comme une source et un levier de transformation personnelle et sociale **179**
Camila ALOISIO ALVES

19. Raconter mon expérience ou comment rechercher le lyrisme en période d'incertitude **187**
Maria AMALIA CUNHA

20. Quand la politique se manifeste dans un contexte de crise pandémique **195**
Rodrigo MATOS DE SOUZA

21. Agir et réfléchir durant la catastrophe **203**
Maria PASSEGGI

22. « Le Brésil ne connaît pas le Brésil » : pandémie et relation vie/mort **213**
Elizeu CLEMENTINO DE SOUZA

23. Disruptions **221**
Daniel Hugo SUAREZ

24. Regard sur l'« humanité souffrante » à Guadalajara, Mexique **231**
Ana Guilaisne MEDINA-BERNARD

25. La pandémie Covid-19 : rappel de la vulnérabilité humaine **237**

Marie-Claude BERNARD

26. Apprendre l'ère planétaire en solitudes et intimités solidaires **249**

Gaston PINEAU

Quatrième partie : Analyses transversales **257**

31. Vies et récits durant la catastrophe : un retour réflexif sur la mise en place des formations à distance **259**

Melpomeni PAPADOPOULOU

32. Vécu collectif de la pandémie Covid : irruption, expérience, acquis, perspectives **269**

Hervé BRETON

Postface – Apprendre avec la Covid : temporalités formatives et vécu de l'incertitude **287**

Jérôme LAFITTE

Présentation des auteurs **299**

Préface

Emmanuel RUSCH

Professeur en santé publique
Président de la Société Française de Santé Publique

[Hervé Breton]. *Bonjour Monsieur Rusch. Merci d'avoir accepté cet entretien qui sera proposé comme préface à l'ouvrage « Chronique du vécu d'une pandémie planétaire. Récits d'universitaires. Premier semestre 2020 ». Nous pouvons explorer ensemble différents aspects de ce qui s'est imposé dans le monde entier. Vous êtes (entre autres) médecin en santé publique, directeur de l'Équipe de recherche Éducation Éthique Santé de l'Université de Tours[1] et Président de la Société Française de Santé Publique[2]. Dans cet ouvrage, vingt-huit universitaires proposent un récit de leur vécu de la pandémie COVID, en commençant par décrire la manière dont ce phénomène s'est imposé dans leur vie quotidienne, pour graduellement interroger des aspects collectifs et sociétaux. Pour cet entretien, je vais vous proposer de procéder à l'inverse : examiner d'abord ce que révèle à l'échelle du social et du politique cette pandémie pour ensuite s'intéresser à l'impact de la COVID dans la vie quotidienne des personnes, citoyens et patients. Nous pouvons par exemple commencer avec cette première question :* ***qu'est-ce qui, du point de vue de la santé publique, présente un caractère extraordinaire et inédit dans l'actuelle pandémie ?***

[Emmanuel Rusch] : Pour commencer, il est bienvenu de se souvenir que d'autres épisodes épidémiques sont apparus depuis l'après-guerre. D'un certain point de vue, la pandémie Covid ne présente rien de vraiment extraordinaire. Entre 1968 et 1970, il y a eu une pandémie similaire dans le monde, la pandémie de grippe de Hong Kong qui a fait près d'un million de morts dans le monde, dont 31 000 en France. Elle n'a cependant pas eu le même retentissement. Les conséquences ont été sévères mais cela n'a pas entrainé les mesures de confinement.

[1] Site de l'équipe de recherche Éducation Éthique Santé : https://education-ethique-sante.univ-tours.fr/

[2] Site de la Société Française de Santé Publique : https://www.sfsp.fr/

L'actuelle épidémie est donc à la fois comme les autres et, dans le même temps, radicalement différente, surtout parce qu'elle a conduit les pouvoirs publics à prendre des mesures inédites. En bref, ce qui est nouveau, c'est la réaction des pouvoirs publics au phénomène pandémique. Cette réaction s'est incarnée dans différents types de décisions et d'actions associées à des moyens qui eux sont radicalement nouveaux. Autrement dit, ce qui est différent avec la Covid, c'est moins le phénomène pandémique que son retentissement médiatique, sa réception par le grand public, les conséquences générées pour le monde sanitaire et les questions éthiques qui se sont alors posées.

Finalement, l'histoire humaine est jalonnée d'épidémies. Ce qui est inédit, c'est peut-être que celle-ci se déroule dans une époque où le système de santé dispose de puissants moyens diagnostiques et thérapeutiques et durant laquelle les attentes vis-à-vis du monde médical sont très importantes. De ce point de vue, la pandémie a révélé dans chacun des États les forces et les limites de leur système sanitaire. Ce qui a été mis au jour, ce sont également les croyances vis-à-vis de la toute-puissance supposée des sciences médicales dont on mesure mieux ici les limites.

Les systèmes sanitaires ont tous une histoire. Ils évoluent avec les politiques publiques des États. Pour ce qui concerne le système français, par exemple, durant les années 1950/1960, il s'est construit autour d'une capacité à prendre en charge des maladies aigues. La rançon du succès, c'est que cela a accru de manière importante le nombre de personnes devant vivre avec une maladie chronique. Le système a alors dû s'adapter pour accompagner les patients qui vivent au quotidien avec des pathologies chroniques. L'irruption de la Covid, qui est une maladie aiguë, du moins pour l'instant, prend le contrepied de la tendance actuelle et demande aux systèmes sanitaires de se réorganiser pour gérer dans l'urgence une maladie qui constitue un paradoxe pour les systèmes de soins : la Covid est une maladie aiguë dont les premières victimes sont les patients qui vivent avec une maladie chronique.

Qu'est-ce que cette pandémie révèle des impensés de l'époque ?

Pour le grand public, ce phénomène rappelle que des maladies nouvelles peuvent déferler et submerger les modes de vie contemporains. Du point de vue des experts, cette idée n'est pas très nouvelle, même si, bien entendu, un écart subsiste irrémédiablement entre le fait de prévoir l'irruption d'un phénomène pandémique à partir de modèles et celui du vécu expérientiel advenant lors du déploiement concret et massif de la pandémie. Le risque pandémique est bien connu de la communauté scientifique en santé. Un article paru dans le dernier numéro du *Bristih Medical Journal* de l'année 2019[3], a souligné, à partir de l'exemple de la maladie Ebola, l'importance de l'émergence de nouvelles maladies infectieuses au cours de ces dernières années et l'enjeu majeur que constituent ces maladies pour le monde dans les années à venir.

Selon les pays du globe, les populations étaient plus ou moins sensibilisées, et donc préparées, à affronter l'émergence de ces phénomènes infectieux, notamment du fait des occurrences récentes de pandémie dus à des Coronavirus comme le SRAS (syndrome respiratoire aigu sévère) ou le MERS (syndrome respiratoire du Moyen-Orient), qui ont débuté respectivement en Chine et en Arabie Saoudite. Plusieurs pays d'Asie ont été confrontés à ces phénomènes pandémiques.

Pour ce qui concerne la France, nous avons un système de santé qui est structurellement déséquilibré, l'accent étant mis principalement sur le curatif aux dépens du préventif. Cela conduit à des concentrations fortes des moyens matériels et humains sur des actions qui visent le traitement de personnes atteintes par la Covid-19. L'intervention est donc pensée pour gérer les conséquences sanitaires de la propagation de la maladie dans la population, soit, pour la Covid, lorsque les patients commencent à affluer dans les hôpitaux ou vers la médecine de ville. Ainsi, lorsque la Covid est survenue, les moyens d'actions « pensés » ont été d'abord du côté du curatif (médicaments thérapeutiques, réanimation, …).

Par contre, sur le plan préventif dont l'une des visées est de s'organiser pour limiter et réduire la vitesse de propagation de la maladie, les faiblesses sont apparues au grand jour. Cette centration sur le curatif révèle un tropisme sur l'innovation et une forte croyance vis-à-vis du progrès scientifique, une sorte de culte de la technologie qui prend le pas sur les dimensions éducatives et sociales. Cela peut s'observer à partir de différents exemples. Ainsi, dans le champ de la recherche, si près de 1300 études contrôlées portant sur les médicaments ont été identifiées, seules 10 études ont porté sur des interventions sans médicaments ou drogues. Ces quelques études peuvent par exemple porter sur l'impact du port du masque pour limiter la propagation du virus ; ou sur l'impact du maintien de la distance sociale ; ou sur les formes de propagation par échange d'objets dans les situations de travail… C'est très peu.

---

[3] Arie, S. (2019). Wins, losses, and draws in global health in past 10 years. BMJ, 367.

De ce fait, les préconisations faites par les pouvoirs publics pour adopter des gestes préventifs qui réduisent le risque dans la vie quotidienne ne se fondent que trop rarement sur des études scientifiques approfondies. Les mesures et les discours ont tendance à faire simplement appel au bon sens. Elles apparaissent parfois improvisées, ce qui a pour effet de les affaiblir.

L'action préventive en santé relève potentiellement du domaine de l'éducation des populations et de la transformation des logiques sanitaires. Qu'en est-il de la Covid ? Qu'est-ce que cela nous dit de ce qui doit être fait sur le préventif ?

Par certains aspects, les actions de prévention sont dépendantes des équipements et de la technologie. C'est ce qui a été révélé du fait des constats avérés sur les carences en matériel permettant à chacun de se doter des équipements individuels de protection (masques, blouses, gants,…). En clair, avec la pandémie, les problèmes de dépendance vis-à-vis des fournisseurs étrangers (bien souvent chinois) et le caractère très réduit des stocks de matériel permettant aux populations d'adopter des comportements préventifs sont apparus au grand jour.

De plus, face aux pénuries, certains pays ont été capables d'inventer et de trouver des solutions opérationnelles et souvent locales, tandis que d'autres, comme la France, sont restés dans une posture d'attente de livraisons venant d'autres pays. Les pénuries de masques sont encore dans toutes les têtes : alors que certains pays ont rapidement promu des fabriques artisanales de masques, d'autres sont restés dans l'attente de livraisons standards provenant de l'étranger.

Cette situation a produit différentes formes de prises de conscience : conscientisation des formes de dépendance vis-à-vis d'autres pays perçus à juste titre comme faillible, réappropriation à l'échelle locale de formes d'organisation des soins (préventifs et/ou curatifs), autoproduction d'équipements, émancipation des discours descendants dictant les conduites, implication dans de nouveaux dispositifs tels que la télémédecine qui transforment les interactions soignants/soignés.

Au-delà de la disponibilité d'équipements de protection, les actions qui servent à rompre les chaînes de transmission du virus reposent sur des gestes qui supposent une transformation des comportements. Cela renvoie à un levier d'action qui relève potentiellement de l'action éducative. Cependant, cela ne s'improvise pas. Dans l'urgence, il peut être préféré d'user de la contrainte et de la restriction des libertés individuelles.

Différents scénarios ont pu être observés selon les pays. Par exemple, en Suède, les choix ont été faits de limiter la contrainte. Les mesures retenues ont privilégié la formulation de messages, de recommandations, de conseils dont l'objet était de développer les actions responsables chez les individus et au sein des populations. Résultat : l'État est peu intervenu pour encadrer les comportements et la gestion de l'épidémie est restée entre les mains des professionnels sans que les discours ne se traduisent en pratique par des mesures restrictives et autoritaires.

D'autres États ont appliqué des mesures strictes et contraignantes, allant, comme en France, mais également dans nombre de pays d'Europe, jusqu'à la privation de liberté. Sur ce plan, ce qui a été mis en place dépasse tous les scénarios imaginables avant la crise. Jamais en France, et peut-être dans aucun pays dans le monde, les personnes n'avaient été assignées au chez-soi et jamais les déplacements n'avaient été, en tant de paix, contrôlés à ce point.

Comment penser l'éducation à la santé dans cette période de pandémie ?

L'adaptation de nos mesures de lutte contre la pandémie auprès des populations vulnérables a présenté différents types de difficulté. En France nous programmons parfois nos politiques à partir d'une « population moyenne ». C'est comme dans l'enseignement : on crée « un étudiant moyen » qui ne peut exister que du fait d'une démarche de modélisation et de moyennisation. Puis, ensuite, on agit comme si cet objet construit existait vraiment. Les politiques publiques fonctionnent également comme cela. Par exemple, notre système de dépistage s'organise selon une chaîne dont le premier maillon est le médecin traitant. Ce système est efficace pour les 80% de la population qui ont un médecin traitant. Pour les 20% restant, le système est défaillant. Il faut alors y remédier… Il serait possible d'adopter une autre approche : construire un système en intégrant les niveaux de contraintes maximales (les personnes les plus vulnérables), ce qui permet d'espérer, d'emblée, d'inclure dans le système l'ensemble de la population.

Le système actuel laisse de côté les populations non dotées du réseau ou des connaissances nécessaires à la compréhension et la mise en œuvre pertinente des préconisations et conseils pour le développement d'actions adaptées à la situation pandémique. Les dispositifs d'éducation à la santé doivent de ce point de vue chercher à augmenter le niveau de littératie en santé, ce qui suppose de modifier les formes de communication trop génériques. Pour accompagner les changements des comportements, les messages doivent s'ajuster aux réalités vécues ou ressenties, ce qui suppose de transformer les conceptions et les regards portés en prenant en compte la singularité des situations de la diversité des catégories sociales.

Quelles sont les perspectives ouvertes en recherche au regard de ces risques émergents ?

Les recherches sur la littératie en santé constituent un enjeu de premier plan. Dans une perspective éducative, l'acquisition de connaissances et de savoirs nécessaires pour à la fois comprendre les phénomènes et être en capacité de produire des gestes adéquats est un enjeu de santé publique et un enjeu sociétal. Ainsi, au-delà du développement d'une culture scientifique au sein de la population permettant de différencier les informations loufoques des éléments factuels, il apparaît nécessaire d'inventer des manières de communiquer et d'ajuster les messages afin d'accompagner la transformation des comportements selon les catégories sociales et les lieux de vie.

Des recherches visant l'examen des modes de perception et des types de réaction des populations face aux risques sanitaires permettraient de structurer des dispositifs éducatifs susceptibles de faire évoluer les mentalités, de générer de l'information plus personnalisée, et ainsi d'être collectivement plus réactifs face aux phénomènes pandémiques.

Pour cela, les autorités sanitaires doivent également s'interroger. Les discours trop souvent prescriptifs génèrent des phénomènes de passivité et d'attentisme qui vont à l'encontre de l'autonomie et de la prise d'initiative. Plutôt que d'accompagner le travail réflexif au sein des populations, le discours médical énonce des conseils qui sont souvent formulés sur le mode de la prescription. Plutôt que de chercher à modeler les comportements, dans ces situations marquées par l'incertitude, il semble nécessaire d'encourager l'initiative et le sentiment de responsabilité à l'échelle individuelle et collective.

Entretien réalisé le mardi 15 septembre 2020 avec Emmanuel Rusch

Introduction générale

L'année 2020 est l'année du rat en Chine. Cependant, pour le monde, c'est l'année de la chauve-souris, ou du pangolin. En trois mois, de janvier à mars 2020, le Sars-Cov1, appelé maladroitement dans un premier temps, le « virus chinois », s'est propagé sur le monde, contaminant au 1er août plus de 17 millions de personnes et ayant entraîné le décès de plus de 650 000 personnes. Depuis le 1er janvier, les populations ont dû apprendre à vivre avec le virus, en conduisant leur vie avec des niveaux d'incertitude élevés. L'origine du virus est restée incertaine, l'absence de transparence provenant de Chine regrettée, les symptômes et ses modes de propagation continuent à surprendre.

Selon un article du journal national français *Le Monde* publié le 6 avril à 10 h 58, c'est le 30 décembre que le directeur général du centre chinois de contrôle et de prévention des maladies, nommé Gao Fu, note en consultant différents forums utilisés par des médecins chinois l'identification de trois cas de pneumonie d'origine inconnue. L'un des messages provient de Ai Fen, directrice du département des urgences de l'hôpital central de Wuhan, dont la situation est décrite par Frédéric Lemaître, journaliste du journal *Le Monde* :

> « Depuis près de deux semaines, le service de Ai Fen et celui des maladies respiratoires reçoivent quelques patients atteints de fièvre ou de toux sur lesquels les médicaments traditionnels ne produisent aucun effet : un patient a été reçu le 16 décembre, un autre le 27 ainsi que le 28. Mme Ai a demandé un examen approfondi du patient reçu le 27, transféré entre-temps au département des maladies respiratoires. Ce 30 décembre, à 16 heures, un collègue lui apporte les résultats : *"Coronavirus-SRAS"*, est-il écrit. *"Transmission : par postillons à courte distance ou par le toucher"*, est-il précisé. *"J'ai eu des frissons en lisant cela. Je me suis dit que c'était terrible"*, racontera-t-elle par la suite. Après en avoir parlé à son homologue du département concerné, elle envoie la vidéo et une photo du rapport à son camarade de promotion et aux médecins de son département en entourant de rouge l'expression : *"Coronavirus-SRAS"*. Le message circule. Un ophtalmologue de l'hôpital, le Dr Li Wenliang, le transfère à une centaine de collègues avec cette mention : *"Sept cas de SRAS confirmés au marché de Huanan."* C'est sur ces messages que tombe Gao Fu. Dès

le 31 décembre, il envoie neuf personnes à Wuhan, par le vol de 6 h 45. » (Frédéric Lemaître, *Le Monde*, 6 avril 2020)

Les faits s'enchaînent alors : le 17 décembre, plus de dix personnes sont infectées chaque jour. Le 31 décembre, il y a 266 cas détectés, 381 le jour qui suit. Puis la propagation va s'étendre en Corée, au Japon, à Hong Kong. En février, l'Europe est officiellement touchée, en mars, les États-Unis et l'Amérique latine. La pandémie a donc circulé d'Est en Ouest, inexorablement, provoquant quelque quatre semaines après la détection des premiers cas des formes de confinement ayant pour effet de fermer les frontières, de restreindre les possibilités de déplacements, de provoquer des formes d'assignation au chez-soi. Les conséquences sur les destins individuels et collectifs restent à instruire, examiner et documenter.

Ce fut l'un des enjeux de la journée du samedi 20 juin 2020 que d'en rendre compte, dans le cadre d'un web-séminaire qui, en une journée, a donné la parole à 28 enseignants-chercheurs exerçant dans le domaine des sciences humaines et sociales, dans différentes universités du globe. Le concept : collecter de 28 à 30 récits à un instant T, soit la journée du 20 juin, sur la manière dont la pandémie s'est imposée dans la vie quotidienne (1) ; décrire l'expérience vécue durant le confinement (2) ; examiner les apprentissages et processus de formation générés par cette expérience (3) ; analyser ce que révèle cet événement à l'échelle du socioéconomique et du sociopolitique (4).

- *Axe 1 : narrer la manière dont la pandémie s'est imposée dans le cours de la vie quotidienne.* L'invitation faite est ici de penser les processus par lesquels la trame temporelle déjà structurée, souvent de manière précise et serrée pour ce qui concerne les enseignants-chercheurs, s'est trouvée graduellement interrogée, questionnée, parfois brisée. En fonction des situations et des circonstances, selon que le chercheur était proche du chez-soi ou au contraire à l'étranger, selon qu'une culture de la catastrophe était déjà acquise ou que ces phénomènes n'avaient jamais été vécus ni même pensés, les formes d'appréhension et de compréhension de l'effectivité et de l'impact de la pandémie sur le cours de la vie ont pu varier.

- *Axe 2 : le vécu durant le confinement.* Selon les pays et leur histoire, les règles censées définir, dicter et ordonner les conduites ont différé. Il en va de même pour ce qui concerne la définition des moyens de surveillance pour s'assurer de leur respect et de leur bonne application. Ainsi, l'écart entre les consignes d'autodiscipline prononcées au Japon et l'édiction de lois votées dans le cadre de l'état d'urgence sanitaire rendant possible, dans plusieurs pays européens, de contraindre et de punir en cas d'infraction, peut être pensé comme un révélateur d'une manière d'appréhender ce phénomène, d'une capacité d'autodiscipline des populations, d'un rapport à la règle et à son respect dans le temps. Autre paramètre parmi bien d'autres : l'austérité du confinement. Tandis que dans certains pays, dont la France, il était possible de sortir pendant une heure et de déambuler dans un périmètre d'un kilomètre, dans d'autres pays l'assignation au chez-soi a été très stricte. Les différents récits rendent ainsi compte, par le témoignage en première personne, de la pluralité des dispositifs de confinement selon les pays et de la singularité des manières de s'y adapter.

- *Axe 3 : les processus d'apprentissage et de formation générés par cet événement.* Interroger ces dimensions suppose d'avoir pu à la fois vivre l'expérience, la réfléchir, et conscientiser les acquis qui s'y sont constitués, chemin faisant. Le monde restant en alerte, la pandémie continuant de circuler, il est prématuré d'en produire un bilan et d'en identifier de manière stabilisée les apprentissages. Lors du séminaire du 20 juin, le confinement restait strict au Brésil, comme dans la quasi-totalité des pays de l'Amérique du Sud. Difficile dans ces conditions de penser l'expérience de manière distanciée. Cependant, différents apprentissages sont relevés au fil des récits : apprendre à vivre en situation incertaine, redéfinir des solidarités collectives, repenser son rapport aux milieux, travailler avec le numérique, redéfinir des perspectives, transformer ses structures d'anticipation… Cette section est l'occasion des arts de faire, selon l'expression de Michel de Certeau (2008), avec la crise sanitaire et ses dimensions catastrophiques.

- *Axe 4 : penser ce que révèle la pandémie à l'échelle du socioéconomique et du sociopolitique.* Cette dimension interroge la capacité des gouvernants à gérer face à ce type de phénomène caractérisé par une situation de crise multifactorielle et systémique (Morin, 2020) laissant craindre par différents aspects des formes d'effondrements locaux ou généralisés (Citton & Ramsi, 2020). Elle interroge également de manière tout aussi épineuse la capacité d'accueil de l'incertitude (Beck, 2008) et la force du pouvoir sanitaire (Illich, 1975) dans les stratégies de décision d'urgence. Selon les pays, selon également le crédit accordé par les dirigeants aux savoirs et connaissances scientifiques, les modes de prise de décision ont varié, oscillant entre narcissisme et scientisme. Au gré des récits, selon les pays, la pluralité des réflexions proposées donne à penser de la maturité des systèmes permettant de s'auto-organiser, à l'échelle planétaire, lorsqu'une menace concerne sans distinction de classes sociales, de situations géographiques, de croyances ou de religions la totalité de la population planétaire.

L'expérience Covid : circulation des récits, d'Est en Ouest

C'est à partir des quatre axes précédemment cités qu'une analyse transverse a été conduite. Concernant les modes d'irruption de la pandémie dans le quotidien, quelques éléments globaux doivent être précisés. Il est en effet nécessaire de comprendre la dynamique et d'examiner les temporalités de la propagation de l'épidémie Covid, qualifiée le 11 mars 2020 par l'Organisation mondiale de la santé (OMS). Le Covid s'est propagé d'Est en Ouest en six mois, au cours du premier semestre 2020. De ce fait, la durée qui sépare l'épreuve du confinement du moment de l'expression des récits, le 20 juin, varie en fonction de la situation géographique du narrateur. Concernant les récits provenant – selon les catégories européennes à partir desquelles sont encore pensés les pays asiatiques (Moura, 2001) – de l'Extrême-Orient (Japon et Hong Kong), de l'Asie du Sud-Est (Thaïlande) et de l'Orient (Inde), les rythmes de la propagation varient. La vitesse et les modes de propagation de la pandémie ont en effet évolué en fonction de différents facteurs qui relèvent notamment, pour ce qui concerne l'Asie, de l'expérience acquise du fait des crises sanitaires antérieures, et pour l'Inde, au contraire, de l'absence de moyens de détection disponibles.

Auteurs	Titre de la conférence	Nombre de signes
Makoto Suemoto	« Le sens de la justice soutenu par le sens de la peur. De la signification sociale du Covid-19 »	21 708
Masayoshi Morioka, Kakuko Matsumoto, Koichi Hirose	« Retrouver le sens commun : vivre à l'ère du coronavirus »	20 298
Dai Matsumoto	« L'impact du coronavirus sur l'apprentissage communautaire au Japon »	16 115

Christophe Coupé	« Repenser les distances – Une brève réflexion sur l'épidémie de Covid-19 à Hong Kong »	17 651
Archanya Ratana-Ubol	« Situation du Covid-19 en Thaïlande »	22 522
Frédéric Landy	« Trois façons d'écrire sur le confinement en Inde »	15 921
Srinivasalu Sumathi, Selladurai Manjubarkavi	« Documenter les voix non entendues des communautés indiennes lors de l'épidémie de Covid-19 (2020) »	25 728

Tableau 1 – Titres et thèmes des sept récits en Asie

Concernant l'Europe, tout comme pour l'Asie la première mesure de confinement prise sur son sol provoque un électrochoc. Le confinement de la ville de Wuhan en Chine est décidé et appliqué le jeudi 23 janvier 2020. Celui de Codogno, dans le nord de l'Italie, en Lombardie, est décidé le dimanche 23 février 2020. L'Italie devient alors pour quelques semaines le foyer à partir duquel l'Europe pense la propagation Covid. Rapidement, cependant, les États européens vont réaliser que le virus circule déjà à bas bruit dans les différents pays de l'Union, ce qui va déclencher des mesures généralisées de confinement, l'Angleterre étant la dernière à s'y résoudre. Les récits du 20 juin provenant d'Europe évoquent donc le vécu du confinement en l'appréhendant de manière rétrospective, les phases de plateau et de décroissance des cas d'infection ayant débuté à partir du début du mois de mai, soit environ six semaines auparavant.

Auteurs	**Titre de la conférence**	**Nombre de signes**
Andrea Galimberti	« Le Covid dans la vie italienne »	13 904
Livia Cadei	*« Andrà tutto bene ! »* (« Tout ira bien ! »)	17 427
Mariachiara Pacquola	« Expériencer et apprendre dans la pandémie »	17 872
Pierre Dominicé	« Bien vivre au milieu du désarroi »	16 742
Linden West	« Les "contes de Canterbury" : un éloge de la lecture dans un moment de traumatisme »	18 838
Hervé Breton	« L'expérience du Covid : structure du vécu »	21 473

Melpomeni Papadopoulou	« Vies et récits durant la catastrophe : un retour réflexif sur la mise en place des formations à distance en France »	17 595
José González-Monteagudo	« Témoignage sur la pandémie »	15 379
Carmen Cavaco	« Le vécu de la pandémie : l'expansion du présent et la suspension du futur »	16 328
Conceiçao Leal da Costa	« Vivre, faire partie et être, dans le monde, ça compte ! »	16 528
Samira Bezzari	« Ce que notre vécu doit à la Covid-19 ! »	16 364

Tableau 2 – Titres et thèmes des onze récits en Europe et Maroc

La situation est différente en Amérique du Sud. L'ensemble des récits du 20 juin sont en effet exprimés alors que le confinement dure déjà depuis plus de huit semaines, l'épreuve étant de plus accentuée, pour ce qui concerne le Brésil, par les démissions successives des ministres de la Santé du gouvernement Bolsonaro qui révèlent le caractère erratique de la gestion de la pandémie.

Auteurs	**Titre de la conférence**	**Nombre de signes**
Camila Aloisio Alves	« L'expérience de la catastrophe comme une source et un levier de transformation personnelle et sociale »	13 928
Maria Amalia Cunha	« Raconter mon expérience ou comment rechercher le lyrisme en période d'incertitude »	16 332
Rodrigo Matos de Souza	« Quand la politique se manifeste dans un contexte de crise pandémique »	14 103
Maria Passeggi	« Agir et réfléchir durant la catastrophe »	21 625
Elizeu Clementino de Souza	« "Le Brésil ne connaît pas le Brésil" : pandémie et relation vie/mort »	13 650
Daniel Hugo Suarez	« Disruptions »	20 805

Tableau 3 – Titres et thèmes des six récits en Amérique du Sud

Concernant l'Amérique du Nord, la situation apparaît extrêmement contrastée : la situation du Mexique, comme celle des États-Unis, semblant régie par les mêmes cycles que l'Amérique du Sud, tandis que le Canada apparaît réglé sur les rythmes européens.

Auteurs	Titre de la conférence	Nombre de signes
Ana Guilaisne Medina-Bernard	« Regard sur l'"humanité souffrante" à Guadalajara, Mexique »	8 444
Marie-Claude Bernard	« La pandémie Covid-19 : rappel de la vulnérabilité humaine »	25 440
Gaston Pineau	« Apprendre l'ère planétaire en solitudes et intimités solidaires »	16 115

Tableau 4 – Titres et thèmes des trois récits en Amérique du Nord

Les temporalités vécues peuvent être pensées durant ce premier semestre 2020 à partir du moment pivot que constitue la mise en place des mesures de confinement dans chacun des États. C'est cette expérience durant laquelle les mouvements ralentissent, l'activité se réduit, les contacts sociaux se raréfient, l'assignation au chez-soi est imposée qui constitue l'épreuve à partir de laquelle se réfléchit le monde d'avant et s'imagine celui d'après. Selon cette perspective, le facteur structurel qui organise les temps vécus de la pandémie est moins celui du rythme de propagation de l'infection Covid que celui des mesures sanitaires contraignantes prises par les États pour la contenir. Il serait logique de constater une synchronicité entre la dynamique de propagation de l'épidémie et celle du déploiement des mesures de prévention sanitaires. Cependant, en fonction de la capacité de chacun des États à comprendre le phénomène, à l'objectiver, à en caractériser le déploiement, à sortir du déni et à accorder du crédit aux connaissances scientifiques, le différentiel entre les rythmes de propagation et ceux de la prévention sanitaire a été plus ou moins important.

Première synthèse

Je termine cette courte introduction en précisant quelques éléments relatifs à l'organisation du séminaire du 20 juin et à la structure de l'ouvrage. Traditionnellement, depuis sa création par Martine Lani-Bayle à l'Université de Nantes, en 2001, le diplôme universitaire Histoires de vie en formation tient son séminaire annuel le samedi de la troisième semaine du mois de juin. Les universités du monde entier étant toutes fermées en juin, il a fallu se résoudre, par la force des choses, à organiser ce séminaire autrement. Chemin faisant, des discussions ont eu lieu avec plusieurs collègues, dont le professeur Elizeu Clementino de Souza (UNEB, Salvador de Bahia, Brésil), le professeur Gaston Pineau (UQAM, Montréal, Canada), la professeure Marie-Claude Bernard (Université Laval, Québec, Canada) et le professeur José González-Monteagudo (Université de Séville, Espagne), tous membres de l'Association internationale des histoires de vie en formation (ASIHVIF[4]), pour envisager différents scénarios. Le concept retenu a été d'organiser un événement fédérant les réseaux de recherche universitaire qui mobilisent les pratiques narratives dans le domaine des sciences de l'éducation et de la formation.

Il existe un réseau « Histoires de vie en formation » au Japon – trois représentants sont présents dans l'ouvrage –, il y a également un réseau « Histoires de vie » en Asie et en Asie du Sud-Est, notamment en Thaïlande et en Corée. Ce réseau est animé par le professeur coréen Byung Jun Yi (Université de Busan, Corée). La professeure Archanya Ratana-Ubol, de l'université de Chulalongkorn (Thaïlande), en est l'une des représentantes. Il y a, bien entendu, le réseau ESREA *(European Society Research in Adult Education)*, qui travaille sur l'éducation des adultes et dont l'un des axes historiques concerne les pratiques narratives et la recherche biographique en éducation. Et puis il y a des réseaux en France, des réseaux francophones bien connus : l'ASIHVIF (Association internationale des histoires de vie en formation) ; le CIRBE (Collège international de la recherche biographique en éducation), présidé par la professeure Christine Delory-Momberger (Université Paris-XIII, France). Plusieurs réseaux sont présents en Amérique latine : l'association BIOgraph, présidée par le professeur Jorge Cunha (Université Santa Maria, Brésil) et le réseau argentin, présidé par Daniel Suarez (Université de Buenos Aires, Argentine). Je cite également le Réseau québécois pour la pratique des histoires de vie (RQPHV), dont le professeur Gaston Pineau est l'un des représentants.

C'est donc en mobilisant ces différents réseaux que le séminaire du 20 juin a été organisé. Concernant la structure de l'ouvrage, l'ordonnancement des textes retrace l'itinéraire suivi le samedi 20 juin : les conférences ont commencé au Japon, à l'Est, puis se sont

4. Voir le site de l'ASIHVIF : http://www.asihvif.com/

poursuivies à Hong Kong, en Thaïlande et en Inde. Les prises de parole ont ensuite repris en Europe (Italie, Suisse, France, Espagne, Portugal et Angleterre), en Afrique du Nord (Maroc) avant une deuxième pause. Puis plusieurs conférences provenant d'Amérique du Sud ont pu avoir lieu (Brésil et Argentine), et le séminaire s'est terminé en Amérique du Nord (Mexique et Canada). Chaque web-conférence a duré vingt minutes environ. Elles ont été filmées, mises en ligne[5]et consultables via le lien suivant :
https://www.youtube.com/channel/UCZxXph1Hf8YwEyGKXuj4gLQ/videos?view_as=subscriber

Hervé Breton, Tours, le 3 août 2020

5. Les vidéos de chaque conférence peuvent être visionnées *via* le lien suivant : https://www.youtube.com/channel/UCZxXph1Hf8YwEyGKXuj4gLQ/videos?view_as=subscriber

Références bibliographiques

Beck, U. (2001). *La société du risque. Sur la voie d'une autre modernité.* Paris : Flammarion.

Certeau de, M. (2008). *L'invention du quotidien. 1. Arts de faire.* Paris : Gallimard.

Citton, Y. & Rasmi, J. (2020). *Générations collapsonautes. Naviguer par temps d'effondrements.* Paris : Seuil.

Illich, I. (1975). *Némésis médicale. L'expropriation de la santé.* Paris : Seuil.

Morin, E. (2020). *Sur la crise.* Paris : Flammarion.

PREMIERE PARTIE : DE L'ASIE

1. Le sens de la justice soutenu par le sens de la peur. De la signification sociale du Covid-19

Makoto SUEMOTO
Professeur en sciences de l'éducation, Institut de Minatogawa, Kobe, Japon

Nous sommes maintenant à la fin du mois de juin. Au Japon, c'est la période qui suit de peu la levée de l'état d'urgence par le gouvernement central sur le Covid-19. Les mouvements populaires viennent de commencer à revenir. Mais alors que le niveau d'activité semble très éloigné du régime habituel, il me semble que la vitesse est déjà trop élevée. Presque tous les présentateurs des programmes télévisés font part de leur anxiété quant à la possibilité que le Covid-19 reprenne de la vigueur. Déjà maintenant nous pouvons percevoir les graves conséquences du Covid dans tous les secteurs de la société japonaise, en particulier les dommages sur l'économie. Mais nous ne pouvons pas encore en avoir une appréciation totale. Les écoles sont rouvertes et les enfants ont commencé à aller en classe. Il est vrai qu'ils semblent heureux d'avoir retrouvé leur routine et que les images du retour à l'école nous donnent un sentiment de fraîcheur. Cependant, le nombre d'élèves qui viennent à l'école en même temps est limité et le temps qu'ils y passent est également réparti entre le matin et l'après-midi. Les effets sur les enfants de cette longue absence de trois mois sont inconnus, mais personne ne peut nier que c'est grave.

Presque toutes les universités japonaises, y compris les *junior colleges*, sorte d'enseignement supérieur de deux ans, tentent de rattraper cette situation par la formation d'urgence en utilisant ordinateurs et Internet. Dans notre collège, nous essayons de soutenir les activités éducatives en utilisant la double voie de l'enseignement à distance, en faisant appel aux équipes de Microsoft et en dispensant une partie de l'enseignement en face-à-face. Alors que les étudiants, mais également les professeurs, sont très fatigués par ce recours à l'enseignement à distance, la situation de Covid-19 ne semble pas vouloir changer de sitôt. Sur le plan international, de nombreux journaux télévisés nous disent que le pic viendra et, comme il se doit au Japon, de nombreux spécialistes émettent des alertes sur une nouvelle propagation possible voire probable à l'automne et à l'hiver prochains.

Concernant ma vie personnelle, il n'y a pas de changements notables si ce n'est que moi et ma famille faisons plus attention à nous laver les mains qu'auparavant lorsque nous rentrons à la maison. C'est peut-être dû à notre situation particulière et personnelle : ma femme souffre d'une grave maladie du système sanguin, nous devons comme d'habitude faire attention à ne pas être infectés par une quelconque source de maladie. C'est pourquoi le Covid-19 lui-même nous a gelés dans la peur.

À l'extérieur, nous remarquons d'abord que la plupart des gens que nous rencontrons dans les magasins, les parcs ou dans la rue mettent un masque sur leur visage. Au Japon, certaines personnes portaient déjà auparavant un masque, mais leur nombre a remarquablement augmenté. Deux ou trois sortes, faites de papier, sont vendues dans des magasins, mais le reste est fait à la main. Leur variété nous donne le sentiment qu'un nouveau domaine de la mode est né. Certains hommes politiques répondant aux interviews dans les journaux télévisés attirent notre attention en coordonnant la couleur et le dessin de leur masque avec leurs vêtements. Sous un autre angle, on peut dire que cela représente un nouveau mythe, le « mask-isme » est né : une foi en un masque qui protège parfaitement de toutes les bactéries et de tous les virus, y compris du Covid-19. En vérité, selon différents spécialistes, un masque qui n'est pas un masque chirurgical spécial n'est pas efficace pour protéger de l'infection par le Covid. L'un d'entre eux affirme que même un petit trou de l'épaisseur d'un poil de barbe permet d'inhaler 80 % de l'air de l'extérieur. Nous devons donc considérer les masques comme un outil permettant d'empêcher la salive de s'envoler et de se diffuser lors des conversations. Parallèlement, nous pouvons constater que la foi dans le masque est une expression de l'anxiété des gens.

Aujourd'hui, au Japon, on parle de *Jishuku Keisatsu*, en bref la « police Covid ». Cela fait référence aux personnes qui accusent les autres de violer les règles de lutte contre le Covid : ceux qui ne mettent pas de masque dans les espaces publics. En mai, un journal télévisé a rapporté une affaire étrange qui s'est produite dans un quartier de Tokyo. Alors qu'un individu se promenait dans un parc sans masque, un vieil homme inconnu l'a abordé avec des paroles vulgaires et violentes. L'émission télévisée a rapporté les échanges qui avaient été captés : *« Pourquoi ne mettez-vous pas un masque ? C'est contre la règle de se promener sans masque. Vous ne connaissez pas une question aussi simple ? C'est une question de bon sens ! Ne vous approchez pas de moi. Rentrez chez vous. Toi, l'idiot. »* Il est facile de comprendre que c'est le sentiment de peur qui a fait dire à ce vieil homme des mots si durs. Cependant, il faut remarquer que cet homme, pris de peur, pointe un problème sur une règle sociale. Pour lui, mettre un masque est une règle de bon sens qui fait loi. En bref, la crise provoquée par le Covid concerne non seulement le sens de la peur, mais aussi le sens de la justice sociale. Je m'inquiète de savoir si la norme intériorisée érigée en règle sociale à peine construite ne risque pas de produire une exclusion ou une discrimination.

J'ajouterai un autre exemple : dans une petite ville de la préfecture de Chiba, en dehors de Tokyo, à la porte d'une petite boutique où un couple de personnes âgées vend des bonbons bon marché principalement aux enfants, quelqu'un a déposé un papier sans en référer à personne indiquant en lettres rouges effrayantes : *« Fermez votre boutique. Rapidement. Ne rassemblez pas les enfants. »* Je pense que la signification cachée de cet exemple de la « police Covid » montre comment une norme peut se transformer en règle. Le sens de la justice dans ces situations n'admet pas l'écart par rapport à la norme. Il est naturel que les gens aient personnellement un sentiment de peur, d'anxiété, de plainte et de méfiance à l'égard de l'infection au Covid-19, mais ils en feront un problème social si cette mentalité ou énergie psychologique entraîne une exclusion sociale et une discrimination.

Expériences

Il est heureux qu'il ne soit pas nécessaire que je dise que quelqu'un de mon entourage, y compris les étudiants et les professeurs ou le personnel, a été infecté par le Covid-19. Je suis président d'un collège qui a pour but de former les enseignants d'une école maternelle et les éducateurs d'une garderie, située dans la campagne de Sanda City, au nord d'Osaka et de Kobe. Au Japon, les premiers patients infectés par le Covid-19 ont été trouvés dans le bateau dont l'histoire a fait le tour du monde au début du mois de février : le *Diamond Princess*. Cela s'est passé juste au moment d'une période très chargée de l'année scolaire, mars et avril. Au cours de ces mois, nous avons dû mettre en place la cérémonie de remise des diplômes et la cérémonie de rentrée.

Depuis la fin du mois de février, toutes les écoles japonaises, de la maternelle à l'université, ont fermé leurs portes à la demande du Premier ministre, qui a recommandé à chacune et chacun d'être prudent et de rester chez soi. Cependant, malgré cette situation de stress dans le cas d'une université comportant un collège, l'impact a été plutôt léger car les cours étaient terminés depuis la fin du mois de janvier. Mais à l'approche du mois d'avril, les crises produites par le Covid-19 sont devenues les nôtres. Avant la fin du mois de mars, nous avions déjà décidé d'annuler la cérémonie de remise des diplômes. La cérémonie de rentrée a également été annulée. Au début du mois d'avril, bien que nous ayons également décidé de mettre en place le système de classes à distance en utilisant Internet, il a été nécessaire d'organiser les programmes d'orientation pour les étudiants de première année. De plus, pour les métiers auxquels notre université prépare, une condition essentielle est de permettre aux étudiants et étudiantes de jouer avec des enfants en bas âge dans un jardin d'enfants ou une crèche lorsqu'ils reçoivent une formation sur le terrain. Parallèlement, il a été également nécessaire de leur indiquer les outils de communication à utiliser pour l'enseignement à distance.

Notre collège dispose de dortoirs, pour les élèves filles qui viennent de zones rurales, où un tiers des élèves, soit une centaine environ, vivent ensemble. Cette situation, qui aurait dû être évaluée positivement, est devenue une source d'inquiétude car si une seule d'entre elles était infectée, elle pourrait favoriser la propagation dans tous les dortoirs. Le cas du navire de croisière qu'est le *Diamond Princess* nous a traversés l'esprit. Puis nous avons pensé à l'éventualité du retour chez leurs parents des étudiants qui vivent dans les dortoirs infectés par le Covid, ce qui répandrait l'infection dans leur région rurale d'origine. L'augmentation du nombre de patients infectés dans des métropoles comme Tokyo, Osaka, Nagoya et Kobe a été le sujet de conversation. Mais nous avons finalement décidé de mettre en œuvre le programme.

Le premier jour, tous les professeurs et le personnel étaient occupés à vérifier la température et la condition physique des élèves et à prendre de nombreuses dispositions pour garder les distances sociales et ainsi de suite. Mais pour ma part, je n'avais presque rien à faire et j'ai simplement attendu à mon bureau jusqu'à la fin de la journée. Le soir, un membre du personnel m'a dit que le programme du premier jour s'était terminé sans problème. Alors, soulagé et comme c'était vendredi, j'ai décidé de me rendre à mon chalet au pied de la montagne avec ma femme. Le chalet se trouve à environ 200 kilomètres de ma maison, j'ai donc dû y arriver vers minuit. Le lendemain matin, de nombreux courriers électroniques étaient envoyés par des professeurs qui s'inquiétaient de la poursuite des programmes au début de la semaine suivante. Deux avis y étaient mélangés. L'un insistait sur le fait qu'il serait impossible de poursuivre le programme et l'autre sur le fait qu'il fallait aller de l'avant. Mais dans les deux cas, il était évident que la journée de rentrée avait été une expérience difficile qui interrogeait la poursuite du programme. Ainsi, de mon bureau, j'avais eu le sentiment que tout s'était bien déroulé. Cependant, à l'inverse, tout le personnel et les professeurs avaient au contraire rencontré beaucoup de problèmes et vécu de fortes pressions. Comme leur ton était grave, j'ai décidé d'organiser une réunion le dimanche matin et je suis vite rentré chez moi. Lors de la réunion du dimanche matin, nous avons confirmé à nouveau la poursuite du programme en cours.

Le lundi matin, une professeure est venue à mon bureau et m'a demandé d'arrêter rapidement le programme. J'ai expliqué la raison pour laquelle nous devions les poursuivre en précisant l'intérêt de l'examen radiologique et de la distribution des pièces d'identité. Mais la professeure n'a pas été convaincue et a continué d'insister pour que le programme soit annulé. Son regard, toujours aussi doux malgré sa crainte, montrait beaucoup de sincérité. Peut-être que si j'avais été à sa place, j'aurais vécu la même chose. À mon avis, il était impossible d'accepter la proposition car les cours à distance utilisant les équipes de Microsoft exigent la condition que chaque étudiant ait sa carte d'identité. La professeure n'a pas souscrit à ma proposition. Je pouvais clairement comprendre qu'elle était convaincue par la justesse de son point de vue, qu'elle considérait qu'il était de son devoir d'insister. Nous nous sommes regardés sans un mot. J'ai eu l'impression que c'était long et je ne me souviens pas précisément comment la situation s'est interrompue. Je pense que c'est moi qui ai mis fin à la discussion. Je me souviens de son visage en colère.

Un autre moment marquant est celui qui concerne la décision de sélection des membres d'un comité contre le Covid-19. Quelques semaines auparavant, alors que j'avais organisé un groupe de travail urgent pour faire face au Covid, une opposition était née entre un professeur et moi. Je devais choisir pour faire partie du comité entre une professeure avec un diplôme d'infirmière et un professeur avec de l'expérience en tant qu'enseignant dans une salle de soins de santé dans une école. J'ai choisi la professeure diplômée. L'autre professeur est venu à mon bureau pour protester contre cela. À ce moment également, après que la discussion a abouti à une impasse, nous nous sommes affrontés sans un mot. Puis le professeur a utilisé des mots polis mais tranchants et ses yeux étaient remplis de reproches. Une forte énergie rayonnait de tout son corps et les messages non verbaux étaient évidents : *« Pourquoi ne me comprenez-vous pas ? Ne savez-vous pas que vous dites une chose aussi illogique ? Je pense vraiment à la santé et à la sécurité des étudiants pour la première fois, mais qu'en est-il de vous ? Que ferez-vous si un étudiant est infecté par le Covid ? En êtes-vous responsable ? »*, etc. Je pouvais voir dans ses yeux surgir de nombreux appels et questions. Entre nous débordait le sens du mélange, de la tension, de l'urgence et de la responsabilité. Je pense que c'était un dialogue innocent, sans aucune malice, car il était certain que nous ne pensions tous les deux qu'à la santé et à la sécurité des étudiants. Mais la tension était tellement à sa limite qu'une poussée supplémentaire aurait pu faire passer le sentiment de confiance à celui de méfiance. Les mots tranchants et les yeux forts disaient que pour le professeur, son opinion, sa conviction était que l'existence était mise en jeu.

Je veux donner un autre exemple : au début du mois d'avril, lorsque l'infection est devenue grave, à mon grand regret j'ai perdu mon permis de conduire et j'ai dû me rendre au centre de renouvellement des permis. Ce dernier, habituellement bondé, était désert et il était inutile de faire la queue du fait de la situation Covid. La réceptionniste et d'autres employés portaient un masque et faisaient leur travail sans un mot. Ayant obtenu la nouvelle licence, je suis vite sorti du centre et, en rentrant chez moi, je me suis lavé les mains et les doigts en les stérilisant à l'alcool. Le lendemain, ma femme m'a rendu visite alors que je participais à une réunion au collège : le journal télévisé venait d'annoncer qu'un patient infecté par le Covid-19 avait été trouvé au centre de renouvellement de la licence où je m'étais rendu la veille. Lorsque j'ai annoncé cette nouvelle à mes collègues en retournant dans la salle, j'ai senti que l'atmosphère avait changé. La réaction de surprise sur les visages s'est transformée en confusion et en anxiété. C'était un sentiment curieux que de perdre ses repères et de se retrouver dans une situation où l'accent est mis sur la ségrégation. À mesure que la distance augmentait entre nous, un sentiment de culpabilité me rattrapait. Je me demandais si j'étais infecté par le Covid-19 ce que je ferai. Il ne se propagerait pas d'un seul coup dans le collège… Je n'aurais pas dû visiter ce centre… Bien que le temps où les gens ont été bouleversés ait été court et qu'ils aient repris leur calme immédiatement, le sentiment d'une distinction entre les « infectés » et les « non-infectés » ou « ici » et « là-bas » est resté pendant un certain temps. Bien qu'il soit naturel de se protéger, je pensais à l'époque que le sentiment d'autoprotection pouvait se transformer en sentiment de ségrégation et d'exclusion. Le lendemain, il est apparu clairement que le patient infecté n'avait pas été trouvé au centre de détention des permis de conduire mais à l'école automobile voisine.

Comment nommer ce phénomène et comment le comprendre ?

Je veux nommer cette expérience « sentiment de justice comme source de l'exclusion sociale, généré par la peur ». Les deux exemples précédents montrent que le sentiment de justice est soutenu par le sentiment de peur et d'anxiété provoqué par l'opposition à la décision prise. Ils montrent que le Covid-19 pourrait couper la relation humaine et produire une ségrégation et une discrimination.

Au Japon, nous avons déjà vécu une expérience douloureuse dans le cas de la lèpre, qui nous a appris que l'infection par une maladie infectieuse pouvait entraîner une grave discrimination sociale. Pour ma part, lorsque je travaillais à l'Université nationale de Kobe, avec mes étudiants et mon jeune collègue j'avais visité le sanatorium pour les anciens patients de la lèpre afin d'écouter leurs histoires de vie. Leurs récits sur l'exclusion causée par la discrimination étaient si terribles qu'il est difficile de le dire avec des mots. Mais à présent, vivant sous la nuée de Covid-19, je pense que tout le monde peut ne pas se tenir à la position de troisième personne et risque d'être directement impliqué dans des processus de discrimination. Lorsque le sentiment intérieur de protection de sa santé ou de celle de sa famille devient une norme à peine construite dans son esprit, il est susceptible de provoquer une exclusion sociale.

J'ai déjà parlé du *jishuku-keisatsu*, la « police Covid ». En bref, c'est la police qui veille à ce que les gens respectent la règle de l'autorestriction et de la maîtrise de soi. La personne qui surveille et ose contrôler les activités des gens n'est pas un vrai policier, mais un simple citoyen privé. Pourquoi une telle personne devient-elle un policier ? Je pense que c'est parce que dans une vie de crise sous Covid, nous sommes obligés d'avoir la conscience du « devoir » de protéger notre santé et notre sécurité. Nous vivons une vie avec à la conscience : *« Je dois me laver les mains quand je rentre à la maison »*, *« Je dois rester à la maison pendant la déclaration de l'état d'urgence »*, et *« Je ne dois pas approcher une foule »*. Et ce monde de la première personne du singulier peut bientôt se transférer au monde de la deuxième personne du singulier, « vous » : *« Vous devez vous laver les mains lorsque vous rentrez chez vous »*, et *« Vous devez rester chez vous »*. Et enfin, cette conscience devient facilement le monde de la première personne du pluriel avec le sujet « nous » : *« Nous devons nous laver les mains »* et *« Nous devons rester à la maison »*, etc. La conscience personnelle et individuelle forme une conscience collective sociale. La conscience personnelle et individuelle forme une conscience sociale collective. À ce moment, la régulation par fils devient la règle sociale de justice.

De plus, comme je l'ai dit, dans l'interaction des personnes dans la situation tendue et critique générée par le Covid-19, les facteurs émotionnels ou les énergies mentales interviennent. Les gens essaient de mobiliser leur énergie pour maintenir la justice sociale. Mais à ce moment-là, leur intention a pour effet de durcir les consciences modèles. La conscience de la norme durcie sur les règles sociales fondée sur le sens de la justice et assistée par une peur peut aboutir au problème social de la ségrégation et de l'exclusion. Pour éviter cela, il peut être nécessaire de modérer ou de relativiser la conscience du modèle qui s'est solidifié.

Les influences sociales et internationales du Covid-19

Nous ne voyons pas encore la fin du Covid-19, même pas les premiers signes. Nombre de gens disent qu'il faudra beaucoup de temps pour arriver à la fin de cette maladie. Il est donc difficile de déterminer les influences qu'elle exerce sur la société. Mais plusieurs constatations sont déjà apparues ces jours-ci. Par exemple, le fait le plus frappant est que notre société que nous pensions bien établie est si fragile et que les systèmes sociaux qui la composent précisément peuvent s'effondrer d'un seul coup. Des systèmes de transport bien développés, comme le trafic aérien et les trains à grande vitesse, montrent leurs limites durant cette crise. L'immense système d'habitat collectif des métropoles s'est transformé en nid infectieux. C'est regrettable à dire, mais l'incompétence des politiciens japonais est très pitoyable à regarder. Mais le plus grave est le fait qu'il existe des populations qui perdent leurs conditions de vie. Dans mon collège, je constate que le nombre d'étudiants qui ont besoin d'un délai de paiement a augmenté de façon remarquable.

À l'échelle mondiale, nous pouvons actuellement voir les nouvelles scènes d'un futur ou d'un nouveau monde. Les gens disent que la quantité d'émissions de gaz à effet de serre diminue parce que, du fait de la pandémie, la quantité d'émissions de dioxyde de carbone a diminué. Et lors des journaux télévisés, il a été dit que l'eau du Gange, en Inde, est devenue claire parce que les usines qui l'entourent ont cessé de fonctionner. Ces jours-ci, à l'instar du schéma des MGD proposé par les Nations unies, les gens discutent de la nécessité de faire évoluer notre société vers un monde plus soutenable. J'apprécie les réalisations de Condorcet et de Saint-Simon aux XVIIIe et XIXe siècles, qui ont découvert l'idée du « progrès » et du « produit ». En ce qui concerne Saint-Simon, j'admire le fait qu'il ait prédit l'apparition d'une « société industrielle » ou d'un « homme industriel ». Mais en revenant à la réalité, nous sommes actuellement confrontés au fait que ces deux idées ont atteint leurs limites. Je pense qu'il est temps de se tourner vers une idée comme la « soutenabilité ». Il s'agit d'un paradoxe si le Covid-19 nous montre la possibilité au travers de l'eau claire qui coule du Gange d'un monde plus soutenable. Devrions-nous dire que ce n'était qu'un rêve ?

2. Retrouver le sens commun : vivre à l'ère du coronavirus

Masayoshi MORIOKA

Professeur en psychologie, Université de Ritsumeikan, Kyoto, Japon

Kakuko MATSUMOTO

Professeur en psychologie, Université féminine de Mukogawa, Kyoto, Japon

Koichi HIROSE

Professeur en psychologie, Université de Aichi, Nagoya, Japon

Vers la fin de l'année dernière, j'ai eu le privilège d'assister à une cérémonie japonaise du thé. Il y a une zone à Hiroo, Tokyo, où il y a encore des temples et des sanctuaires. Dans un coin de cette zone, il y a une maison de thé appelée *Jikyu-an* 自久庵, où des personnalités importantes du monde des affaires se réunissaient avant la Seconde Guerre mondiale. J'ai été invité au salon de thé le jour du solstice d'hiver. C'est un jour gravé dans mon cœur, même si je n'étais pas assez expérimenté pour commencer le service. L'hôte, Mme Rieko Kakihana, avait hérité de la maison de thé de son grand-père. J'ai pu passer un moment de thé avec ses conseils sans prétention et naturels. La cérémonie du thé est esthétiquement dense et a évolué au fil des ans. C'est une expérience intense qui ne peut être perçue que dans un espace fermé. Chaque acte, chaque mot, chaque goût, chaque parfum, chaque son et chaque mouvement rythmique font partie de la cérémonie du thé. Je l'ai ressenti. Le monde intense, hermétique, dense et fermé forme un espace-temps unique. Comment se déroulera maintenant le *chanoyu* 茶の湯 ? Le thé en plein air *ceremony* 野点 sera-t-il au centre de la cérémonie ? Je ne pense pas que nous porterons des masques lors de la cérémonie du thé, mais… ?

Avec la crise Covid-19, notre vie sociale a subi une transformation majeure et cette influence va probablement s'étendre à de nombreux domaines.

Capacité à tolérer l'incertitude

La peur et l'anxiété face à une menace invisible ont changé la façon dont les gens se comportent et vivent leur vie. Toutes les catastrophes proviennent de sources inattendues. Elles viennent de l'extérieur. Nous sommes soumis à la passivité. Nous avons besoin d'une prédisposition pour la vivre. Mais comment ? Que devons-nous croire ? Comment et dans quelle mesure devrions-nous nous protéger lorsque nous sortons ? Nous ne pouvons pas en saisir l'étendue. Nous ne sommes même pas conscients que nous sommes en difficulté, et cette ambiguïté imprègne la situation. Nous nous déconnectons de ce qui était naturel pour nous. Nous nous abstenons de sortir afin de maintenir notre vie en quelque sorte. Même si nous sommes laissés seuls, une distance sociale est générée.

Le « nouveau mode de vie » consiste en une distanciation sociale et un minimum de conversations en face-à-face. La distanciation sociale et l'évitement des rassemblements publics ont été des réponses recherchées pendant cette période. Des restrictions ont été imposées aux comportements des gens. L'instruction était d'« éviter de sortir inutilement ». Cela signifiait que les gens n'étaient pas autorisés à se promener librement.

À la recherche des ressources du hasard

Jean Oury, fondateur de l'hôpital La Borde, a appelé à une réforme des hôpitaux psychiatriques afin de soigner les « maladies hospitalières » par l'utilisation du système institutionnel. Il a fait progresser l'innovation des hôpitaux psychiatriques. Oury (2005) a appelé au rassemblement et au mouvement des personnes, au « collectif », traduit par *collective* en anglais. Le collectif est essentiel pour le rétablissement et le maintien de la vie humaine après une crise. Il est aujourd'hui restreint. Lorsque les gens sont libres de se promener et de faire des rencontres, ils peuvent accepter certaines éventualités, dont une partie fait que nos vies se déroulent bien. Nos vies sont soutenues par certaines de ces contingences mais elles ne fonctionnent pas bien. Lorsque les opportunités collectives nous sont enlevées, nous n'avons pas accès à la ressource du hasard. Il est donc nécessaire de concevoir une autre façon de rassembler les gens.

Nous essayons de changer fondamentalement la façon dont les gens interagissent les uns avec les autres. Une ère d'intolérance, déjà marquée par la discrimination et la méfiance entre les personnes et les pays, risque de devenir de plus en plus aiguë. Dans cette situation, la réalisation brute de l'expression « rencontrer des gens » se profile à l'horizon. L'horrible fait qu'il y a beaucoup de gens mais personne à rencontrer se cache derrière les problèmes actuels. Que signifie « rencontrer des gens » ? Tout d'abord, cela signifie que vous et moi, qui avons des noms, nous nous répondons et parlons franchement l'un de l'autre. Cela devient de plus en plus difficile dans la société actuelle, et cela est rendu encore plus difficile par ce qui se passe maintenant.

Soutenir la confiance de base et le bon sens

En saisissant ce qui se passe maintenant, nous pouvons accéder à l'expérience accumulée. Nous essayons de donner un sens aux événements en nous fondant sur la pandémie Covid-19. Tout est expliqué en fonction de la crise provoquée par la Covid-19, et l'histoire de la causalité est construite sur la base de la pandémie. Pendant un instant, je suis convaincu, mais ma pensée s'arrête. Il n'y a rien à expliquer. À la lumière du bon sens, cela ne semble pas correspondre. La Covid-19 joue désormais un rôle de premier plan dans notre vie.

Je ne sais pas comment les gens comprennent s'ils sont infectés ou non. J'essaie de me protéger. Je ne sais pas si mes défenses sont adéquates ou non, et je ne leur fais pas confiance. Parce que nous ne savons pas à quoi nous fier, nos soupçons ne sont pas limités. Lorsque cet état de fait perdure, le bon sens implicite qui rend l'expérience possible s'effondre. Nous faisons confiance aux gens dans notre vie, mais nous ne vérifions pas toujours les fondements de notre confiance. Au-delà de la question de la raison, dans diverses situations, faire confiance à la personne en face de soi est le point commun sur lequel se construit la société.

La culture est ce qui sous-tend ce sentiment implicite de communauté et le sentiment d'appartenance à une communauté qui découle du fait de la cultiver. La renaissance est maintenant nécessaire. Les contextes culturels ne sont pas donnés de manière évidente au départ. Parfois, il est nécessaire de créer de nouveaux contextes sur place. La culture est enracinée dans les sens physiques de la pratique ordinaire et s'inspire du processus de réalisation et d'affinement de ceux-ci.

Examinons ici le rapport de Koichi, intitulé : Une histoire de renaissance

Koichi Hirose a interviewé une conseillère psychologique d'une quarantaine d'années qui dirigeait des séances de thérapie dans la salle de consultation d'une université pour les étudiants et leurs mères résidant dans la région. Elle avait passé deux mois en dehors de son lieu de travail. Immédiatement après la déclaration de l'état d'urgence, elle a constaté des changements dans la vie quotidienne, en particulier dans le comportement des gens et leurs angoisses. Elle s'est sentie mal à l'aise dans un espace écarté de leur trépidation. Elle a observé les phénomènes dans leur globalité et le sentiment de tension de son environnement dans la vie de tous les jours. Elle a continué à observer les phénomènes. En outre, elle a pris de l'avance en spéculant sur leur signification. Elle a essayé d'accepter que « ce que nous devons attendre de la vie n'a jamais vraiment d'importance, mais seulement ce que la vie attend de nous », comme l'a dit Frankl (1977), un célèbre psychiatre.

Elle a détourné son attention de ce qu'elle ne pouvait plus faire et s'est concentrée sur ce qu'elle pouvait faire. Elle a redécouvert la nourriture japonaise traditionnelle pour une immunité naturelle. Comme elle ne pouvait pas faire de courses fréquentes, elle a préparé de nombreux plats à partir d'aliments secs tels que des haricots, des algues, des légumes de son potager et des conserves pour l'avenir, en remerciement à ses ancêtres. Elle éprouvait un profond respect pour la sagesse des ancêtres et était remplie d'un sentiment de gratitude. Cela l'a aidée à améliorer son attitude et à rétablir l'équilibre de son corps et de son esprit. En vivant des jours paisibles, elle a commencé à développer un intérêt pour la politique et l'économie. Ayant lu des interviews de personnalités intellectuelles dans les journaux, sa compréhension de l'histoire s'est approfondie et elle a développé une perspective plus large.

Après la levée de l'état d'urgence, elle a effectué une visite solennelle au plus important sanctuaire provincial d'une province, se sentant en sécurité d'avoir trouvé une issue à la crise. Elle a apprécié tout ce qui l'entourait, comme le ciel, les nuages, la lumière, les vents et les fleurs. Elle sentait les esprits en toutes choses et trouvait tout couvert de gloire. Elle a développé un sentiment de gratitude et a commencé à vivre avec. Cette expérience anthropologique et historique lui est apparue comme une expérience personnelle profonde. Elle sentait que sa conscience avait changé de manière significative. Elle a développé une attitude révérencieuse que les Japonais ont depuis les temps anciens.

Elle a repris la communication avec ses clients. Elle a partagé beaucoup de ses points de vue avec eux et les a comparés à leur vie avant la Covid-19. Ses clients ont unanimement déclaré qu'ils n'avaient pas vécu d'expérience tragique bien qu'ils aient eu des moments difficiles, et qu'ils avaient remarqué quelque chose d'important qu'ils avaient oublié dans leur vie pratique. C'est une transformation qualitative qu'on ne peut pas vérifier.

Ayant restreint sa vie quotidienne de façon compulsive, elle a remarqué consciemment que tout le monde, y compris elle, était mû par une force qu'ils ne pouvaient pas arrêter. Vivant à l'époque de l'anthropocène, elle a réalisé que les activités humaines avaient un impact négatif sur le climat et les écosystèmes de la Terre. Elle s'est décidée à vivre en harmonie avec la Terre, à chérir ses sentiments dans son cœur et à utiliser son expérience pour vivre consciemment.

Elle a retrouvé une humilité ou une attitude révérencieuse que les gens postmodernes avaient oubliée. La culture japonaise s'est désintégrée et les gens sont profondément engagés dans l'économie capitaliste. Certaines personnes ont rappelé les choses importantes qu'elles avaient oubliées, grâce à l'expérience de l'arrêt brutal provoqué par la Covid-19, et leur nombre ne sera pas faible.

Voies de la guérison : commencer par une discussion normale ; ce que nous devons faire, c'est nous parler les uns aux autres. Si l'ordinaire s'effiloche, nous voulons continuer le bavardage ordinaire.

Maintenant, regardons le rapport de Kakuko. Vous verrez que les gens retrouvent la confiance en eux et dans le monde grâce à la musique.

La musique pour s'enraciner, se connecter à soi-même et retrouver l'ensemble

Kakuko Matsumoto a fait du travail de groupe une partie intégrante de son cours de musicothérapie. Elle explore et examine la narration musicale, c'est-à-dire écouter et parler de musique choisie individuellement et ayant une signification personnelle dans divers contextes tels que les établissements correctionnels et les écoles de formation pour mineurs. L'objectif de ce cours est d'examiner le bien-être mental de ses étudiants, en étudiant comment l'isolement, la dépression, le stress, la peur et la solitude les affectent. En raison également de la Covid-19, ses étudiants, qui sont des étudiants en musicothérapie, n'ont pas pu rencontrer leurs camarades de classe.

Le questionnaire se composait de deux questions :

- Q1 : Comment vous sentez-vous par rapport à l'auto-isolement ?
- Q2 : Pendant l'isolement, votre goût musical change-t-il en fonction de votre humeur (quel genre de musique vous inspire, vous remonte le moral et vous motive) ?

Après avoir regardé des clips musicaux sur YouTube, ils ont parlé de leurs sentiments.

Chanson de l'élève A : « Waiting for you », par King & Prince (paroles : Yu Takahashi). Genre : J-pop. Vidéo de musique : scène du boy band

> SA : « Il y a eu des moments où ma routine quotidienne et mon scénario étaient monotones et où je n'avais pas envie de faire quoi que ce soit. Je ne pouvais rien faire, et je ne voulais pas faire de devoirs ou de musique. Je voulais juste sortir et voir quelqu'un. J'ai toujours aimé l'artiste qui a fourni les paroles de ce groupe d'idoles. Les paroles du pont "Suis-je la personne que je voulais être il y a dix ans ? *If asked what do you say ten years from now ?*" m'ont impressionné et m'ont redonné la motivation pour devenir musicothérapeute. »

Chanson de l'étudiant B : « Asu to iu hi ga »/« As long as there is a day called tomorrow ». Genre : Chorale. Paroles : Yōko Yamamoto, compositeur : Satoshi Yagisawa. Vidéo de musique : la scène des gens lors de la catastrophe du Grand Est du Japon

> SB : « Pendant cette période, la musique n'était pas soutenue. Un jour, j'utilisais le PC de mes parents et j'ai trouvé cette chanson dans mon historique YouTube. Je l'ai regardée pendant longtemps. La vidéo montre des résidents faisant la queue devant des magasins après le tremblement de terre du Grand Est du Japon. Cette situation m'a donné le sentiment que le temps est précieux et qu'il ne doit pas être considéré comme acquis. Pendant Covid-19, il était triste de voir que les gens se faisaient du mal et se battaient pour des masques. Nous devrions nous entendre et nous aider les uns les autres. »

Chanson de l'étudiante C : non sélectionnée

> SC : « La raison pour laquelle je n'ai pas sélectionné de musique est que je n'écoute plus de musique à la maison. J'écoutais de la musique sur le chemin de l'école ou quand j'étais seule, mais je n'ai plus ce temps. Je préfère regarder la télévision avec ma famille maintenant. »

L'élève C croyait que le plus important dans cette période était le sentiment que ce qui était naturel n'était pas naturel. Elle pensait que les incidents et les problèmes liés à la Covid-19 sont couramment remarqués par le public. Cependant, elle a ajouté que les incidents de violence et d'abus domestiques sont également passés au premier plan. Elle s'est sentie très triste de la situation. Elle a estimé que l'isolement n'est pas bon pour les enfants car la vie est courte. Elle a estimé qu'il était terrible de devoir y penser.

La chanson de l'élève D : « La chanson du printemps », par Spitz. Genre : J-pop. Vidéo de musique : scène de groupe en direct

> SD : « Je trouve difficile de ne pas voir mes amis, et il en va de même pour mes amis de l'université. Récemment, j'ai perdu mon emploi à temps partiel. Nous ne nous sommes pas du tout vus. Je veux dire, j'ai été sur les appels vidéo, mais c'est toujours différent. »
> T : « Vous vous êtes sentie différente pour les appels vidéo que vous avez passés, n'est-ce pas ? »
> SD : « C'était très amusant, mais ça me donne envie de les connaître encore plus. Quand mon anniversaire arrive, j'ai l'impression chaque année que le printemps est arrivé. La cérémonie d'entrée est aussi à peu près à la même époque, donc je n'ai pas ressenti cela cette année, et les fleurs de cerisier n'ont pas ressenti cela non plus. »
> SD : « Cette chanson est souvent passée sur YouTube ces derniers temps, et je me suis dit : "Oui, je sens vraiment que le printemps est arrivé quand j'ai entendu le refrain." C'était un sentiment formidable. Lol. »

Kakuko a sélectionné les réponses les plus typiques pour représenter la classe. Elle pense que cela montre la tendance des étudiants qui se sont spécialisés en musique. Tous les étudiants écoutaient et jouaient normalement de la musique quotidiennement. Elle a estimé que le fait que l'élève choisisse de ne pas écouter de musique était également une réaction normale. Elle a estimé que la musique peut être très émotionnelle et consommer beaucoup d'énergie, donc trouver quelque chose qui vous équilibre est subjectif, comme le choix de la chanson ou le choix de ne pas écouter de musique. Elle a ajouté que, qu'il s'agisse de trouver des liens avec la réalité ou de trouver un équilibre par la non-sélection de musique, les deux étaient des réactions tout aussi naturelles à un changement soudain de la réalité.

La musique : signification pour les participants

Rester chez soi est aussi stressant que l'incarcération. Pendant cette période d'isolement Covid-19, nous nous sommes sentis isolés de la société, seuls, et avons subi d'autres types de stress. Les catastrophes sont une rupture avec la réalité, c'est pourquoi les gens ont souvent du mal à exprimer leur expérience ; par conséquent, écouter de la musique pendant une courte période permet de retrouver le sens de la réalité et de se familiariser avec la vie normale de manière multimodale. Izutsu (1991) a affirmé que nous ne sommes pas libres de toucher à la « réalité » brute et illimitée. Il a également ajouté que la chose la plus importante du point de vue du zen est l'action de l'esprit qui est placé dans la catégorisation d'une « réalité » spéciale, dans laquelle le langage est imposé sémantiquement sans le savoir tout en parlant.

Il est à noter que tous les individus ont exprimé un sentiment de rupture avec la réalité à des degrés divers. Par exemple : *« Ce n'était pas comme le printemps »*, *« Ce qui était naturel n'était pas naturel »*, *« Je n'écoute plus de musique à la maison »*, et *« J'avais l'habitude d'écouter de la musique sur le chemin de l'école ou quand j'étais seule, mais je n'ai plus ce temps »*. La musique leur a permis de trouver une certaine réalité et une certaine normalité alors que les mots ou le monde « normal » ne le pouvaient pas. Le commentaire de l'élève *« Suis-je la personne que je voulais être il y a dix ans ? »* montre que la musique a révélé un autre point de vue et d'autres histoires.

La musique est une opportunité de recentrer nos vies. Pour les élèves, c'est aussi une occasion de réflexion. Ce n'est que lorsqu'ils passent du temps seuls qu'ils peuvent retrouver leur voix, lorsqu'ils ont les pieds sur terre que des harmonies peuvent se produire.

Conclusion

Dans les pratiques de Kakuko, lorsque les participants collaboraient à la narration et travaillaient avec des objets, nous leur récupérions un espace leur permettant de retrouver leurs « souvenirs » et « histoires » personnels, et d'imaginer l'existence de la vie et des pensées de personnes ayant vécu à d'autres époques et dans d'autres lieux.

Kimura (1983) a dit que la confiance dans l'autre naît en faisant des allers et retours entre l'intimité et l'incertitude. Cultiver la sensibilité aux « interstices » et l'accumulation d'actes quotidiens répétés de réponses entre les personnes peut nous aider à retrouver ce balancement. Ce sera essentiel. Très tôt dans la vie, encouragez les enfants à faire confiance aux autres, à comprendre leurs paroles et leurs actes afin qu'ils développent un sentiment de sécurité. Une confiance fondamentale dans la capacité à faire confiance à quelqu'un dans le monde est la base de la vie.

Pour instaurer la confiance, commençons par bavarder. Cela signifie d'avoir d'autres personnes à qui parler, à écouter et avec qui partager ce qui se passe dans notre vie quotidienne. La réactivité spontanée de la vie, l'expression spontanée, y compris le comportement physique sont significatifs. Le bavardage favorise un sentiment de communauté. Même dans le cadre d'interactions quotidiennes informelles, nous pouvons développer un sentiment intérieur de la présence de l'autre. Ce sentiment peut inclure de nouvelles choses, un nouveau départ. Un champ commun de collationnement (le troisième domaine), un « entre-deux », s'ouvre.

Comme nous pouvons le voir dans les interactions entre les deux femmes rapportées par Koichi, la succession naturelle des événements est bloquée. L'expérience sensorielle se poursuit. Un long sentiment de stagnation est soutenu par une expérience de la nature animée qui est soudainement récupérée par la vie quotidienne. La vie quotidienne est pleine de répétitions. Cependant, les répétitions ne sont pas identiques. Nous devrions chérir nos débuts et nos fins. En devenant plus réguliers dans notre vie, nous retrouvons progressivement le sens du temps.

Occupons-nous des changements dans nos sensations physiques concernant une situation, une personne ou un événement. Il existe un étrange sentiment d'épuisement non mérité, submergé par les émotions sensorielles que nous ressentons au plus profond de notre corps. Osons mettre en mots ces choses ressenties implicitement. Faisons en sorte que quelqu'un d'autre les entende. L'incertitude devient familière et le familier devient inconnaissable dans les deux sens. Le sentiment que l'incertitude mène à la possibilité repose sur le maintien de l'engagement interpersonnel.

Références bibliographiques

Frankl, V. E. (1977). *Trotzdem Ja zum Leben sagen : ein Psychologie erlebt das Konzentrationslager*. München : Kösel-Verl.

Izutsu, T. (1991). Taiwa to Hi-Taiwa [Dialogue and non-Dialogue]. *In : Ishiki to Honshitsu* (Izutsu, T. trans.) (pp. 377-408). Tokyo : Iwanami Publishers. [International symposium titled « L'impact planétaire de la pensée occidentale rend-il possible un dialogue réel entre les civilisations ? »,

October 1977, hosted by the Centre iranien pour le dialogue des civilisations in Teheran].

Kimura, B. (1983). Tasha no Syutaisei no Mondai [On the problem of Subjectivity of the Other]. *Bin Kimura Collective Work*, vol. 2, 299-332. Tokyo : Kobundo.

Oury, J. (2005). *Le Collectif : Le Séminaire de Sainte-Anne*. Nîmes : Champ social.

3. L'impact du coronavirus sur l'apprentissage communautaire au Japon

Dai MATSUMOTO

Professeur en sciences de l'éducation,
Université de Tohoku, Sendai, Japon

L'apprentissage communautaire au Japon touché par le coronavirus

Ce rapport commence par une discussion sur l'état de la pandémie de coronavirus au Japon en juin 2020. Depuis le cas index, le Japon a enregistré un nombre relativement faible d'infections et de décès. Cependant, les dommages économiques et l'anxiété générale ont de graves répercussions sur la vie des gens. Par la suite, j'ai analysé l'expertise en matière de coronavirus du personnel de l'éducation sociale au Japon. Mon analyse a été limitée par l'impossibilité de mener une recherche globale. J'ai interviewé quatre membres du personnel de l'éducation sociale et j'ai examiné l'apprentissage communautaire face à la pandémie de coronavirus.

Situation de la maladie à coronavirus au Japon

Situation au Japon

Le nombre de nouvelles infections au Japon a atteint un sommet entre le début et la mi-avril 2020, avec une moyenne de 700 personnes par jour. Nous pouvons constater que la maladie ne s'est pas répandue aussi vite que dans la plupart des pays. Cela est dû aux mesures mises en place par le gouvernement japonais, notamment l'état d'urgence déclaré le 7 avril. Cependant, il n'y avait pas de sanction pour le non-respect de cet état d'urgence qui consistait à demander aux gens de faire preuve de retenue. Le nombre de personnes infectées continuant à diminuer, le gouvernement a réduit la portée de la déclaration d'urgence le 14 mai avant de la lever à l'échelle nationale le 25 mai.

Statut des villes locales

J'ai vécu à Hirosaki City, dans la préfecture d'Aomori, jusqu'en mai, avant de m'installer à Sendai City, dans la préfecture de Miyagi. C'est parce que j'ai été transféré de l'Université d'Hirosaki à l'Université de Tohoku. La préfecture d'Aomori est située dans la partie nord du Japon, loin de Tokyo. Elle a enregistré relativement peu de cas de personnes infectées. Cependant, même avec une faible prévalence, la région a été fortement touchée par la maladie à coronavirus. Par exemple, de nombreux festivals célèbres, qui avaient une importance locale et attiraient plus de deux millions de personnes par an, ont été annulés. Selon un groupe de réflexion local, l'annulation a coûté à la préfecture un montant estimé à 57,5 milliards de yens (environ 470 millions d'euros) en revenus touristiques non gagnés. Non seulement il s'agit d'un coup financier, mais le moral des habitants est sombre et inquiet. La pandémie de coronavirus a montré que nos vies sont profondément liées au capitalisme mondial, et que les destins d'une nation et de ses villes sont liés. Cela signifie que, même dans les régions assez éloignées de Tokyo, les habitants continuent à s'influencer les uns les autres, d'autant plus qu'il n'y a aucune restriction de mouvement.

Situation à l'Université d'Hirosaki

Au Japon, l'année scolaire commence généralement en avril, mais les cours ont été reportés au mois de mai. Comme dans beaucoup d'autres universités, tous les cours ont lieu en ligne. À Tokyo, les universités ont été fermées et leur accès a été interdit même aux professeurs. Cependant, l'Université d'Hirosaki n'a pas été fermée. Les professeurs ont pu s'y rendre comme habituellement, mais les étudiants ont reçu pour instruction de rester chez eux et d'éviter de venir sur le campus autant qu'ils le pouvaient. Tous les professeurs et les étudiants étaient tenus de prendre leur température deux fois par jour. Nous devions remplir une liste de contrôle des températures corporelles et les soumettre à l'Université. On nous a également demandé de ne pas boire en dehors de nos maisons, de ne pas manger en groupe et de ne pas voyager en dehors de la préfecture.

Impact sur les activités économiques

La pandémie de coronavirus a causé de graves dommages à nos vies. En juin, il y a eu environ 25 000 licenciements liés au coronavirus dans tout le pays (ministère de la Santé, du Travail et de la Protection sociale). Selon l'enquête sur la main-d'œuvre, le nombre de travailleurs temporairement absents du travail a atteint près de 6 millions en avril, ce qui représente environ 10 % de la main-d'œuvre totale au Japon. En avril, le gouvernement japonais a donné à chaque citoyen japonais 100 000 yens (environ 818 euros) en guise de palliatif pour contrer l'effet économique de la pandémie. Cependant, à la mi-juin, de nombreuses personnes n'avaient pas encore reçu leur argent. Le gouvernement a depuis été critiqué pour sa lenteur à fournir les prestations.

À mon avis, l'un des problèmes immédiats est la difficulté économique à laquelle sont confrontés les étudiants universitaires. De nombreux étudiants ne peuvent pas travailler à temps partiel et ont des difficultés à recevoir de l'argent de leur famille. Certains envisagent d'abandonner leurs études ou de prendre un congé. Nous avons également constaté que les difficultés économiques causent de graves dommages psychologiques aux étudiants. Le gouvernement a décidé d'accorder une aide allant jusqu'à 200 000 yens (environ 1 930 euros) aux étudiants dans le besoin. Environ 430 000 personnes sont visées. Cette aide s'ajoute aux bourses d'urgence accordées par de nombreuses universités.

Discrimination et division

Au Japon, les personnes infectées sont stigmatisées et exclues de manière agressive, comme des criminels. Il y a eu émergence de justiciers appelés « police de la retenue ». Ils infligent une diffamation implacable à ceux qui s'écartent du règlement. Par exemple, une affiche anonyme est apposée sur les magasins qui ignorent les conseils de retenue. Les voitures avec des plaques d'immatriculation d'autres préfectures sont parfois endommagées. En d'autres termes, les gens sont devenus leurs propres chiens de garde et juges. La cause de cette agressivité excessive est l'anxiété et la peur de la maladie du coronavirus. La combinaison des difficultés économiques, des contraintes comportementales, de l'isolement et de la pression a accru l'anxiété et la peur des gens. En raison de cette anxiété et de cette peur, nous choisissons des actions qui évitent complètement les risques de la vie. Beck (1992) affirme que l'énergie qui favorise une société du risque est l'insécurité. L'essentiel est que le comportement d'aversion pour le risque ou d'ignorance du risque ne mène pas à la tranquillité d'esprit. La relative rareté des informations sur la maladie du coronavirus a renforcé le sentiment d'insécurité. L'interaction réfléchie entre cette insécurité et le comportement d'aversion au risque renforce la discrimination et la division.

L'insécurité ontologique

Nous avons fait l'expérience d'être confinés dans nos foyers pendant de longues périodes. Cette expérience peut être considérée comme un cas de *hikikomori* (retrait social), qui est un problème social au Japon depuis longtemps. Le terme *hikikomori* fait référence à « un état qui est devenu un problème à la fin des années vingt, qui implique de se cloîtrer dans sa propre maison et de ne pas participer à la société pendant six mois ou plus, mais qui ne semble pas avoir d'autre problème psychologique comme source principale » (Saitō, 2013, p. 24). Dans ce contexte, cela ne signifie pas que l'individu ne sorte jamais. Cela signifie plutôt que même lorsqu'il sort, il est coupé de la société, il n'a pas de communication, et donc qu'il est socialement retiré. Le phénomène de *hikikomori* peut être considéré comme une existence où l'on est coupé de l'« individualisation » (Beck,1992), ce qui sape ainsi la base de l'existence individuelle au sein de cette société.

Au Japon, l'*hikikomori* n'est pas simplement une question de participation sociale, mais aussi une question d'« insécurité ontologique », selon la discussion sur les questions existantes par Giddens (Giddens, 1991 ; Ishikawa, 2007). En d'autres termes, nous vivons une « insécurité ontologique » due à la maladie du coronavirus. Giddens (1991) souligne que la création d'une sécurité ontologique est une routine quotidienne. La maladie à coronavirus a détruit notre routine quotidienne. La communauté et la collectivité sont des éléments importants de la vie quotidienne au Japon. On peut affirmer que si de nombreuses personnes au Japon ont volontairement suivi la demande de retenue, c'est en raison de la valeur morale de la communauté et de la collectivité où elles vivent. En d'autres termes, les gens se sont volontairement conformés aux normes morales qui mettent l'accent sur la communauté et la collectivité et ont enduré l'isolement avec peu ou pas de communication avec les autres. On peut dire que l'insécurité ontologique a été déclenchée en ces temps extraordinaires.

Les coronavirus et l'éducation sociale au Japon

Conflits entre le personnel de l'éducation sociale et les coronavirus

Au Japon, l'éducation sociale joue un rôle important dans la vie quotidienne des gens et dans la façon dont ils se connectent avec leurs communautés locales et autres. Selon l'article 2 de la loi sur l'éducation sociale, l'éducation sociale au Japon couvre l'éducation des adultes, l'éducation communautaire et l'éducation des enfants et des jeunes qui se déroule en dehors de l'école. L'éducation sociale au Japon a organisé l'apprentissage dans ces vastes domaines pour permettre aux gens de construire leur vie quotidienne en coopération avec d'autres. J'ai interrogé quatre travailleurs de l'éducation sociale chargés de la planification et de la mise en œuvre des programmes d'éducation sociale dans la préfecture d'Aomori. De nombreux établissements d'éducation sociale ont été fermés d'avril à mai en raison du coronavirus, tandis que les programmes d'éducation sociale prévus par le Conseil de l'éducation ont été annulés. Cela montre que la priorité absolue en matière d'éducation sociale est d'éviter le risque de propagation de la maladie du coronavirus. C'est également la politique du gouvernement local.

Il y a des conflits dans ce domaine. Le premier conflit vient du fait que le contrôle de l'infection est intrinsèquement en contradiction avec l'éducation sociale. L'éducation sociale est fondée sur la communauté et la collectivité est fondée sur les communautés locales. Elle met l'accent sur un apprentissage fondé sur la « rencontre » et la « discussion » par les résidents locaux. Cependant, la lutte contre les infections rend difficile la communication collective. L'éducation sociale a été dépouillée de son statut « social ». Au contraire, les éducateurs sociaux sont réticents à mettre en œuvre leurs programmes en ligne en raison de problèmes d'égalité de participation aux programmes en ligne. Au Japon, l'environnement d'apprentissage en ligne est encore relativement peu développé ; certaines personnes sont capables de participer alors que d'autres ne le sont pas. Le second conflit est dû à l'impatience. Les éducateurs sociaux estiment que leurs programmes sont essentiels à la vie quotidienne des gens. Cependant, la maladie du coronavirus empêche les éducateurs sociaux de jouer leur rôle, ce qu'ils sont impatients de faire. Le fait que le nombre de participants aux programmes d'éducation sociale ait diminué ces dernières années a également contribué à l'impatience du personnel. Ils craignent que la pandémie de coronavirus ne réduise encore le nombre de participants. Ainsi, la pandémie de coronavirus a donné l'occasion de reconsidérer l'expertise du personnel de l'éducation sociale et l'importance de l'éducation sociale.

L'apprentissage communautaire pour créer des histoires locales

Les éducateurs sociaux ont énuméré trois éléments principaux de l'apprentissage touchés par la pandémie de la maladie à coronavirus. Le premier est l'apprentissage de la culture et de l'histoire de la communauté locale. Le deuxième est l'apprentissage en se concentrant sur les nécessités quotidiennes. Le troisième est le plaisir d'apprendre. Leurs programmes peuvent être qualifiés d'apprentissage communautaire avec ces trois éléments. L'objectif est de reconstruire la vie quotidienne de la communauté, fondée sur la communauté, grâce à un programme auquel tout le monde peut participer. Un exemple en est le « concours de masques faits à la main » organisé dans le village d'Inakadate, dans la préfecture d'Aomori. Les habitants s'amusent et rivalisent pour mettre en valeur leurs masques. C'est un programme qui peut être mis en œuvre même à la maison. L'objectif est d'encourager la communication à la maison et de permettre aux résidents de s'amuser. Autre particularité : lorsque les gens postulent, ils doivent écrire une « pensée » et une « histoire » sur leurs masques. Par exemple, le magnifique masque qui a remporté le premier prix, fabriqué par une femme de 86 ans, est intitulé « tendre mémoire ». Pourquoi « tendre mémoire » ? Parce que le masque est fabriqué à partir du tissu du *yukata* (kimono d'été japonais) que cette femme portait lorsqu'elle avait une trentaine d'années et qu'elle se rendait à un festival avec son défunt mari.

Selon les médias, le maire du village d'Inakadate a déclaré : *« Chacun est un masque avec une histoire. »* En d'autres termes, à travers ce masque, nous pouvons ressentir l'histoire vécue des personnes qui vivent dans la communauté locale. Dans une interview, le membre du personnel qui a organisé le programme m'a dit que *« les communautés sont des lieux où les gens peuvent être identifiés comme un être humain »*, et c'est pourquoi l'éducation sociale est *« capable de confirmer le fait de vivre comme un être humain »*. L'objectif de l'éducation sociale est de créer un tel mode de vie communautaire, empathique et humain avec les autres.

Il est également important de souligner que ce programme n'est pas fondé sur la communication linguistique. En effet, la communication directe est difficile en raison de la pandémie de coronavirus, d'où la nécessité de partager des histoires par l'image.

Relation entre l'apprentissage communautaire dans les zones touchées par le tremblement de terre du Grand Est du Japon

Je pense que ce type d'apprentissage communautaire est similaire à celui qui a été mis en œuvre dans les zones touchées par le tremblement de terre du Grand Est du Japon. Des études ont montré que l'éducation sociale dispensée dans les zones touchées par le tremblement de terre du Grand Est du Japon a permis d'apprendre la culture ou l'histoire de la communauté locale (*The Japan Society for the Study of Adult and Community Education*, 2019). Les études ont montré que l'apprentissage des ressources locales, de la façon dont les personnes vivant dans les communautés locales se sentent, et l'expérience des mêmes expériences par le biais des cinq sens, comme le fait de manger de la nourriture, et l'apprentissage de la narration et de l'enregistrement des expériences, étaient efficaces (*The Japan Society for the Study of Adult and Community Education,* 2019).

Sur la base des entretiens avec le personnel de l'éducation sociale, on peut dire que les méthodes d'apprentissage utilisées dans les zones touchées par le tremblement de terre du Grand Est du Japon sont adoptées pour les zones touchées par la maladie du coronavirus. La sécurité ontologique peut être engendrée en temps de crise par l'expérience quotidienne de la culture et des histoires des communautés locales aux côtés des autres. Toutefois, cette question devra être vérifiée à l'avenir.

Conclusion

La maladie à coronavirus a provoqué une insécurité ontologique en brisant le sens de la communauté dans notre vie quotidienne. Au Japon, l'éducation sociale est confrontée à des difficultés en raison de sa dépendance à l'égard de la communalité. Le personnel de l'éducation sociale s'efforce de trouver des moyens de ramener l'apprentissage communautaire et collectif dans la vie quotidienne. Les éducateurs sociaux trouvent des moyens d'apporter de l'espoir en partageant et en sympathisant avec la culture et les histoires quotidiennes des communautés locales dans lesquelles ils vivent. L'expérience du tremblement de terre qui a frappé le Grand Est du Japon peut constituer une méthode efficace. Des recherches supplémentaires sont nécessaires sur le contenu de cet apprentissage communautaire. La coopération internationale en matière d'éducation des adultes est également nécessaire pendant cette pandémie. J'espère que les réseaux internationaux comme ce webinaire continueront à se développer.

Références bibliographiques

Beck, U. (1992). *Risk Society : Towards a New Modernity*. London : Sage.

Giddens, A. (1991). *Modernity and Self-Identity : Self and Society in the Late Modern Age*. Stanford : Stanford University Press.

Ishikawa, R. (2007). ひきこもりの〈ゴール〉 *[The goal of Hikikomori]*. Tokyo, Japan : 青弓社 [Seikyusha].

Saitō, T. (2013). *Hikikomori : adolescence without end* (trans. by Angles, J). Minneapolis : University of Minnesota Press.

The Japan Society for the Study of Adult and Community Education (eds) (2019). 東日本大震災と社会教育 *[Great East Japan Earthquake and Social Education]*. Tokyo : 東洋館出版社 [Toyokan].

4. Repenser les distances – Une brève réflexion sur l'épidémie de Covid-19 à Hong Kong

Christophe COUPE
Professeur en linguistique,
Université de Hong Kong, Hong Kong SAR, Chine

La pandémie de Covid-19 n'épargne pas la région administrative spéciale de Hong Kong. Ses habitants, comme tant d'autres, affrontent les difficultés de la gestion d'une crise qui engendre la peur, a fait basculer le quotidien et rend l'avenir incertain. Au-delà des épreuves partagées, quelle est la singularité de l'expérience hongkongaise de la crise, et comment l'expliquer ? Nous proposons dans ce texte, écrit fin juillet 2020, une brève réflexion qui inscrit l'arrivée de l'épidémie dans les évolutions sociales et politiques contemporaines du territoire.

Le calme avant la tempête ?

Parmi les différentes caractéristiques et spécificités de Hong Kong, certaines prennent un relief particulier avec l'épidémie de Covid-19, et rendent le territoire à la fois plus vulnérable et mieux préparé au risque épidémique. Avec une superficie d'à peine 1 100 kilomètres carrés – aux trois quarts non construits – et une population de sept millions et demi d'habitants, la densité de population est une des plus élevées au monde[6]. La verticalité de la ville n'a pas d'équivalent et les habitants s'entassent dans des forêts de gratte-ciel, en particulier sur l'île de Hong Kong, dans la péninsule de Kowloon ou dans les villes satellites des Nouveaux Territoires. Pour le plus grand nombre, le quotidien rime ainsi avec minuscules appartements aux prix exorbitants, rues débordantes de vie et transports bondés. « L'envahissante proximité des autres » offre des conditions idéales pour la propagation des maladies contagieuses, et une expérience traumatisante marque encore les esprits : celle de l'épidémie de SRAS (syndrome respiratoire aigu sévère) qui a causé la mort de près de 300 personnes au printemps de

---

6. <https://www.gov.hk/en/about/abouthk/factsheets/docs/population.pdf>.

l'année 2003[7]. Hong Kong est également une ville-monde et une ville ouverte sur le monde. Par son histoire et sa position économique et politique contemporaine, elle se situe d'une certaine façon à la jonction entre l'Orient et l'Occident. Elle représente une frontière singulière entre la Chine et le reste du monde, puisqu'elle voit circuler grâce à sa législation une part importante des flux financiers et plus largement économiques entre ces deux univers. Point de contact majeur, elle accueille ainsi de nombreuses communautés d'expatriés venus d'Europe, d'Amérique du Nord, du Sud-Est asiatique, etc.[8], ainsi que de très nombreux visiteurs, en particulier venus de Chine continentale[9]. Très importatrice, la ville offre un accès aux produits et cultures de nombreux pays, qu'il s'agisse de cuisine, d'arts ou encore d'éducation. Début 2020, Hong Kong, par sa densité de population et sa « connectivité » au reste du monde, est ainsi probablement plus que d'autres lieux vulnérables aux épidémies. Mais elle est également consciente de l'être et préparée, par suite des leçons tirées d'un passé encore récent[10].

Réduire le contexte de l'arrivée de l'épidémie aux éléments précédents serait laisser de côté une clé de compréhension importante de son développement et de son impact. En effet, elle a fait son apparition à un moment bien particulier de l'histoire du territoire. Ancienne colonie britannique arrachée à la Chine par le Royaume-Uni en 1842[11], Hong Kong a été rétrocédée en 1997. La déclaration conjointe sino-britannique, signée en 1984, a accompagné cette transition d'un statut de semi-autonomie pour 50 ans, soit jusqu'en

---

7. Lee Shiu Hung (2003). The SARS epidemic in Hong Kong : what lessons have we learned ? *Journal of the Royal Society of Medicine*, 96, 374-378 (<https://www.ncbi.nlm.nih.gov/pmc/articles/PMC539564/>).

8. Avec près de 25 000 ressortissants, la communauté française est bien implantée à Hong Kong.

9. La Chine continentale, ou le continent, fait référence au reste de la Chine, quand bien même les Nouveaux Territoires et Kowloon, qui forment la vaste partie nord du territoire de Hong Kong, sont directement rattachés au continent. Cette expression consacre l'ancienne position stratégique de l'île de Hong Kong. Les îles de Lanta, Lamma, Cheung Chau, etc., forment le reste du territoire.

10. Government's Preparedness and Response Plan for Novel Infectious Disease of Public Health Significance (2020) (<https://www.chp.gov.hk/files/pdf/govt_preparedness_and_response_plan_for_novel_infectious_disease_of_public_health_significance_eng.pdf>).

11. Pour ce qui concerne l'île de Hong Kong. D'autres parties du territoire ont été intégrées plus tardivement.

2047. Ces deux dernières décennies, l'expression « un pays, deux systèmes » a ainsi consacré à la fois l'appartenance de Hong Kong à la Chine et un système législatif et politique à part. Fondé sur une mini-constitution baptisée Basic Law, ce dernier a offert aux Hongkongais des libertés inconnues dans le reste de la Chine : liberté de la presse, religieuse, académique, etc. Néanmoins, cet équilibre s'avère instable avec la montée en puissance et l'affirmation de la Chine, et de nombreux Hongkongais critiquent une emprise et des ingérences de plus en plus fortes de l'État chinois sur le territoire. La « Révolution des parapluies » à l'automne 2014, manifestations en faveur du suffrage universel pour l'élection du chef de l'exécutif, est un exemple récent de cette défiance, qui va jusqu'à la réclamation d'une indépendance par les courants dits localistes. Au printemps de l'année 2019, de très importantes manifestations ont eu lieu à nouveau, cette fois en opposition à un projet de loi d'extradition faisant craindre aux habitants des déportations à caractère politique vers le continent. Ces manifestations pacifiques ont mué au cours de l'été pour soutenir une série de revendications plus générales – les *« Five demands, not one less »* – qui se sont accompagnées d'une violence et d'une radicalité croissantes. Marqué par des affrontements récurrents avec la police et des milliers d'arrestations, le conflit s'est achevé avec la fin du siège par la police d'un campus universitaire occupé par des manifestants, puis avec la tenue d'élections de district fin novembre, qui ont vu une victoire écrasante du camp prodémocrate. Début 2020, la société hongkongaise est plus polarisée que jamais, toujours aussi riche mais inégalitaire, et marquée par une forte inquiétude quant à l'avenir : le combat politique des « anti-Pékin » a échoué et l'économie a beaucoup souffert, en particulier de la baisse du tourisme chinois. La possibilité d'un retour des affrontements est dans tous les esprits. C'est dans ce contexte tendu que le virus fait son entrée.

Faire face aux vagues

Par sa relative proximité géographique avec la région de Wuhan, Hong Kong s'est rapidement alertée du risque épidémique apparu en Chine. Le premier cas sur le territoire a été répertorié le 23 janvier, quelques jours avant les festivités du Nouvel An chinois. Dès début février, des mesures ont été prises, en particulier une fermeture de plus en plus étanche des frontières avec le continent et le reste du monde. Une grande inquiétude s'est emparée initialement de la population, avec la crainte de ruptures de stocks liées à la fermeture des frontières avec le continent. Malgré des informations officielles rassurantes quant à l'approvisionnement du territoire, les supermarchés ont été vidés pendant quelques semaines. Des queues de plusieurs kilomètres se sont formées à quelques reprises à travers la ville pour des stocks de masques et de gel hydroalcoolique[12]. Dans la rubrique des faits divers, un vol à main armée d'environ 200 euros de papier toilette a également eu lieu fin février[13].

Comparée à la situation d'un pays comme la France, la secousse a été moins forte mais plus durable car plus précoce, en particulier dans sa dimension sociale. À ce jour, Hong Kong n'a pas connu de confinement « dur », mais un ensemble évolutif de mesures sociales : fermeture des lieux culturels et récréatifs, mesures de distanciation physique dans les restaurants, fermeture des bars, etc. Les écoles sont restées fermées depuis la fin janvier, avec de timides tentatives de réouverture pour certaines à partir de la fin mai. Évaluée à l'aulne des approches d'autres pays, la gestion hongkongaise peut sembler très prudente, mais elle s'est avérée très efficace jusqu'à la fin du mois de juin, avec quelques morts et moins de 1 500 cas[14], encore une fois dans un territoire à la très forte densité de population et également à l'âge médian assez élevé. Une première vague puis une seconde fin mars-début avril, avec le retour de l'étranger de nombreux résidents, ont ainsi pu être endiguées, et plusieurs semaines se sont écoulées en mai et juin sans nouveaux cas locaux déclarés[15]. Les souvenirs et les réflexes nés en 2003 peuvent expliquer la prudence des habitants, illustrée par le port quasi généralisé du masque même en l'absence d'obligation de la part du gouvernement. Toutefois, l'arrivée d'une troisième déferlante de cas en juillet, apparemment causée par certaines failles dans le dispositif de quarantaine et un certain relâchement de la population, est venue ternir le bilan du territoire. De sévères mesures d'endiguement sont à nouveau en place mais la situation est préoccupante, au point que des mesures de confinement sont désormais envisagées fin juillet en

---

12. <https://www.scmp.com/news/hong-kong/health-environment/article/3049082/coronavirus-10000-queue-masks-hong-kong>.

13. <https://www.scmp.com/news/hong-kong/law-and-crime/article/3050907/armed-gang-steals-hk1000-toilet-paper-coronavirus>.

14. À titre de comparaison, la France, avec une population dix fois plus élevée, enregistre quant à elle plus de 30 000 morts et 175 000 cas à la fin juillet 2020.

15. Les cas locaux sont à distinguer des cas importés, qui correspondent à des personnes arrivant de l'étranger ou de Chine.

l'absence d'une rapide baisse du nombre de nouveaux cas – plusieurs dizaines par jour[16].

Le virus a souligné avec acuité le versant négatif de l'ouverture de Hong Kong sur le monde, à savoir sa dépendance vis-à-vis de l'étranger et de la Chine continentale[17], sur la base de flux tendus peut-être efficaces par beau temps, mais rapidement détériorés en période de gros grain. Ce constat est probablement valable pour la plupart des pays entraînés dans la globalisation des dernières décennies, mais l'impact a peut-être été plus fort à Hong Kong, avec son industrie de service tournée en bonne partie vers le tourisme, ses importations massives, la mobilité des expatriés, etc.

En lien avec la situation sociopolitique décrite précédemment, le virus s'est trouvé en partie politisé et inscrit dans les enjeux de puissance liés au territoire. Début février, une forte pression s'est ainsi exercée de la part des opposants à Pékin pour la fermeture des frontières avec le continent. Ceux-ci ont joint leurs voix à celle des personnels hospitaliers, inquiets de ne pouvoir faire face à l'afflux de cas. Fin mai et début juin, certains ont dénoncé le maintien opportun de mesures restrictives quant aux larges rassemblements, selon eux pour empêcher la tenue de la « Tian'anmen vigil » le 4 juin, unique événement mémoriel en Chine des événements de Tian'anmen en 1989. Plus généralement, la crise sanitaire s'inscrit dans la crise politique et *vice-versa*, et deux périls, ou tout au moins deux peurs sont entrées en compétition sur le territoire : celle de nouvelles manifestations violentes et celle de la Covid-19. L'arrivée de la seconde a probablement limité les premières, qui ont repris avec une moindre intensité en mai avec l'amélioration de la situation sanitaire, avant l'imposition de nouvelles lois sécuritaires par le gouvernement chinois[18]. L'épidémie peut-elle être considérée comme une simple parenthèse dans une trajectoire sociopolitique plus large ? Elle est sûrement plus que cela, à l'heure où la dégradation des relations sino-

16. Pour suivre l'évolution de la situation, consulter par exemple <https://chp-dashboard.geodata.gov.hk/covid-19/en.html>.

17. À titre d'exemple, alors que le ratio d'autosuffisance en légumes frais à Hong Kong était de près de 50 % à la fin des années 1960, il n'est plus que de l'ordre de 2 % aujourd'hui (<https://hkfoodworks.com/research/food-supply/>).

18. <https://www.nytimes.com/2020/06/30/world/asia/hong-kong-security-law-explain.html>.

américaines, en partie à cause de l'épidémie, place Hong Kong sur la ligne de front d'une possible nouvelle guerre froide.

Tracer un cap et estimer les distances

L'épidémie de Covid-19 marque par son ampleur le fonctionnement de nos sociétés, et il est difficile d'imaginer ses répercussions sur le long terme. Les prédictions sont hasardeuses, entre retour éventuel aux anciennes habitudes et émergence d'un « nouveau monde ». Une perspective sur les changements en cours à Hong Kong, et ailleurs, peut peut-être s'articuler autour de la notion de distance. Distance au sens physique, au sens social ou encore avec son environnement ou son activité. Serait-il possible d'esquisser une « phénoménologie de la distance » en temps d'épidémie ?

À Hong Kong, le virus a éclairé crûment la question des distances physiques interpersonnelles très réduites au quotidien. L'autre, partout présent, devient source de contamination potentielle. À deux reprises, le gouvernement a imposé le travail à domicile des fonctionnaires pour limiter les déplacements, et incité les entreprises privées à faire de même. Plus qu'ailleurs, ce qui est gagné à l'extérieur est perdu chez soi, dans les petits appartements où doivent cohabiter parents en télétravail et enfants privés d'école. Comme ailleurs, cela se traduit par une reconfiguration importante de l'activité, et un travail sur la distance à cette dernière : comment apprendre, enseigner, encadrer ou être encadré à distance ? Comment penser la socialité « en ligne » d'une espèce humaine qui se nourrit de relations ? Dans le monde universitaire tout particulièrement, les enseignants se retrouvent devant leur écran, seuls dans une pièce mais connectés à leurs étudiants, parfois nombreux, sans nécessairement les voir ou même les entendre. L'habituelle asymétrie entre élèves et professeurs, globalement plus marquée en Asie que sur d'autres continents, se trouve instanciée dans un nouvel espace, digital, et les échanges en sont transformés. Les étudiants peuvent choisir de rester cachés, micro et caméra éteints, parfois pour ne pas dévoiler leurs conditions d'étude à la maison. D'autres se sentent plus à l'aise pour interagir depuis un espace protégé, par le truchement de leur clavier. La virtualité des échanges peut tout à la fois rapprocher ou éloigner les uns des autres.

Le masque, omniprésent, crée aussi une distance d'une nature particulière, un éloignement qui ne se mesure pas en mètres, n'est pas à proprement parler social – puisque le masque ne gêne que peu nos interactions –, mais qui est néanmoins tangible. Il est intéressant de souligner que cette barrière « visible pour bloquer l'invisible » est comme une nouvelle peau qui recouvre la source de la parole, le creuset le plus ancien de nos échanges.

À une échelle plus macroscopique, avec l'assèchement du trafic aérien et les quarantaines dissuasives, les distances se sont creusées entre Hong Kong et le reste du monde. À nouveau, il ne s'agit pas de distances physiques – comment pourraient-elles changer ? –, mais de notre façon d'avoir prise sur l'espace, de l'apprivoiser ou de le conquérir en partie. Pour certains, cette fermeture et ce repli sont protecteurs et rassurants. Pour d'autres, effrayés par les récentes évolutions politiques et tentés par le départ, elle est étouffante et ajoute à un sentiment d'emprise incontrôlable sur le cours de leurs vies. De façon presque paradoxale, le plus proche voisin du territoire, la Chine continentale, est à la fois plus proche et plus distant que jamais. Plus distant avec la disparition des touristes depuis l'été 2019, avec l'écart entre ses conceptions politiques et celles défendues par une partie des Hongkongais. Plus proche par la nouvelle *Hong Kong National Security Law*, qui ancre bien plus qu'autrefois Hong Kong au reste du pays.

Pour les nombreux expatriés, les difficultés pour voyager et la perspective de ne pas pouvoir retrouver avant longtemps les leurs, souvent à des milliers de kilomètres, repose de façon aiguë la question des bénéfices et des coûts du départ passé, et ceux d'un éventuel retour. La distance est cette fois sociale, et recouvre la distance physique au pays de provenance. Les interrogations quant au lieu d'origine suscitent en miroir celles de l'appartenance au lieu d'accueil, un lieu souvent à la fois sien et pas totalement conquis. Devient-il plus intime par la force des choses, ou semble-t-il au contraire plus étranger ?

Avec la pandémie, Hong Kong et ses habitants doivent ainsi repenser leurs multiples voisinages et éloignements, toujours individuels et singuliers, avec le reste du monde. Un besoin de réinvention flotte à travers la ville et les discussions. L'équilibre – économique, géostratégique, social – en place depuis deux décennies semble aujourd'hui bien fragile, et nul ne peut faire l'économie de la réflexion.

Conclusion

Le Covid-19, par les bouleversements qu'il induit, impose – ou offre l'opportunité – de retravailler sa distance aux autres mais aussi à soi-même, à son lieu de vie et à son activité. Il met en effet en lumière ces distances que le quotidien et les habitudes rendent invisibles, crée des interrogations, des peurs, mais aussi des prises de conscience. Hong Kong, avec ses « démesures » sociales et économiques, ne fait pas, loin s'en faut, exception à la règle. En ces temps inquiets, à la question : *« Vous prenez quoi pour aller bien ? »*, un début de réponse est sûrement : *« Je prends de la distance. »*

5. Situation du Covid-19 en Thaïlande

Archanya RATANA-UBOL
Professeure en sciences de l'éducation,
Université de Chulalongkorn, Bangkok, Thaïlande

La Thaïlande est située au centre de l'Asie du Sud-Est continentale. En 2019, la population de la Thaïlande était estimée à 69 millions d'habitants. La Thaïlande est bordée au nord par la République de l'Union du Myanmar et la République démocratique populaire lao ; à l'est par la République démocratique populaire lao et le Royaume du Cambodge ; au sud par le golfe de Thaïlande et la Malaisie ; à l'ouest par la mer d'Andaman. Pendant de nombreuses années, la Thaïlande avait une économie essentiellement agricole, avec une population rurale, mais un nombre croissant de personnes se sont déplacées vers Bangkok, la capitale. Sa population urbaine, principalement dans le grand Bangkok, est estimée à 45 % de la population totale. La structure de la population thaïlandaise passe actuellement d'une population jeune à une société vieillissante et deviendra pleinement cette dernière dans un avenir proche. Cela aura certainement un impact sur les conditions de vie des gens à tous les niveaux, de l'individu, de la famille, de la communauté, à la nation. Dans la société et au niveau communautaire, les personnes âgées devraient vivre plus longtemps, mais il y aura également un nombre croissant de personnes âgées vivant seules (Knodel & Chayovan, 2008). En conséquence, le pourcentage de la population thaïlandaise de plus de 65 ans devrait passer d'environ 10 % actuellement à plus de 20 % dans les années 2030. Cela représente le taux de vieillissement le plus rapide de toutes les grandes économies émergentes d'Asie. Le taux de croissance des personnes âgées devrait être davantage mis en avant dans les futurs programmes politiques du gouvernement thaïlandais (Kumagai, 2019).

La Thaïlande compte des personnes d'origines culturelle, linguistique et religieuse diverses. La langue nationale, le thaï, est fondée sur la langue parlée dans le centre du pays. En outre, l'anglais est largement utilisé en Thaïlande à des fins commerciales et à de nombreuses fins officielles, ainsi que dans l'enseignement. L'Université de Chulalongkorn est le plus ancien institut d'enseignement supérieur de Thaïlande. Elle a été créée en 1917. Au cours des cent dernières années, l'Université Chulalongkorn a développé des approches pour faire avancer la société en créant des innovations et en produisant du personnel hautement qualifié dans tous les aspects et dimensions. La mission principale de l'Université Chulalongkorn est d'être un centre d'apprentissage académique et d'excellence professionnelle. Aujourd'hui, l'Université Chulalongkorn est composée de dix-neuf facultés et comptait environ 36 000 étudiants de tous niveaux au semestre précédent.

Cependant, pendant la situation Covid-19 le pays a été « verrouillé ». Par conséquent, toutes les classes des écoles et des universités ont dû être enseignées en ligne. Pour faciliter la diffusion des enseignements à distance, l'Université de Chulalongkorn a fourni une application mobile comportant diverses fonctionnalités permettant au personnel d'accéder aux dernières nouvelles, informations et services depuis leurs appareils, ce qui fait de l'application un plus pour le personnel travaillant au bureau ou à domicile.

Covid-19 : la situation en Thaïlande

La déclaration de l'état d'urgence et du couvre-feu

L'épidémie de maladie à coronavirus 2019 (Covid-19) s'est étendue au monde entier. En Thaïlande, le nombre de cas a rapidement augmenté à la mi-mars 2020. Les cas confirmés sont passés à plus d'une centaine par jour au cours de la semaine suivante. Cela a été attribué à plusieurs groupes de transmission, dont le plus important s'est produit lors d'un combat de Muay Thai au stade de boxe de Lumpinee le 6 mars 2020. En réponse à l'avis des experts en santé publique, le Premier ministre Prayut Chan-O-Cha a publié un décret d'urgence pour que la réponse nationale à la pandémie de Covid-19 comporte des mesures destinées à ralentir ou à arrêter la propagation du virus. Tout le monde a été invité à se conformer à ce décret et à en assumer la responsabilité. La déclaration de l'état d'urgence, en vigueur du 26 mars au 30 avril, était la suivante :

> 1. Interdiction de pénétrer dans les zones à risque. Les citoyens et les résidents ne doivent pas entrer dans les zones à risque d'infection par le Covid-19. Les zones à risque étaient les espaces publics pour des rassemblements tels que les stades de boxe, les pubs, les centres de divertissement.

2. Interdiction pour les étrangers d'entrer dans le royaume par tous les canaux, y compris les ports, les routes et les aéroports. Les exemptions concernaient les ressortissants thaïlandais qui souhaitaient entrer en Thaïlande.
3. Interdiction de thésauriser des marchandises.
4. Interdiction des rassemblements, des activités dans des locaux surpeuplés qui ont été exposés à un risque d'infection.
5. Interdiction de diffuser de fausses nouvelles et de faux rapports, qui ont suscité la crainte et l'inquiétude du public à l'égard de la Covid-19.
6. Préparation des organismes gouvernementaux à faire face à Covid-19, tels que des hôpitaux et des centres de santé prêts à fonctionner, de la main-d'œuvre médicale, des fournitures médicales et des unités médicales temporaires dans les hôtels.
7. Mesures permettant aux citoyens et résidents vulnérables de rester strictement chez eux et de ne partir qu'en cas d'absolue nécessité, par exemple pour un rendez-vous médical, une transaction commerciale ou une course à l'épicerie. Les personnes vulnérables sont celles qui ont plus de 70 ans, celles qui ont des problèmes de santé et celles qui ont moins de 5 ans.
8. Mesures permettant à certains établissements de fonctionner comme d'habitude. Il s'agit notamment des hôpitaux, des centres médicaux et de santé, des pharmacies, des magasins de vente à emporter, des hôtels, des dépanneurs, des épiceries, des usines de fabrication, des banques, des services financiers ou de valeurs mobilières, des marchés de vente de produits alimentaires, des services de carburant, des services de transport de passagers et de marchandises, des livraisons de nourriture et des organismes gouvernementaux, à l'exception des établissements d'enseignement.
9. Les déplacements interprovinciaux doivent être limités ou reportés. Si nécessaire, les voyageurs sont soumis à un dépistage des maladies et doivent se conformer aux mesures de prévention des maladies, comme le port de masques sanitaires et la vérification de la température.
10. Les événements sociaux, tels que les mariages, les funérailles et les activités familiales, peuvent être organisés comme bon semble, mais les mesures officielles de prévention des maladies doivent être respectées.

Le 2 avril 2020, 104 nouveaux cas de Covid-19 confirmés en laboratoire ont été annoncés par le ministère thaïlandais de la Santé publique, ce qui porte le nombre total de cas à 1 875. Bien que le taux de nouveaux cas ait progressivement diminué tout au long du mois d'avril, le Premier ministre a publié une déclaration concernant des mesures supplémentaires pour prévenir la propagation du Covid-19 dans le pays. Le point principal était un couvre-feu à partir du vendredi 3 avril. Les détails importants étaient les suivants :

1. Tous les résidents ont reçu l'ordre de rester chez eux entre 22 heures et 4 heures du matin. Certains n'étaient autorisés à sortir de leur maison que pour des activités essentielles (par exemple, soins médicaux, achat de nourriture).
2. Les pharmacies, les banques, les supermarchés, les détaillants de produits de première nécessité sont restés ouverts, sauf pendant les heures de couvre-feu.
3. Les transports publics ont été suspendus pendant les heures de couvre-feu.
4. Les déplacements entre les provinces ont été limités par des points de contrôle.
5. Pas d'accumulation ni de stockage de biens essentiels.
6. Pas de rassemblement public susceptible d'accroître les risques sociaux.

En outre, les ressortissants thaïlandais ont été invités à coopérer en retardant leur retour en Thaïlande. Tous les passagers à l'arrivée ont été soumis aux mesures prévues par la loi sur les maladies transmissibles, telles qu'une quarantaine d'État de quatorze jours et les règlements du décret d'urgence. Le gouvernement, sous l'égide du Centre d'administration de la situation Covid-19 (CCSA), a souligné les mesures suivantes :

1. Restez vigilants et faites-vous tester pour le Covid-19 si vous développez des symptômes.
2. Essayez de toujours maintenir une distance d'au moins 1,5 mètre avec toutes les autres personnes.
3. Lavez-vous les mains fréquemment. Un désinfectant pour les mains à base d'alcool est également efficace.
4. Ne vous touchez pas les yeux, le nez ou la bouche.
5. Portez un masque lorsque vous êtes à l'extérieur de votre domicile.
6. Toussez ou éternuez dans votre coude ou dans un mouchoir propre.
7. Ne serrez pas la main, n'embrassez pas, ne partagez pas d'ustensiles de cuisine ou d'appareils pour fumer avec d'autres personnes.

Le 30 avril, le gouvernement a prolongé d'un mois l'application du décret d'urgence, du 1er mai au 31 mai. Cette prolongation a permis de maintenir plusieurs mesures en vigueur, malgré un taux d'infections beaucoup plus faible, qui visaient à assurer la sécurité de la santé publique et à contrôler la situation tout en empêchant la réapparition d'une forte infection. En outre, le gouvernement continue à surveiller la situation pour s'assurer de la pertinence des mesures de contrôle pendant chaque période.

La première phase de détente

À partir du 3 mai, cette mesure a fait suite à la prolongation d'un mois de l'état d'urgence pour freiner le taux d'infections qui n'avait cessé de baisser. Deux grandes catégories d'entreprises pouvaient désormais rouvrir leurs portes, à savoir l'alimentation et les boissons, et la santé et le bien-être. Les magasins pouvaient reprendre leurs activités, mais uniquement avec un service de plats à emporter. Les salons de beauté et les barbiers étaient autorisés mais il était interdit d'attendre à l'intérieur. Seul l'extérieur était autorisé pour la pratique de la marche, la course, le vélo ou l'exercice personnel.

La deuxième phase de détente

À la mi-mai, le nombre total de cas était de près de 3 000, mais les taux d'infections transmis localement étaient tombés à près de zéro et le taux de guérisons s'élevait à plus de 90 %. C'est pourquoi un assouplissement des restrictions a été progressivement mis en œuvre le vendredi 15 mai 2020, permettant la réouverture d'un plus grand nombre de types d'entreprises. Le couvre-feu nocturne de 22 heures à 4 heures du matin a été raccourci de 23 heures à 4 heures du matin. L'interdiction de tout vol international est restée en vigueur. Les salles de congrès sont restées fermées et seules les réunions internes d'entreprise avec un nombre limité de participants ont été autorisées. Les activités de tournage ont pu reprendre avec une limite de 50 personnes au maximum. Les bibliothèques, les musées et les galeries ont pu rouvrir, mais les règlements devaient être respectés.

La troisième phase de détente

Cette phase, effective à partir du 1er juin, a permis de faire fonctionner davantage d'activités économiques et sociales mais devait rester soumise aux règles et réglementations en matière de santé et de sécurité publique. Cela incluait la réouverture des centres de congrès et d'exposition pour les entreprises, mais ceux-ci devaient fermer à 21 heures. Le couvre-feu nocturne était désormais réduit de 23 heures à 3 heures du matin. À la mi-juin 2020, le nombre total de cas était d'environ 3 100. Sur tous ces cas, environ 95 % s'étaient rétablis, 2 % étaient morts et 3 % recevaient un traitement. Bien que la propagation du virus ait été sous contrôle, la surveillance de la température corporelle et de l'apparition de symptômes pour le dépistage du coronavirus était continuellement mise en œuvre dans tous les secteurs publics.

La quatrième phase de détente

À compter du 15 juin 2020, le couvre-feu nocturne a été levé. L'assouplissement a comporté alors une plus large réouverture des entreprises, comme l'organisation de réunions, de foires et d'événements dans les hôtels, les centres de congrès et d'expositions. L'entrée des étrangers dans le Royaume restait limitée. Les transports publics interprovinciaux étaient autorisés dans tous les modes, mais les opérateurs devaient respecter strictement les mesures de lutte contre la maladie. Les établissements d'enseignement dont le nombre total d'étudiants ne dépasse pas 120 pouvaient dispenser des cours, des enseignements et des formations, mais devaient respecter les mesures de lutte contre la maladie.

La cinquième phase de détente

Le gouvernement a pris la résolution de prolonger l'état d'urgence d'un mois supplémentaire, jusqu'au 31 juillet, afin de soutenir le début du semestre scolaire et de prévenir une éventuelle propagation de l'épidémie par la deuxième vague. Ces mesures ont permis également aux centres de congrès et d'expositions ou aux lieux d'expositions de fonctionner jusqu'à 22 heures chaque jour. Les pubs, les bars et les services de karaoké ont été autorisés à ouvrir au plus tard jusqu'à minuit, tout en maintenant une distance d'au moins un mètre entre les personnes.

Contribution de l'Université de Chulalongkorn à la situation Covid-19

Le Premier ministre a exposé une politique selon laquelle nous devions développer un vaccin et nous joindre à la main-d'œuvre de la communauté mondiale pour combattre ce virus. Le centre de recherche sur le vaccin Chula est le premier à avoir réalisé des progrès significatifs avec son prototype, en testant un vaccin contre le coronavirus sur des singes après des essais positifs sur des souris. D'autres innovations sont également importantes : la Faculté des sciences pharmaceutiques a contribué à la lutte contre la pandémie en développant le *Covid-19 Strip Test*, test sanguin préliminaire rapide et pratique pour dépister les risques d'infection. Le projet de recherche de la Faculté a également mis au point des sprays pour améliorer l'efficacité des masques faciaux en tissu. Les chercheurs ont initialement mis au point le spray protecteur Shield pour améliorer les performances des masques en tissu contre les PM2,5. En outre, la Faculté d'ingénierie a développé le Cu Covid, un robot pouvant apporter un soutien médical pendant la pandémie Covid-19. Le robot peut aider les médecins en réduisant les risques d'infection, en diminuant la charge de travail et en augmentant l'efficacité du travail des soignants. Récemment, trois types de robots d'assistance ont été développés, dont le robot de livraison, le robot de téléprésence et le robot respiratoire. Le robot est appelé Pinto et a été testé avec des utilisateurs réels dans plus de dix hôpitaux, dans le cadre des opérations les plus exigeantes. Il utilise une télécommande qui permet de livrer de la nourriture, des médicaments et des fournitures médicales aux patients, en minimisant les interactions entre eux et le personnel médical. Le personnel est également en mesure de surveiller les patients de près, tout en communiquant à distance par l'intermédiaire de l'écran installé.

Mes expériences pendant la situation Covid-19

Ma première expérience avec la Covid-19 a été de rester à la maison et de me tenir à l'écoute des informations de l'organisation Covid-19, du département de la Santé publique, comme le nombre de cas et la provenance des décès, sur toutes les plateformes. Depuis l'épidémie, tous les citoyens doivent suivre les suggestions telles que le port de masque et la pratique de la distanciation sociale. Les masques sont indispensables pour sortir de la maison : on peut dire que les masques et le gel à l'alcool sont considérés comme le cinquième besoin de base. Nous les emportons partout où nous allons. Nous pratiquons également la distanciation sociale dans le train aérien de la BTS, et nous rapportons surtout la nourriture à la maison au lieu de la savourer à l'extérieur.

La deuxième leçon à tirer de cette situation est celle de l'adaptation. Tout le monde s'adapte ensemble à ces circonstances bizarres. Par exemple, tant les vendeurs que les clients doivent vérifier leur température corporelle avant d'aller au marché, et les vendeurs ne vendent rien à ceux qui ne portent pas de masque. En outre, tous les lieux publics et les marchés locaux fournissent du gel d'alcool aux clients. Les citoyens doivent être prêts à accepter toutes les annonces du gouvernement, telles que les heures de couvre-feu et les mesures préventives. Le site web du gouvernement Thai Chana a été lancé pour que les gens s'inscrivent et que le gouvernement suive les endroits où tout le monde se rend chaque jour. Les clients peuvent également évaluer si les magasins respectent des règles strictes afin de prévenir le virus. Tous les cours, la livraison de nourriture et les courses ont été organisés en ligne, un autre ajustement unique à ma propre vie. La plupart des cours ont été dispensés par Internet. Par conséquent, la plupart des enseignants seniors doivent apprendre à utiliser la technologie en ligne.

Toutes les activités religieuses ont été pratiquées par le biais des médias sociaux, par exemple en écoutant le sermon des moines *via* Facebook Live, et en utilisant les vidéos sur YouTube comme guides pour la marche et la méditation. Tous les établissements d'enseignement auront ouvert le 1er juillet 2020, et les écoles doivent réduire la taille de leurs classes. Dans certains endroits, les classes sont divisées et les élèves viennent à l'école à des jours différents. De nombreux secteurs et entreprises, tels que l'aviation, les agences de voyages et les hôtels, connaissent de grands changements afin de faire face à la « nouvelle normalité » après cette pandémie.

L'expérience la plus significative pour moi dans cette situation est de prendre soin de moi-même et des membres de ma famille. Nous n'avons jamais eu à prendre autant soin de nous-mêmes, et encore plus de la sécurité de notre famille. Le virus m'a aidée à prendre une pause et à réfléchir à ce qui compte. Nous devons rester calmes et accepter la vérité. Ne pas être paniqué et trop anxieux. Faire preuve de logique et d'ingéniosité face à la pandémie. Nous devrions tous trouver des moyens de soulager notre stress tout en étant seuls. Nous pouvons commencer par nous concentrer sur notre respiration, regarder le passé et en tirer des leçons, et contribuer à la résolution des problèmes communs (une habitude qui tend à nous faire oublier nos propres problèmes). Nous pouvons nous trouver de nouveaux passe-temps, comme la décoration, le nettoyage de la maison, le jardinage ou la plantation d'arbres.

La plupart des Thaïlandais sont prévenants et serviables. Beaucoup d'entre nous donnent de la nourriture gratuitement : le « petit casier de nourriture gratuite », qui se trouve à tous les coins de rue dans les communautés, peut être pris par toute personne ayant besoin de nourriture pour survivre. De nombreuses organisations gouvernementales et privées donnent de la nourriture et des articles de survie aux gens. Le gouvernement fournit les fonds d'assistance à tous les citoyens thaïlandais qui en ont besoin pour diverses raisons. On voit clairement comment les bénévoles travaillent pour aider ceux qui souffrent et sont au chômage. Nous avons des volontaires de la santé dans chaque communauté. Ils travaillent avec succès en surveillant tous les cas de santé dans les communautés et en font rapport au gouvernement.

De plus, le Bureau royal fait avancer des projets pour aider les gens en termes d'emploi. Il existe une initiative urgente en matière d'emploi appelée « Modèle agricole pour la prévention Covid-19 » qui donne aux gens des emplois, des revenus et des connaissances sur la nouvelle théorie de l'agriculture, comme indiqué dans la « Philosophie économique de la suffisance ». Ces modèles agricoles constituent de bonnes sources d'apprentissage pour l'agriculture. Au total, 30 modèles ont été sélectionnés dans 61 exploitations agricoles dans tout le pays. Des activités de restauration de l'environnement sont en cours en ce moment. Le secteur privé embauche des chômeurs pour apprendre à préserver et à restaurer les forêts détruites, à planter des arbres. Cela permet de créer de nombreux emplois.

Quelques recommandations

Ma première recommandation est d'ajuster nos mentalités afin de bien faire face aux situations/changements inattendus. La capacité d'adaptation au changement est l'ajustement le plus important que nous puissions faire. Nos compétences en matière d'adaptabilité nous aident à nous adapter au changement de l'environnement dans toutes les situations. Comme nous avons plus de temps pour nous, c'est probablement le moment d'apprendre de nouvelles choses et de nous améliorer. Il existe de nombreux cours en ligne gratuits auxquels nous pouvons participer, comme des cours de cuisine, de yoga, de danse, de création de matériel pédagogique, etc.

Ma deuxième recommandation est de développer un sens plus profond de l'autonomie, ce qui est conforme à l'approche de l'économie de suffisance de la Thaïlande, facteur clé pour vivre cette situation avec succès. L'« économie de suffisance » est attribuée à l'approche de feu le roi Bhumibol Adulyadej en matière de développement économique national. Tant que nous sommes chez nous, nous pouvons cultiver des légumes locaux, qui sont bons pour notre santé et qui peuvent nous faire économiser de l'argent. Les citoyens peuvent également gagner davantage de revenus personnels grâce à la vente de produits locaux. Cette valeur fondamentale est le principe d'autonomie que le roi Rama 9 voulait que les citoyens thaïlandais pratiquent. Nous devons pouvoir compter sur nous-mêmes et nous adapter à toutes les situations. Lorsque le monde change, les humains doivent changer leur paradigme de développement et passer du « modernisme » au « soutenariat » (Maesincee, 2020).

Ma dernière recommandation concerne la Covid-19. Elle peut expliquer les temps difficiles, mais dans la crise se cachent des opportunités de profiter de nos ressources naturelles. Nous pouvons relancer nos vergers et nos entreprises durables afin que globalement davantage de personnes profitent de nos produits quand la Covid-19 ne sera plus une menace. Sans la Covid-19, il n'y aurait pas de possibilité de créer un monde meilleur.

Références bibliographiques

Knodel J. & Chayovan, N. (2008). *Population ageing and the well-being of older persons in Thailand* (Report n° 08-659). University of Michigan : Population Studies Center Research.

Kumagai (2019). Thailand's efforts to cope with a rapidly aging population. *Pacific Business and Industries*, 19 (71), 2-27.

Maesincee, S. (2020). *The Seven Shifts How "We" Can Thrive in the Post-Covid-19 World.* Bangkok : Ministry of Higher Education, Science, Research and Innovation.

Ministry of Public Health (2020). *Coronavirus disease 2019 (Covid-19).* WHO Thailand Situation Report, 2 April 2020. Retrieved from <https://www.who.int/docs/default-source/searo/thailand/2020-04-02-tha-sitrep-40-covid19-final.pdf?sfvrsn=b6f58bed_0>.

Prasartkul, P., Thaweesit, S. & Chuanwan, S. (2019). Prospects and contexts of demographic transitions in Thailand. *Journal of Population and Social Studies*, 27 (1), 1-22.

Thailand Convention & Exhibition Bureau (2020). *Thailand situation update Coronavirus (Covid-19)* (<https://www.businesseventsthailand.com/en/situation-update-coronavirus-covid-19>).

6. Trois façons d'écrire sur le confinement en Inde

Frédéric LANDY
Professeur en anthropologie,
Institut français de Pondichéry, Inde,
Université de Nanterre-Lavue, Paris, France

Comment, la tête froide, décrire et analyser une tragédie à votre porte ? De quel droit, ou plutôt de quelle éthique peut-on se permettre d'écrire au lieu d'agir, peut-on donner du temps à la réflexion plutôt que de l'argent à des associations ? En d'autres termes, peut-on rester un chercheur en sciences sociales pendant la tragédie de la Covid en Inde ? À toutes ces questions, je n'ai guère trouvé que des réponses maladroites et peu satisfaisantes. En témoignent ces extraits de trois textes que j'ai écrits en un mois, qui illustrent trois niveaux d'approche. Le premier reflète une lutte contre le repli nombriliste du Français exilé en Inde ; il a été publié dans un quotidien pour expatriés. Le deuxième est l'indignation – publié sous pseudonyme dans un blog. Le troisième correspond à une tentative d'analyse, sans toutefois beaucoup d'effort pour théoriser puisque « le cœur n'y était pas ».

L'auto-analyse

Le 5 mai 2020, lepetitjournal.com (édition de Chennai) publiait ce texte, sous le titre « Petits malheurs de l'expatrié, grands malheurs des autres »[19].

> « C'est l'histoire d'un type qui court sur un matelas dans sa salle de séjour, histoire de remplacer le jogging ; d'un type qui a rempli des bouteilles d'eau de deux litres pour s'en faire des haltères ; qui au petit matin parcourt deux fois Mission Street aller et retour sur son vélo indien pourri, dont il a enclenché la dynamo pour devoir produire un peu plus d'effort. C'est l'histoire d'un expatrié français à Pondichéry, qui se débrouille comme il peut mais qui a juré de ne pas se plaindre depuis que la boulangerie de Bussy Street est rouverte tous les matins

19. <https://lepetitjournal.com/chennai/communaute/petits-malheurs-de-lexpatrie-grands-malheurs-des-autres-279676>.

(bien qu'il faille toujours commander la veille sur un groupe WhatsApp). Et puis, assez de nombrilisme : comment se lamenter alors qu'il y a tellement de vraies tragédies dans l'Inde ces temps-ci – encore plus que d'habitude… ?

Qui aurait pu me dire il y a trois mois que j'aurais hâte que mon contrat se finisse ? Je me sentais tellement heureux ici… Professeur de géographie à l'Université de Paris-Nanterre, je suis actuellement détaché comme directeur de l'Institut français de Pondichéry (IFP), un centre de recherche qui traite aussi bien d'écologie (fichues chauves-souris peut-être responsables de la Covid !) que de sciences sociales (pauvres travailleurs du secteur informel actuellement sans revenu…), sans parler des recherches sur notre belle collection de manuscrits sanscrits ou tamouls (avec des recettes de médicaments traditionnels, cela pourrait être utile actuellement…).

Oui mais voilà, Covid est passée par là… Le beau petit palais colonial en bord de mer qui abrite l'IFP est quasiment fermé, tout le monde se trouve *a priori* en télétravail (…). À l'IFP nous sommes aux premières loges pour "prendre dans la gueule" les drames qui se déroulent dans ce qu'on continue souvent d'appeler "la plus grande démocratie du monde". Cela incite à relativiser… Et à avoir encore plus mauvaise conscience de nos énormes primes d'expatriation ! Il y a des moments très durs pour les chercheurs en sciences sociales, par exemple, du fait de leurs contacts étroits avec la population. Un collègue géographe a travaillé des mois sur un bidonville de Delhi et sur les chiffonniers/éboueurs : nombre de ses contacts crèvent de faim actuellement.

Que faire quand vos sujets de recherche tombent dans la misère ? Il se trouve que notre raison d'être, la science, garde une certaine urgence, alors même qu'on pourrait penser qu'*a priori* les gens ont autre chose à faire qu'à répondre à nos questions. On leur téléphone. Et ils sont contents de raconter leurs malheurs et leurs problèmes. Cela représente une consolation, à tous points de vue. D'une part, cyniquement, nous les chercheurs pouvons mieux comprendre comment ils font pour essayer de garder leur « résilience », si l'on veut employer un mot à la mode. (Malheureusement, point trop de surprise à ce sujet : les gens s'en sortent en se serrant le pagne, en s'endettant, en vendant leur terre s'ils en ont une.) D'autre part, nous pouvons donner l'alerte sur certaines situations. Ainsi, le collègue qui fait des enquêtes téléphoniques dans le bidonville de Delhi a pu intervenir auprès d'un député local pour que les distributions de vivres se déroulent un peu mieux. Enfin, nous envoyons nous-mêmes un peu d'aide : pas facile de faire parvenir à distance du grain, ni d'expédier de l'argent directement sur les comptes en banque des ménages les plus pauvres (si jamais ils ont un compte, et qu'ils y ont accès)… mais on y arrive !

L'indignation

Le deuxième texte a été publié sur mon blog de Mediapart sous le pseudonyme Camille Noûs, puisque l'ambassadeur de France en Inde nous enjoignait à l'autocensure de peur de froisser les deux gouvernements. Il était intitulé « En France sauver les vieux, en Inde sauver les riches ? Ce que veut vraiment dire “distanciation sociale” »[20].

> « (…) Une photo publiée dans *Le Monde* du 18 avril 2020 montrait une longue file d'attente pour une distribution de nourriture en Seine-Saint-Denis. J'ai cru un moment que la photo avait été prise en Inde. Dans ce pays, 1,4 milliard d'habitants sont censés être eux aussi confinés. Le *lockdown* décidé par New Delhi a été sans préparation aucune, sans avertissement pour la population ni pour les autorités locales, et a donc engendré une véritable panique chez les plus défavorisés. Au moins deux millions de personnes se trouvent encore sur les routes, parquées dans de précaires centres de quarantaine quand elles ont été arrêtées aux frontières des États provinciaux ou de district : ces travailleurs migrants voulaient rentrer chez eux, dans des régions pauvres ou sans irrigation ; ils n'avaient plus d'emploi sur leur lieu de travail, dans le secteur informel des grandes villes ou en zone rurale pour la transformation de la canne à sucre ou les briqueteries. Non seulement ils n'ont plus de revenu depuis la fermeture de la plupart des unités de production imposée par le gouvernement fédéral, mais souvent ils n'ont plus de toit, puisqu'ils ne peuvent plus payer leur loyer ou que le chantier de construction où se trouvait leur baraque est fermé. *“Mourir de faim ou mourir du coronavirus, autant que ce soit avec les miens !”* est une explication souvent entendue.
>
> Mais beaucoup de populations pauvres sont restées dans leur bidonville : elles y sont parfois nées. Elles avaient un revenu, pas forcément toujours précaire, d'ailleurs, mais qui a disparu du jour au lendemain. Et les voilà prises au piège, interdites de sortir alors même que leurs conditions de logement sont bien pires que la pire des cités dégradées de banlieue française, subissant les brimades des policiers autant que les règlements les plus absurdes – le 20 avril, la municipalité de Chennai a interdit la distribution de nourriture à moins de 2 km de toute zone de confinement strict et de tout hôpital. À Bangalore, des gens qui distribuaient des repas ont été mis en prison. Pendant ce temps-là, les classes aisées pratiquent le télétravail et regardent des séries vidéo sur leurs tablettes, tout en se faisant livrer à domicile leurs courses pour compenser l'absence de leur bonne qui ne peut plus venir

20. <https://blogs.mediapart.fr/frederic-landy/blog/280420/en-france-sauver-les-vieux-en-inde-sauver-les-riches>.

> travailler. Certains ménages de cette bourgeoisie ont quitté la grande ville, un peu comme leurs équivalents français, pour aller dans des résidences secondaires. Mais pour le reste, leur qualité de vie n'est pas outre mesure menacée. Le gouffre est béant entre eux et ce qu'il faut bien appeler le peuple.
>
> À cause du confinement, les pauvres meurent davantage de faim ou d'autres maladies qu'auparavant, et pourquoi ? Pour que les riches ne trépassent pas du coronavirus, comme le dénonce un bel article de Krithika Srinivasan dans *The Hindu* (18 avril 2020) : *"Le confinement affecte la majorité de ceux pour qui le coronavirus est un risque plus faible que des menaces plus immédiates comme la faim, la violence domestique ou l'éviction du logement."* Non seulement les populations pauvres, mais aussi les plus jeunes – puisque vu la faible espérance de vie en Inde, seules les classes sociales aisées ont une forte population de personnes âgées. On retrouve exactement les idées d'André Comte-Sponville, qui s'indignait : *"Avec la récession économique qui découle du confinement, ce sont les jeunes qui vont payer le plus lourd tribut, que ce soit sous forme de chômage ou d'endettement. Sacrifier les jeunes à la santé des vieux, c'est une aberration"* (*Le Temps*, 17 avril 2020). (…) Ne sacrifions pas l'impératif de santé à celui de la liberté. Ou plutôt, concilions les deux, puisque les vieillards en France et surtout les pauvres en Inde sont en train de perdre l'une et l'autre. »

Une difficile théorisation

Pour ce dernier texte, publié par *Justice spatiale/Spatial justice* (www.jssj.org), j'ai tenté sans trop en avoir envie un effort de théorisation en utilisant une grille de lecture de mon invention, l'échelle DIDI : Disparités<Inégalités<Domination<Injustice. Les « injustices », sociales ou spatiales, ne doivent pas être considérées comme plus ou moins synonymes d'« inégalités ». Il existe en fait un gradient, qui peut correspondre tout à la fois à un processus d'analyse pour un chercheur, par étapes successives, ou à un processus causal inscrit dans le temps, pour une société où les disparités finissent par engendrer de l'injustice.

La revue a été très réticente à publier ces paragraphes, que certains évaluateurs trouvaient un peu faibles. Sans doute percevaient-ils mon faible enthousiasme à m'interroger en profondeur avec l'aide des grands auteurs comme Rawls, Young ou Weber : existe-t-il des dominations sans injustice ? La tragédie de la Covid en Inde induit-elle seulement des injustices sociales, ou bien aussi des injustices spatiales ? Dans quelle mesure alors l'espace est-il facteur d'iniquité ? De telles questions pouvaient paraître bien futiles, ou du moins fort déplacées, quand tant de gens souffraient ou mourraient de faim ou de soif (pour les migrants qui tentaient de rentrer chez eux) ou de maladies non liées à la Covid (puisque toutes les fragiles infrastructures de santé étaient désormais réservées au traitement du coronavirus). Assurément, j'étais plus à mon aise dans la dénonciation factuelle.

> « Le confinement a paradoxalement induit des mobilités forcées, pour des populations qui auraient préféré rester sur place, comme d'ailleurs on le leur enjoignait... Des gares routières, notamment Anand Vihar à la périphérie de Delhi (3 km de queues le 28 mars), furent prises d'assaut par les migrants qui espéraient qu'en partent des cars pour leur région d'origine. Faute de mieux, alors même que la destination finale pouvait être à plus de 1 000 km, on se mit en route à pied, à vélo, ou l'on tenta d'être pris comme passagers clandestins dans un des rares camions qui roulaient[21]. Des exploits physiques, comme cette jeune fille de 15 ans qui aurait parcouru à vélo 1 200 km de Gurugram (banlieue de Delhi) jusqu'au Bihar en neuf jours, avec son père blessé sur le porte-bagages (le père portant le bagage…), ont réjoui certains médias – la Fédération cycliste indienne souhaite recruter l'héroïne. Pour le reste, les faits divers les plus horribles sont rapportés encore aujourd'hui : gens morts de fatigue ou de déshydratation à quelques kilomètres du but, migrants écrasés par un train de marchandises parce qu'ils dormaient sur les voies, camions surchargés de personnes se renversant, etc. Jusqu'au 6 avril, les morts de la Covid furent officiellement moins nombreux que les morts du confinement[22]. »

Le texte se finit sur ce qui, pour moi, était une solution intermédiaire : discourir de la justice socio-spatiale, mais de façon fort peu théorique et très « appliquée ».

> « Pourquoi alors, en dépit de leurs tragédies personnelles, en dépit du mépris évident que leur témoignent le pouvoir fédéral et celui de la plupart des États, pourquoi n'y a-t-il que quelques manifestations de travailleurs excédés par l'attente et la peur, tenaillés par la faim, des émeutes réprimées par la police à coups de matraques de bois et de bombes lacrymogènes – nul besoin de tirer des coups de feu ? Sans attendre une révolution, on aurait pu attendre des émeutes de la faim, sinon un mouvement d'ampleur comparable aux Gilets jaunes en

21. <https://indianexpress.com/article/india/india-lockdown-migrant-workers-up-govt-buses-coronavirus-outbreak-6336597>.
22. <https://coronapolicyimpact.org/wp-content/uploads/2020/05/distress-deanths.jpg>.

France. Serait-ce parce que le sentiment d'injustice apparaîtrait malgré tout peu prononcé ? »

Cinq raisons sont alors proposées.

1. Le populisme de Narendra Modi, et la tendance à trouver des boucs émissaires à l'épidémie (musulmans accusés de *corona-jihad*).

2. Une hiérarchie sociale ancrée dans la psyché de beaucoup d'Indiens, chez les dominés comme chez les dominants.

3. Quand on est sans capital économique ou culturel, on sait qu'à se révolter on risque de perdre le peu dont on dispose, sans être sûr pour autant de ce que l'on pourrait y gagner (clientélisme).

4. Les migrants peinent à former « un » groupe social mobilisable en raison de leur hétérogénéité économique et culturelle.

5. Leur lieu de travail n'est qu'un élément de leur « territoire circulatoire », et leur lieu d'origine représente une base arrière dotée d'une certaine sécurité, fût-elle dans la précarité.

Conclusion

La tragédie de la Covid n'est ni la première ni la dernière des crises à être vécue et analysée par des chercheurs en sciences sociales. Pensons à l'Afghanistan (Dorronsoro, 2006) ou au Rwanda (Guichaoua, 2010). Outre les interrogations qu'on a déjà évoquées du chercheur par rapport à son rapport au terrain, il faudrait aussi évoquer celles par rapport à son employeur. Doit-on en profiter pour réclamer des crédits de recherche supplémentaires afin d'analyser la crise et éviter qu'elle ne se répète ? Ou faut-il au contraire se murer dans le respect des morts et la pudeur ? En 2016-2017, par suite des attentats terroristes islamistes en France, le ministère de la Recherche ouvrait des crédits spéciaux pour étudier ce qui était appelé la « radicalisation ». En 2020, il faisait de même avec le coronavirus. Doit-on alors dénoncer le court-termisme de ces coups de barre à droite ou à gauche selon la conjoncture, qui se font aux dépens des crédits récurrents des laboratoires, toujours en baisse ? Faut-il au contraire s'en saisir, dans un opportunisme assez cynique, profitant du malheur du monde pour obtenir des crédits de recherche, quel que soit le sujet ?

À ces questions que tout chercheur peut se poser lors d'une tragédie à sa porte, s'ajoutent dans le cas de la Covid-19 celles liées aux incertitudes sur le virus même. Fallait-il décider un confinement général, en Inde et en France ? Fallait-il le faire plus tôt ? Plus tard ? Plus ciblé spatialement ou socialement ? À l'heure où est écrit ce texte, nul consensus scientifique n'apparaît sur ces questions. Pour moi, le confinement brutal et général décidé en Inde a cependant été une erreur. Rappelons que le nombre normal de décès en Inde est d'environ 28 000 chaque jour. On mourrait très peu de la Covid fin mars quand le confinement a été décrété, et encore le 13 juillet 2020 on ne comptait (officiellement) que 500 décès par jour dus au coronavirus, soit une surmortalité de moins de 2 %.

Encore ne s'agit-il pas que de compter les cadavres. C'est aussi une affaire de dignité et de reconnaissance. Comme le disait un migrant tentant de quitter Delhi pour rentrer chez lui : *« If I die on the road, I will die with the hope of home in my heart. Here, I will die with no family, no money, no dignity. »*[23]

Références bibliographiques

Dorronsoro, G. (2006). L'Afghanistan après le 11 septembre : de l'inutilité des sciences sociales en temps de crise ? *In* A. Mohammad-Arif & J. Schmitz (eds). *Figures d'islam après le 11 septembre*. Paris : Karthala.

Guichaoua, A. (2010). *Rwanda : de la guerre au génocide – Les politiques criminelles au Rwanda (1990-1994)*. Paris : La Découverte.

23. <https://thewire.in/rights/ground-report-why-migrants-think-theyre-being-held-captive-at-delhi-shelter-homes>.

7. Documenter les voix non entendues des communautés indiennes lors de l'épidémie de Covid-19 (2020)

Srinivasalu SUMATHI

Professeure en anthropologie, Université de Madras, Inde

Selladurai MANJUBARKAVI

Docteure en anthropologie, Université de Madras, Inde

Des études qualitatives utilisant une approche phénoménologique empirique avec une compréhension holistique devraient permettre de mieux comprendre la pandémie en cours. Les stratégies de santé publique ont suggéré une perspective multidisciplinaire plutôt qu'une approche épidémiologique unilatérale. MacGregor (2020) a assuré la contribution de la réponse des chercheurs en sciences sociales à la Covid-19, a fait valoir que le mouvement en faveur d'une plus grande intégration des perspectives des sciences sociales dans les réponses aux urgences sanitaires au cours des dernières années a conduit à l'inclusion des chercheurs en sciences sociales dans l'OMS. Ce document fournit une compréhension holistique de la situation de Covid-19 en Inde avec des informations qualitatives. Il se concentre davantage sur le « confinement » que sur le patient. La documentation du processus de la vie quotidienne, les études de cas et les entretiens semi-structurés avec diverses communautés ont été transcrits mot pour mot et leurs récits ont été analysés à l'aide d'une analyse du contenu et de la narration.

La structure sociale indienne et les données de base

La structure sociale indienne est unique et les questions qui gravitent autour de cette structure ne sont que très peu claires. Elle est de nature hiérarchique et pluraliste. La stratification est très nette et chaque individu sait où il se situe dans l'échelle et à quelle communauté il appartient. Les statuts sociaux et économiques vont généralement de pair et se reflètent finalement sur le plan politique. La majorité des pauvres en Inde appartiennent à une caste inférieure et sont classés en tant que *Scheduled Caste* (SC) et *Scheduled Tribe* (ST). Ils représentent respectivement 20 % et 2 % de la population totale du pays. Ils occupent l'indice socioéconomique le plus bas et restent les plus vulnérables. La majorité d'entre eux sont sans terre et font partie d'une main-d'œuvre non organisée. En Inde, les plus touchés, en raison de la Covid-19, sont les travailleurs migrants.

La population actuelle de l'Inde est de 1 380 307 868 habitants en 2020 et équivaut à 17,7 % de la population mondiale totale. La population totale a été classée par le gouvernement indien dans les catégories suivantes : *Other Backward Class* (OBC), *Scheduled Caste* (SC), *Scheduled Tribe* (ST) et *Other Communities* (OC). Des privilèges spéciaux ont été accordés à ces communautés historiquement défavorisées sous la forme de mesures de discrimination positive visant à améliorer leur statut socio-économique et politique. Le système de quotas a créé une confusion dans la matrice des classifications existantes et les données importantes sur la population des communautés ne sont pas fiables. Lors des catastrophes nationales et étatiques, les données de base n'ont guère été utilisées pour identifier les bénéficiaires et, chaque fois, des méthodes *ad hoc* ont été suivies pour atteindre ces groupes à risque, et le même problème s'est posé pour la Covid-19. Les travailleurs migrants sont restés invisibles aux yeux des gouvernements, ils ont perdu leurs moyens de subsistance et ont subi un « effondrement culturel » qui a attiré l'attention du monde entier.

Un aperçu de la situation de la Covid-19 en Inde

En Inde, le premier cas positif au Covid-19 a été signalé le 30 janvier 2020 (OMS, 2020). Les personnes ayant des « antécédents de voyage à l'étranger » ont été considérées comme les plus vulnérables et ont été enregistrées comme « cas positifs » pour commencer. Progressivement, la « pandémie » est devenue un mot d'ordre et, jusqu'à présent, on ne connaît pas encore très bien le virus et son impact sur les personnes. Il existe également de nombreuses théories « scientifiques » sur Covid-19 et son plan de traitement. Le registre national a commencé à recenser les patients atteints de Covid-19, au niveau des districts et des États, et à comparer le nombre de décès avec le système d'enregistrement international. Historiquement, l'Inde a connu de nombreuses épidémies ainsi que des catastrophes naturelles et a acquis de l'expérience dans leur gestion. Les catastrophes naturelles telles que les sécheresses, les famines, les inondations, les tremblements de terre, les incendies de forêt, les cyclones, etc., ont entraîné la perte des moyens de subsistance, des déplacements des sans-abri, des réfugiés. Le terme « tsunami » était autrefois utopique en Inde et l'année 2004 nous a montré son impact, entraînant la perte de vies et de moyens de subsistance des pêcheurs et d'autres communautés côtières. Les techniques de secours, de reconstruction et de réhabilitation de ces catastrophes n'ont pas été prises en considération dans le cas de la Covid-19, car le monde a déjà commencé à suivre la « mise à distance sociale » comme seul moyen d'atténuer la pandémie. Le « confinement » est perçu comme un moyen de contrôler la maladie.

Les médias numériques (WhatsApp, Twitter, Facebook) se sont concentrés sur les patients atteints de Covid-19 en Chine et dans d'autres pays, les messages Twitter sont remplis de vidéos de patients enfermés chez eux, d'enterrements collectifs de cadavres humains et d'incendies de maisons, ce qui a créé la panique parmi la population. Au départ, ces nouvelles couvraient la Chine, l'Italie, l'Amérique, la France, l'Espagne, l'Allemagne et ensuite l'Inde. Les terminologies *lockdown*, *lockdown extension* et *unlock* ont été adoptées par les décideurs politiques, qui ont ainsi tenté de justifier leurs responsabilités. Les États et les territoires de l'Union n'étaient pas en mesure de suivre la décision du Centre en raison de variations sociales, économiques et politiques. Le maintien du confinement total est devenu un processus lourd pour le gouvernement en raison de la densité de la population, des migrations internes régulières, des disparités socio-économiques et de la structure physique du pays.

En Inde, les personnes ayant des antécédents de voyage ont été infectées par le virus. La majorité de ceux qui n'avaient pratiquement jamais voyagé pour leurs loisirs, et en particulier ceux qui se débrouillent au quotidien, n'ont jamais pris la question au sérieux. Les employés du gouvernement ou la classe moyenne qui croient aux voyages planifiés ont également observé les événements Covid-19 davantage comme un fait d'actualité et ont d'abord apprécié la période de confinement comme une pause. Au départ, les enfants et les enseignants étaient satisfaits de la décision du gouvernement de fermer l'école et considéraient cette période comme des vacances. Les institutions académiques et de recherche ont été laissées dans l'ignorance, essayant de comprendre les problèmes du point de vue de la discipline. Les industries ont calculé leur perte et ont réalisé l'importance des travailleurs de base. Les grandes entreprises et les multinationales ont décidé de poursuivre le commerce en mode numérique comme alternative. Les industries du divertissement ont commencé à s'emparer du support électronique et des courts-métrages ont été produits. Enfin, les personnes qui avaient accès aux gadgets électroniques ont optimisé leur utilité comme moyen de se libérer de l'enfermement.

La gravité de la pandémie s'est accrue et le nombre de personnes infectées a augmenté ; en l'espace d'une semaine, les « services essentiels » ont été rapidement classés par le gouvernement, le virus ayant pénétré dans le pays au-delà du périmètre des retours de voyages. Lentement, le terme de « propagation communautaire » est apparu et, en tant qu'anthropologues, nous sommes devenues plus attentives. En Inde, les gens comprenaient le terme « propagation communautaire » car nous vivons tous en communauté et la distanciation sociale n'est pas applicable. En particulier, la communauté homogène, qui est petite, simple, endogame, spécifique à une culture, composée de pauvres, de migrants répertoriés par le gouvernement indien comme SC et ST, s'est étiolée. Le pays tout entier a fait preuve d'empathie à l'égard du nombre croissant de travailleurs migrants qui traversaient les frontières de l'État à travers le pays, abandonnant leurs moyens de subsistance et se rendant à pied dans leur État d'origine. Cela a provoqué un tollé dans les médias locaux, nationaux et internationaux. Les questions sensibles relatives au travail des migrants ont été soulevées par les partis d'opposition au Parlement. Les chercheurs travaillant avec ces communautés pour leur développement ont estimé que leurs recommandations analysées pouvaient être reprises par les décideurs et les dirigeants politiques.

Population la plus touchée

Le gouvernement indien a annoncé le premier « verrouillage » le 17 mars 2020. À partir de cette date, l'Inde est entrée dans le « Lockdown 5.0 » et a essayé de ralentir l'assouplissement des conditions d'enfermement. D'une part, la notion d'enfermement a créé une incertitude dans la vie quotidienne des migrants et ajouté à leur pauvreté existante. D'autre part, le concept de « distanciation sociale » a été difficile à mettre en pratique en raison de la forte densité de population ; normalement, des populations entières de ces petites communautés vivent dans un petit territoire capturé, également connu sous le nom de *Purambokku* (sans documents légaux). Les communautés les plus touchées en Inde sont les travailleurs migrants (personnes venant d'autres États qui suivent une culture de type tribal) et les communautés semi-nomades vivant dans le Tamil Nadu. Ces communautés vivent dans un isolement relatif et sont pour la plupart situées dans les localités périphériques. La subsistance de ces communautés errantes du Tamil Nadu consiste à effectuer des activités magiques en utilisant différents matériaux avec des instruments de musique et des animaux. Elles occupent également des emplois non organisés sous forme de paris quotidiens *(coolies)*.

La peur de la pandémie et la désinformation diffusée par les médias sociaux ont également entraîné la stigmatisation des personnes infectées ou confrontées à la pandémie, comme les travailleurs sanitaires de première ligne, les agents sanitaires, la police et les bénévoles. À cet égard, le ministère de la Santé et du Bien-être familial du gouvernement indien a également publié un avis, conseillant et éduquant les gens sur la maladie. La stigmatisation et la frustration se sont manifestées par des échappées menant à des suicides, bien que cela ne soit pas exclusif à l'Inde (Bhat, 2020).

Toutefois, l'un des principaux impacts de cette pandémie a été la perte des moyens de subsistance des travailleurs migrants intra-étatiques et des travailleurs invités. Selon les données du recensement de 2001, on compte 309,4 millions de migrants, dont 218,7 millions de femmes et 90,7 millions d'hommes. Cela représente près du double du nombre de migrants (hommes et femmes) enregistré en 1971. La tendance migratoire montre un déclin en 1991 pour les deux sexes. Par conséquent, le confinement national en Inde a eu un impact sur près de 40 millions de migrants internes (Banque mondiale, 2020). Les travailleurs migrants sont pour la plupart des citoyens invisibles privés de leurs droits (Kumar, 2020). Selon le recensement de l'Inde (2011), plus de 450 millions d'Indiens (37 %) sont des migrants internes qui changent de résidence à l'intérieur des frontières nationales d'un pays. Environ 30 % des migrants sont âgés de 15 à 29 ans, 15 millions sont des enfants et 55 % des migrants sont sans terre et sans abri. Ils participent à tous les travaux de développement, mais leur main-d'œuvre n'a jamais été normalisée en Inde.

La pandémie de Covid-19 a mis en lumière la vulnérabilité des travailleurs migrants, mais la réalité a montré qu'au fil des décennies, de plus en plus de personnes quittaient leur village natal à la recherche de possibilités de travail pour s'installer dans d'autres États. L'ampleur de la migration interétatique en Inde s'est accélérée, passant de 5 millions à 6 millions par an pendant la période 2001-2011 à 9 millions en 2011-2016. La population urbaine en Inde est passée de 286,10 millions en 2001 à 377,10 millions en 2011, ce qui représente 31,14 % de la population totale, résidant dans 53 agglomérations urbaines de plus d'un million d'habitants. On estime que près de 14 % de cette population urbaine vit en dessous du seuil de pauvreté en 2011-2012, 65,5 millions de personnes vivant dans des bidonvilles. Ces chiffres font partie du rapport d'examen national volontaire complet sur un large éventail de secteurs et de progrès réalisés, présenté par Niti Aayog lors du Forum politique de haut niveau des Nations-Unies (FHN) sur le développement durable qui s'est tenu récemment.

Bien que ces chiffres aient surpris les décideurs politiques, ceux-ci ont accepté de travailler sur un plan d'action pour leur développement. Lorsque les médias ont rendu compte des souffrances des patients migrants à pied – père porté par sa fille dans une charrette artisanale pendant près de 1 000 km, femmes marchant avec leurs enfants, migrants à vélo sur les autoroutes où les véhicules lourds roulent à une vitesse folle, morts transportés dans leur ville d'origine, accidents –, ils ont touché l'esprit de beaucoup de gens, y compris des décideurs. Selon le gouvernement, environ 45 millions de migrants économiques sont rentrés chez eux à pied, ce qui leur a fait prendre conscience des véritables lacunes des grandes données. La Cour suprême de l'Inde est intervenue et a ordonné que chaque État fasse des efforts pour ramener ses citoyens chez eux, l'un de ces efforts ayant été la mise en service de trains spéciaux *Sharmik.* L'analyse des coûts a été réalisée pour entreprendre cet effort gigantesque et pour assurer des moyens de subsistance durables à ces migrants dans leur propre État d'origine. Par exemple, l'Uttar Pradesh a commencé à dresser la carte des compétences de personnes vénérables. Le débat sur le revenu de base universel s'est intensifié ces derniers temps. Grâce à tous ces efforts, environ 50 000 à 60 000 migrants ont quitté les zones urbaines (leur lieu de travail) pour les zones rurales (leur lieu d'origine) en quelques jours.

Une autre grande leçon que nous avons tirée du Covid-19 est que les migrants ne considèrent jamais leur lieu (ville) comme leur « chez-eux », même si cette migration les aide économiquement car ils n'ont guère accès aux soins de santé, aux implications sociales, à l'éducation des enfants, au manque d'amélioration du profil de compétences et au soutien du voisinage. Leur langue ainsi que leur culture vivante limitaient leurs possibilités de nouer des liens avec les autres. Peu de temps après que Covid-19 a éclaté en Inde, alors que les économies des États commençaient à se fermer, les travailleurs migrants n'avaient pas d'autre choix que de retourner dans leurs véritables foyers, leurs villages, en raison de la perte d'emplois et d'une réelle crainte quant à leur avenir dans les villes, tant sur le plan économique que sanitaire.

Vie quotidienne et construction de la culture

La définition universelle de la « culture » a été validée et sa composante de modèles matériels et non matériels s'est avérée être le mode de vie. De plus, son caractère abstrait est désigné comme le bon sens et la vie quotidienne des humains. Dans le processus de compréhension de la culture, les prémisses de base que la discipline de l'anthropologie a établies scientifiquement étaient que les humains, en tant que communauté, construisaient des « traits culturels », par essais et erreurs, pour satisfaire les besoins fondamentaux qui conviennent à leur environnement. Le continuum nature-culture justifiait la pertinence des composantes matérielles et non matérielles de toute culture, en tenant compte du temps et de l'espace. Ce mode de vie en communauté, périodiquement ritualisé, donnait à l'homme l'espoir de survivre et entraînait toutes sortes de développements. Dans le processus d'évolution sociale, les défis à relever peuvent être innombrables, mais la réalité est la « communauté mondiale » existante et chaque pays a montré un comportement modèle, en faisant face à Covid-19. Ce comportement exemplaire est sa culture : Mead l'a perçu au niveau national et l'a appelé « caractère national ».

L'approche d'Oscar Lewis pour comprendre la vie quotidienne mérite d'être discutée non seulement en raison de son impact au Mexique, où elle pourrait affecter les sentiments de certains Latino-Américains envers les Nord-Américains, mais également en raison de sa grande qualité et de son iconoclasme (Paddok, 1961). La vie quotidienne est la façon optimiste de vivre avec des relations consanguines et affinales, des ressources assurées, des mouvements structurés et la minimisation des difficultés. Le « confinement » et la distanciation sociale ont bouleversé toutes les sociétés et brisé la vie quotidienne. En Inde, les migrants bloqués, tant à court terme qu'à long terme, menaient leur vie quotidienne sur le lieu de travail, construits/adoptés avec la culture matérielle disponible et espérant atteindre « leur maison dans un avenir proche pour rétablir leur mode de vie normal ». Entre-temps, l'État a tenté de justifier le terme de « nouvelle vie normale » comme une alternative générique pour tous, en oubliant consciemment la réalité de base. Bien que le concept ait été élaboré dans un but ponctuel, le vivre et le pratiquer comme un mode de vie alternatif n'est pas simple pour les travailleurs migrants. L'anthropologie a prouvé que l'homme n'est pas inventif, mais qu'il ajoute rapidement des fioritures aux inventions existantes. De plus, ces alternatives peuvent être relativement possibles pour les riches, dont la position socio-économique et politique est bien établie, et non pour la population marginalisée. Celle-ci s'efforce quotidiennement de parvenir à ses fins et invente pour cela des solutions inédites. Dans des circonstances marquées par l'incertitude prolongée, les pauvres ne pourront jamais faire l'expérience d'un changement de la vie quotidienne vers une « nouvelle normalité ». En particulier, les communautés situées à l'extrémité de la structure sociale hiérarchique de l'Inde ont été confrontées à un « effondrement culturel » dû à l'enfermement et non au virus Covid-19.

Par ailleurs, en tant que pays, l'Inde était relativement appréciée pour son caractère traditionnel dans une perspective mondiale. Le *namaste* indien est devenu une forme de salutation privilégiée dans de nombreuses régions du monde, y compris aux États-Unis. Outre les préférences politiques, les Indiens frappaient des mains et allumaient des lampes avec minutie. La médecine intégrative, en particulier la médecine *siddha*, a été largement reconnue. Les dirigeants mondiaux ont apprécié la façon dont nous avons géré le virus corona. Les philanthropes se sont manifestés et ont fait des dons sans réserve pour s'attaquer à la crise nationale et ont prouvé la valeur de la vie au-delà de tout aspect matériel. En outre, notre attitude, nos valeurs, nos normes, nos idées, notre morale et notre culture traditionnelle ont facilité le contrôle de l'épidémie en cours relativement mieux que les pays occidentaux. La culture alimentaire, le mode de cuisson, les ingrédients utilisés, le climat, les loisirs, les liens familiaux, la culture de croyance dans le voisinage et la spiritualité ont aidé l'Inde à maintenir une perspective relativement positive pour contenir la Covid-19. Le yoga est apparu comme le meilleur exercice pendant le confinement. Il est donc prouvé que la pensée et la « culture » traditionnelles aident à faire face au confinement et que l'approche anthropologique facilite l'effondrement de la culture traditionnelle simple de toutes les communautés.

Covid-19 : impact et perspectives observées

La pandémie, l'état d'esprit relativement stable, l'éloignement social, la perte économique et l'incertitude quant à la reprise de modes de vie normaux nous ont donné à tous l'occasion d'évaluer la question en connaissance de cause et de formuler une vision du monde. La perspective des préférences urbaines et rurales a tellement changé que les populations urbaines flottantes cachées qui n'étaient pas visibles auparavant ne sont plus que trop visibles aujourd'hui, en même temps que leurs souffrances. Les zones urbaines sont devenues un champ de bataille, les commissaires municipaux et les magistrats de district de treize villes étant sur le qui-vive, s'occupant de 70 % des cas de Covid-19, transformant ainsi les groupes en zones de concentration. Des villes comme Delhi, Mumbai, Chennai, Ahmedabad, Pune et Indore forment l'épine dorsale industrielle de l'Inde, et le confinement a entravé les activités économiques sans aucune alternative. La vie quotidienne des citadins s'est ralentie, sans bureaux, sans divertissements, sans clubs et sans repas à l'extérieur. Au lieu de cela, les familles ont commencé à marcher sur leur terrasse, à faire de la gym, à rencontrer les voisins et à s'adonner à des jeux traditionnels.

Le gouvernement indien a pris certaines mesures innovantes pour faire face à la pandémie, comme le lancement de l'application Aarogya Setu pour éduquer et suivre la contagion au sein des populations. La solidarité a été établie contre Covid-19 par des *diyas* éclairs, des « applaudissements », des prières, des rituels et la consommation de médicaments indigènes sans grande perspective critique. Se mettre à jour avec des nouvelles sur la Covid-19 et comparer ces nouvelles locales et nationales avec les données internationales est devenu une addiction. S'adapter à la situation locale, maintenir la distance sociale/physique et suivre consciencieusement les zones de confinement est devenu des routines de la journée. Les médecins, les infirmières, le personnel d'entretien et les agents sanitaires ont été appréciés et la société les a officiellement acceptés comme travailleurs de première ligne. Des mesures d'aide ont été prises par le gouvernement et par des organismes bénévoles parmi les nécessiteux. Le gouvernement indien a également annoncé le 26 mars dernier la fourniture gratuite de riz et de légumineuses aux populations pour les trois prochains mois et qu'il prendra en charge la totalité des coûts, soit 40 000 roupies. Le système de distribution publique (PDS) est destiné à couvrir 80 *crore* personnes sous le Premier ministre Garib Kalyan

Ann Yojana dans le cadre de la loi-cadre, la loi nationale sur la sécurité alimentaire (NFSA). La fermeture des lieux publics (hôtels, restaurants et lieux religieux, centres commerciaux et autres lieux de divertissement) a rendu la vie urbaine vide et les gens ont progressivement commencé à se déplacer vers la campagne.

La pandémie a eu un impact inégal d'un pays à l'autre et au sein d'un même pays. En Inde, il a été prouvé historiquement que toute catastrophe était liée à l'inégalité sociale existante et que les personnes les plus touchées ont toujours été pauvres. La pandémie actuelle a montré un schéma inhabituel car la plupart des patients touchés étaient issus des classes supérieures et moyennes, des personnes comorbides, et non des pauvres. Le confinement a touché les pauvres dans une large mesure et a montré le schéma suivant : panique, incertitude, perte des moyens de subsistance et effondrement culturel. Donc, aucune solution n'était possible. Les jours de couvre-feu ont donné des résultats positifs : nourriture gratuite pour les personnes marginalisées, nombreux cas de guérison, accueils de jour meilleurs, médecine intégrative, cartographie des compétences, indice de revenu universel, enquête de base. Des évaluations sont en cours, tant au niveau des États qu'au niveau des districts. Le Premier ministre a lancé de nouveaux programmes pour les pauvres marginalisés.

La rédaction ne peut être conclue car la question n'a pas encore été entièrement analysée et n'est pas encore terminée, mais nous pouvons faire un résumé et une analyse interculturelle. Dès que l'Inde a réussi à freiner les infections à Covid-19, on a constaté que certaines villes métropolitaines comme Delhi, Chennai et Mumbai échappaient presque dangereusement à tout contrôle. Pour la plupart des nouveaux points chauds, le confinement est l'instrument de choix le plus privilégié, ignorant l'expérience contrastée de Delhi (la capitale) qui a réussi à réduire le nombre de cas grâce à l'amélioration des centres de dépistage et de soins. En revanche, des États comme le Bihar, le Bengale, le Karnataka et le Tamil Nadu continuent de recourir au confinement. Cette option est difficile à justifier, car elle risque de porter un préjudice énorme aux moyens de subsistance dans un État (le Bihar) qui est déjà le plus pauvre de l'Inde.

La surcharge d'informations sur la pandémie a presque créé de la lassitude. La surexposition aux informations, en particulier les fausses informations, peut provoquer la peur chez les gens ou les empêcher de recevoir ces informations, qu'ils peuvent aussi sentir monotones.

Fatigué d'entendre et de voir la même chose encore et encore, notre cerveau commence à filtrer les tentatives de communication ; nous les éliminons de notre conscience. Il est donc temps que l'Inde agisse positivement en écoutant les voix des personnes concernées avant que nos sens engourdis ne s'habituent au vrai problème. Voici quelques-unes des voix répétées des personnes les plus touchées :

- Nous devons rentrer « chez nous ».
- Pas de travail, pas de travail, pas de cuisine, pas de soutien.
- Il voulait voir notre peuple.
- Mon village, ma communauté.
- Mieux travailler dans les terres agricoles.
- Incapable de percevoir la situation réelle et de communiquer avec les « autres ».
- Je voudrais mourir sur ma terre.
- L'incertitude en toute chose.
- Nous sommes toujours la dernière priorité /le dernier citoyen.

Références bibliographiques

Bhat, A. I. (2020). *Impact of Covid-19 on India and how India responded.* World Bank (<https://www.who.int/emergencies/diseases/novel-coronavirus-2019?>).

Kumar, A. (2020). Migrant labourers are the most disenfranchised invisible citizens : political scientist Ashwani Kumar. *The Hindu* [online] (<https://www.thehindu.com/news/national/migrant-labourers-are-the-most-disenfranchised-invisible-citizens/article31717502.ece>).

MacGregor, H. (2020). Novelty and uncertainty : social science contributions to a response to Covid-19. *Somathosphere. Science, Medicine, and Anthropology*, 6 March 2020 (<http://somatosphere.net/forumpost/novelty-and-uncertainty/>).

Paddock, J. (1961). Oscar Lewis's Mexico. *Anthropological Quarterly*, 34 (3), 129-149.

DEUXIEME PARTIE : DE L'EUROPE ET D'AFRIQUE

8. Le Covid dans la vie italienne

Andrea GALIMBERTI
Professeur en sciences de l'éducation, Université Bicocca de Milan, Italie

Le Covid 2019 a fait son entrée dans la vie italienne de manière soudaine et inattendue. J'étais à l'université lors d'une session de thèse lorsque j'ai appris que le premier cas avait été découvert dans une petite ville près de Milan. C'était le jeudi 21 février 2019. Je n'y ai pas accordé beaucoup d'importance et j'ai été vraiment surpris deux jours plus tard quand on m'a demandé d'informer tous les professionnels qui dirigent les ateliers éducatifs à l'université de suspendre les réunions à venir. En tant que coordinateur de ces ateliers, il fait partie de mes fonctions de gérer le processus de communication entre les professionnels et les universités, mais à l'époque j'étais désorienté et je ne réalisais pas à quel point cette décision était sage et prévoyante. La semaine suivante, la désorientation due à des communications médiatiques conflictuelles s'est accrue et il n'était pas facile de comprendre ce qui se passait réellement. Il y avait beaucoup d'incertitudes sur la possibilité de contagion, qui a été initialement présentée comme étant limitée à une certaine zone appelée « zone rouge ». Il y avait également beaucoup d'incertitudes concernant le risque du virus : plus les mesures de sécurité devenaient strictes, plus les voix du monde médical s'élevaient contre une campagne trop alarmante pour un virus qui – selon certains virologistes faisant autorité – ne donnait aucune preuve d'être plus dangereux qu'une grippe normale. C'était une époque où l'on s'attendait à ce que la voix de l'autorité médicale se fasse entendre en toute sécurité et, au lieu de cela, cette voix a été brisée en de nombreuses opinions contradictoires. Je ne me souviens pas d'un moment aussi confus dans la sphère publique par rapport à une question aussi vitale que la santé publique : les discours des hommes politiques exprimaient une réalité qui ne devait pas être écrasée par trop d'alarmisme. Je pense que l'Italie, en tant que premier pays après la Chine à avoir affronté le virus, a payé un prix très élevé en termes de confusion et de désorientation. Je suis convaincu qu'il restera dans la mémoire de beaucoup de gens la facilité avec laquelle les positions ont été publiquement affirmées qui – rétrospectivement –

se sont avérées contraires à ce que – en quelques jours – ont révélé les salles de réanimation, en particulier en Lombardie qui a été déclarée en peu de temps entièrement « zone rouge ».

Mon expérience de l'enfermement

Pendant l'enfermement, mes énergies étaient totalement absorbées par la nécessité de reconstruire ma vie de famille en faisant face aux activités professionnelles qui changeaient naturellement beaucoup. Ma femme et moi avons deux enfants, le premier âgé de quatre ans et le second de neuf mois. Et sans école ni soutien extérieur, nous nous sommes retrouvés dans la nécessité de nous réorganiser complètement. Heureusement, nous avons pu compter sur le soutien de nos familles d'origine, sinon il nous aurait été impossible de gérer nos engagements professionnels. Une révolution complète de nos habitudes nous a mis en grande difficulté et a demandé beaucoup de temps et d'énergie pour être surmontée et nous donner la possibilité d'atteindre un équilibre fondé sur une nouvelle coordination mutuelle.

Au cours de ce semestre, j'ai commencé à enseigner dans un nouveau cours universitaire et j'étais impatient de rencontrer les étudiants et les étudiantes pour les confronter « en direct » avec les contenus que j'avais préparés pendant des mois. Mais ce n'était pas possible, j'ai dû enregistrer mes conférences sur une plateforme numérique et expérimenter l'interaction en ligne. Ce cadre soudain et inattendu devait être temporaire, mais il s'est vite avéré être la seule solution possible pour organiser l'enseignement. L'enseignement en ligne est une nouvelle expérience pour moi et bien que je me sois engagé à améliorer mes compétences numériques, l'interaction « vivante » qui m'est si précieuse me manque : les messages non verbaux, la possibilité de laisser les choses se dérouler et de faire en sorte que la conversation aille vers des destinations inattendues. Pour la première fois, l'enseignement en ligne a nécessité plus d'« ordre » et la nécessité de limiter le « bruit » afin de donner des informations aussi claires que possible et d'éviter des malentendus qui auraient pris trop de temps à être gérés et utilisés de manière utile. Des éléments qui ont inévitablement limité la créativité du processus, comme en témoignent les études sur la complexité (Atlan, 1986).

En général, je me sentais épuisé à la fin de la journée en raison de la relation étroite avec l'écran d'ordinateur. Leçons devant l'ordinateur, réunions devant l'ordinateur, rédaction de courriels et d'articles sur l'ordinateur. Je me suis trouvé peu à peu fatigué de l'unidimensionnalité sur laquelle mon travail était écrasé et, en même temps, j'ai vu d'un œil neuf ma « normalité » de travail qui prévoit au contraire une saine (pour moi) alternance entre une interaction avec d'autres êtres vivants et des moments d'engagement devant le moniteur. Cette nouvelle version n'était pas très « intelligente » pour mon corps ni pour mes espaces vitaux qui, outre le rétrécissement dû à l'enfermement, ont également subi une concentration sans précédent, sans possibilité de discontinuité entre le travail et la vie familiale. Aujourd'hui, fin juillet 2020, ces expériences biographiques m'aident à interpréter les nombreuses informations qui arrivent sur les possibilités et les implications négatives du « travail intelligent », un phénomène qui nous accompagnera intensément dans les prochains mois et qui, en tant que chercheur s'interrogeant sur l'interaction entre le travail et la vie personnelle, m'intéresse à plusieurs niveaux. Les temps et les rythmes sont des dimensions fondamentales pour tenter d'aborder ce phénomène et ont pris une place prépondérante dans mon expérience récente ; je suis heureux d'avoir eu l'occasion de m'appuyer sur les travaux de mon collègue Michel Alhadeff-Jones (2017) extrêmement riches en possibilités d'interprétation de cette dimension : cela m'aide beaucoup à réfléchir.

Lorsque les décisions du gouvernement nous ont obligés à ne pas quitter la maison, la situation a encore empiré. L'enfermement avait différents degrés de restriction par rapport à la tendance des admissions à l'hôpital. Les premiers jours de confinement, il y avait davantage de possibilités de se déplacer, par exemple pour pratiquer des sports individuels comme la course à pied, mais le climat relationnel est vite devenu lourd et pénible. Je me souviens d'être sorti pour accompagner ma femme afin d'acheter des timbres pour une expédition urgente qui ne pouvait pas être faite en ligne. Nous avons traversé un quartier complètement désert, ceux qui passaient en voiture portaient leurs masques et nous lançaient des regards interrogateurs. Nous avons ensuite été contrôlés par la police qui nous a demandé pourquoi nous nous déplacions ensemble, en nous faisant des reproches. Cette courte marche m'a impressionné. Je me suis soudain senti comme dans un roman dystopique lorsque j'ai perçu le sentiment croissant de peur et de colère prendre forme autour de nous.

Après cet épisode, la situation s'est encore aggravée et nous nous sommes sentis de plus en plus dans une sorte de bulle, entourés de nouvelles horribles sur des personnes mortes ou mourantes ; en même temps, nous essayions désespérément de donner un nouveau cadre à notre vie. Il n'était pas facile dans ce climat de concilier les engagements professionnels et familiaux qui se chevauchent souvent et, en même temps, de construire un temps pour être ensemble avec les enfants de manière significative.

Apprendre de cette expérience

Identifier les leçons de la récente expérience de confinement est un problème pour moi en ce moment. Je ressens toujours le poids de la fatigue et, bien que je commence à appréhender la signification historique de la pandémie, je me concentre toujours sur la récupération de ce qui m'a été enlevé (espaces ouverts, contacts avec les amis, etc.) plutôt que de réfléchir à ce qui s'est passé. Cependant, j'ai quelques images d'événements que je considère comme importants et sur lesquels je me réserve le droit de réfléchir à l'avenir.

En ce qui concerne mon travail, j'ai été très impressionné par la réaction des étudiants : j'ai ressenti leur besoin de préserver une expérience académique significative malgré ce qui se passait. Ils ont suivi les conférences, ont participé activement aux débats sur les forums en ligne, m'ont écrit de nombreux courriels, se sont soutenus mutuellement, aidant ceux qui avaient du mal à trouver une bonne connexion ou du matériel d'étude. Le cours dans lequel j'enseigne s'appelle « Pédagogie du travail » et j'ai reçu de nombreuses réflexions d'étudiants qui travaillent ou qui observent les difficultés des parents qui travaillent, une vraie richesse pour les processus d'apprentissage que nous essayons de construire ensemble.

Cette présence active des étudiantes et des étudiants a été une véritable découverte pour moi, m'aidant à surmonter la frustration de ne pas les avoir avec moi en classe. L'énergie de ces filles et garçons confinés dans leur chambre, désorientés et confus, m'a donné une motivation particulière et le sentiment de faire partie d'une communauté solidaire. Un élément précieux, qui remet en cause une représentation quelque peu passive et convenue d'un étudiant qui circule dans les récits actuels sur l'enseignement supérieur et qui est souvent confirmée par les expériences en classe.

Sur un plan plus général, j'ai été très impressionné par le sentiment général de communion et d'appartenance à une communauté plus large, nationale et internationale. La vie politique italienne est dominée par la fragmentation et les conflits et il est incroyable d'observer un certain sens des responsabilités et une certaine préoccupation pour le destin de la population. Un aspect qui devrait représenter l'essence de la démocratie mais qui a été presque oublié et dépassé par les intérêts personnels et les programmes des groupes de pression qui ne s'intéressent qu'à leurs intérêts « particuliers ». Il m'a semblé que je pouvais observer un moment où la démocratie était moins polluée, un peu comme le monde naturel sans la présence d'activités humaines normales.

Je me demande ce que Gregory Bateson, le père de l'écologie de l'esprit (Bateson, 1972), aurait dit à propos de ce moment. Il aurait probablement mis en évidence les métaphores que nous avons utilisées pour faire le lien avec la pandémie. Par exemple, en Italie, il y a une prolifération de symboles, d'images, de chansons, de slogans appartenant à la période de la Seconde Guerre mondiale. Une guerre implique un ennemi et le sentiment d'unité est généré par cette menace extérieure. Pas exactement un changement dans notre relation avec la nature et que nous avons dominée pendant longtemps, pas exactement un changement épistémologique par rapport à nos hypothèses occidentales de base sur le contrôle de l'écologie dont nous faisons partie.

L'impact de la pandémie à l'échelle nationale et mondiale

En général, pendant le confinement, je me suis volontairement tenu à l'écart des nombreux articles de journaux que j'ai rencontrés et qui tentaient d'esquisser des perspectives d'avenir. Des commentateurs motivés et des essayistes faisant autorité ont présenté des scénarios fondés sur l'idée que « rien ne serait plus jamais pareil » avec une fréquence et une simplicité qui m'ont déconcerté et ennuyé. J'ai pu entendre dans l'air le « refrain » de ceux qui veulent dire les mots que les gens attendent pour attirer leur attention : je suis très sceptique quant à cette attitude.

Mon parcours théorique, fondé sur la théorie des systèmes (Wiener, 1948), me suggère d'accorder une attention particulière à la question du changement par rapport au fait que les systèmes vivants ont généralement une forte tendance à réagir à une perturbation en revenant à un équilibre connu auparavant. Cette tendance, appelée homéostasie, est encore plus forte lorsque la perturbation n'est pas choisie mais subie, comme c'est le cas ici.

Le potentiel de renouvellement de notre paradigme économique, requis depuis des années par de nombreuses voix et, plus généralement, de notre approche de la planète, est probablement lié à une information « transformatrice » plus importante que celle représentée par Covid-19. Je crois qu'un changement de signification d'époque d'un « rien ne sera plus comme avant » ne sera déclenché que par un phénomène qui nous obligera à nous placer dans une relation fondée sur la complémentarité et non plus d'ordre symétrique (de contrôle, de domination) avec ce qui nous entoure. Au cours de ces mois, nous n'avons entendu que des allusions à une telle possibilité, mais notre conviction de domination et de solution fondée sur la certitude technologique (le vaccin) est toujours forte. De nombreux leaders d'opinion se rétractent progressivement, aussi optimistes ou catastrophistes soient-ils, en constatant que l'amélioration des conditions (du moins en Italie) a eu pour effet une reconquête rapide des habitudes antérieures.

Si ce n'est pas une palingénésie qui nous attend, nous devrons probablement faire face à un contexte qui verra s'aggraver nombre des fragilités antérieures, rendant la vie plus difficile à ceux qui étaient déjà dans des conditions précaires. L'effet du virus sur l'emploi semble être le prochain défi à relever. L'expérimentation de nouvelles formes de solidarité pourrait être un « effet secondaire » important du sentiment général d'unité et de destin commun que nous avons connu. Un sentiment d'unité qui a traversé les classes sociales et les générations. Mais résistera-t-il au retour du scénario que nous connaissons tous déjà ? Va-t-il résister à la course effrénée vers une croissance économique illimitée et l'enrichissement de quelques-uns ?

9. *Andrà tutto bene !* (« Tout ira bien ! »)[24]

Livia CADEI

Professeure en sciences de l'éducation, Université catholique de Milan, Italie

Au début, cette nouvelle a été vécue comme une information un peu lointaine, avec un peu de scepticisme et de compassion pour les gens qui vivaient une situation d'épidémie en Chine à Wuhan, mais sans nous soucier particulièrement de notre condition. Mon premier contact avec le Covid a eu lieu lorsque j'ai pris le train pour Rome lors d'un voyage qui impliquait de passer par la première zone appelée « rouge ». Nous étions alors le 21 février. Il était possible de ressentir un sentiment étrange… Une sensation de fatigue et quelque chose sur le point d'arriver… Mais les trains voyageaient avec leurs retards « réguliers ». Pendant le voyage, j'entrais en contact avec le délégué sénégalais, dont l'arrivée à Brescia était prévue pour la fin de la semaine en cours. Il m'a demandé des informations sur la situation et m'a exprimé sa perplexité quant au voyage. Il craignait que l'activité académique soit suspendue et que par conséquent son voyage soit inutile. Mais surtout, il craignait la quarantaine qui pourrait l'empêcher de rentrer chez lui. Pour ma part, un ensemble de pensées nouvelles commençait à faire son chemin. Des questions inconnues dont j'ai commencé à envisager certaines conséquences… Cependant, ce fut un processus lent. Je m'interrogeais sur les informations disponibles au Sénégal et sur ce dont je disposais, en me demandant si cette situation ne résultait pas d'une exagération des médias. Une seconde interpellation a eu lieu lorsque je suis arrivée à la gare de Rome : j'étais allée avec un collègue acheter des chocolats et la vendeuse n'a pas caché pas son agacement dès qu'elle a perçu l'accent de la langue lombarde. Elle nous a immédiatement quittés après l'achat en exprimant son inquiétude à cause de notre origine géographique.

---

24. *« Tout ira bien ! »* : cette phrase a accompagné l'urgence du coronavirus de manière récurrente. C'est une phrase d'espoir qui a circulé sur les réseaux sociaux, mais que nous avons surtout vu écrite, à côté du dessin d'un arc-en-ciel, sur des bannières accrochées aux balcons, sur les grilles des écoles, attachées ici et là, sur les portes des églises ou les arrêts de bus, sur les vitrines des magasins ou sur les bancs des parcs publics, dans le but de toucher le plus grand nombre de personnes possible.

Lorsque je suis rentrée le soir, j'ai appris la nouvelle du report du début des cours : les cours universitaires qui auraient dû commencer cette même semaine avaient été suspendus, tout comme les écoles. J'ai repensé à la communication du responsable de la recherche : ma perplexité a alors augmenté mais, après tout, j'ai pensé que tout serait reporté d'une semaine. Je ne m'inquiétais à ce moment que des difficultés opérationnelles dans la gestion des réservations aériennes. Même autour de moi, la réaction de la population était un peu incrédule. En fait, pendant la première semaine de suspension des activités, nombreux sont ceux qui ont profité de cette « pause » pour se reposer du travail et des rythmes stressants. Cependant, vers la fin de la semaine, certains ont commencé à se plaindre de la superficialité générale. Le danger n'était pas encore clair et l'interprétation d'une intervention prudente avec un délai à court terme semblait être l'explication plausible. À ce moment, cependant, la suspension des activités ne concernait que les écoles et les événements pour la prochaine célébration du carnaval…

Je prévoyais alors un voyage à Paris le 6 mars avec un retour le 9 mars. Il était évident que la situation confuse nécessitait une enquête plus approfondie : avec le collègue avec qui je devais alors voyager, nous nous sommes assurés que la possibilité de voyager était autorisée. Nous avons également téléphoné à l'hôtel pour obtenir des informations sur la situation à Paris pour le samedi 8 et le dimanche 9 mars. Avec une certaine indifférence, on nous a répondu qu'il n'y avait pas de problème et que tout se passait normalement. Après délibération, nous avons décidé de maintenir le voyage. Dès notre arrivée à Paris, tout semblait confirmer notre choix : la situation était tout à fait normale, les cinémas et les restaurants étaient ouverts et actifs, personne ne portait de masque et on ne trouvait nulle part de distributeurs de gel hydroalcoolique, dont nous avions déjà appris à ne pas nous séparer.

Dans la soirée du samedi 8 mars, la veille du voyage de retour prévu, la nouvelle nous parvint par un journal télévisé que ma région, la Lombardie, avait été déclarée « zone rouge ». La surprise et l'appréhension, la désorientation et le bouleversement sont alors les émotions qui prévalent. Tout d'abord, c'est l'incapacité à comprendre le sens de cette nouvelle : que signifie la fermeture d'une région ? Comment est-il possible de la fermer ? Quels transits seront garantis ? Ensuite, l'inquiétude porte sur la possibilité de retour : pourrait-on vraiment nous empêcher de rentrer chez nous ? Cela semble peu probable, et la confusion s'accroît. Jusqu'à 2 heures du matin nous restons éveillés, écoutant la conférence de presse du Premier ministre Giuseppe Conte, à la fin de laquelle notre inquiétude ne diminue pas et nos doutes augmentent. Nous nous obligeons à dormir au moins trois heures pour supporter le voyage du lendemain. À 5 h 30 du matin, nous sommes à la gare de Lyon. Notre regard se porte immédiatement sur l'affichage du voyage et l'indication de la destination – Milan apparaît régulièrement et comme d'habitude. Sur le point de partir, cependant, le signalement de la capitale lombarde est remplacé par celui de l'étape frontalière, Modane. Le train partira à l'heure, mais le personnel prévient que l'arrivée en Italie ne sera pas garantie, le dernier arrêt est prévu à la frontière. Il ne nous est pas donné d'en savoir plus.

L'émotion causée par la désorientation et l'expérience d'une interprétation difficile commencent à être constantes, entre une information qui annonce un changement soudain et l'incrédulité d'une réelle possibilité de transformation radicale des conditions de vie habituelles. Dans le train, les voyageurs sont désorientés. Ils essaient d'obtenir des informations du chef de train qui, à un certain moment, apparaît avec pour mission de récupérer les noms des Italiens qui doivent passer la frontière. En outre, aucune action n'est prévue : du côté des TGV, aucun dispositif de transport routier n'est mis en place pour la poursuite du voyage. La recherche d'une solution nous amène à contacter la société Flixbus, qui prétend pouvoir garantir la ligne régulière de Lyon à Milan/Turin… Nous commençons à ressentir l'urgence de passer la frontière. Pour l'instant, il nous semble vraiment improbable que, une fois de retour en Italie, nous ne puissions pas rejoindre nos foyers. La décision est donc prise de descendre du train à Lyon, d'acheter un billet pour un transport routier et de poursuivre ainsi notre voyage. À la gare routière, à la suite de notre arrêt, le chauffeur nous assure qu'il y a une psychose due à l'infodémie. Mon scepticisme n'a pas d'équivalent parmi les quelques voyageurs incrédules. Nos compagnons de route se plaignent d'une exagération, qui provoque une appréhension disproportionnée, et il y a une certaine moquerie des Italiens... Le voyage continue, mais je ne suis toujours pas calme. En fait, à l'arrêt prévu à la station-service de Chambéry, le chauffeur, avec une expression complètement différente de celle qu'il arborait quelques heures auparavant, nous dit qu'après l'arrêt il devra rentrer à Lyon : sur instruction de la compagnie Flixbus, les voyages en Italie sont suspendus. Désorientation et découragement : comment rentrer chez nous ? À ce moment-là, pendant l'escale prévue, j'essaie de trouver des voitures italiennes garées pour demander aux chauffeurs de nous déposer. Ce n'est pas facile : les Italiens sont introuvables et les autres sont très désorientés. Il y a clairement un ostracisme envers les Italiens. Finalement, je trouve un chauffeur, un producteur de vin piémontais, à qui je peux expliquer la situation et qui, avec un peu de résistance et d'hésitation, nous accueille ainsi qu'une autre fille de Turin dans sa voiture. Pendant le voyage, nous faisons connaissance et partageons quelques réflexions sur cette expérience. Notre chauffeur s'excuse d'avoir été réticent à nous aider et admet qu'il s'est mis à notre place et a ainsi compris notre difficulté. Nous reconnaissons à notre tour que la situation dans laquelle il devait décider n'était pas du tout facile. Nous sommes arrivés à la frontière et nous avons atteint sans problème la gare d'Asti. Le voyage se termine à Brescia avec la même incrédulité.

Les questions demeurent : avons-nous été négligents en partant ? Aurions-nous dû être mieux informés ? Avant de partir, comme je l'ai dit, nous avons été dûment informés, nous nous sommes interrogés sur notre source potentielle de contagion et nous nous sommes assurés que nous étions en bonne santé. Tous les indicateurs autour de nous à notre arrivée confirmaient qu'il ne devait y avoir aucune raison de s'inquiéter…

La vie quotidienne au temps du virus

Dans la famille, il y a eu un premier effort à produire pour réorganiser le temps et l'espace. Nous sommes quatre et chacun devait s'organiser avec les appareils, certains pour l'université ou l'école et d'autres pour le travail. L'effort des premiers jours était de donner un rythme aux journées qui semblaient s'écouler indifféremment, sans interruption. L'urgence a généré un surplus de travail et d'engagement. Les jours semblaient sans fin. Il a été nécessaire de trouver des rituels et des rythmes pour réguler les temps individuels et familiaux.

Les déjeuners sont devenus un temps de partage et un espace de discussion et de réflexion sur l'actualité. La famille s'est également élargie car il y avait nécessité de prendre soin des grands-parents qui avaient été isolés, de leur apporter produits frais et médicaments, mais surtout de limiter leurs sentiments d'isolement. Avec enthousiasme, les enfants ont été en mesure de mettre à niveau leur grand-père qui, de manière surprenante, a appris à utiliser des plateformes en ligne pour interagir.

Le temps de la sortie nécessaire pour les achats ou pour la récupération des médicaments me revenait. Ce travail m'a semblé étonnamment fatigant. Il fallait s'armer de patience pour les files d'attente et se préparer à des transports longs et lourds, dans le silence pesant et un peu surréaliste qui régnait dans les rues et les allées des supermarchés. Dès le début de la pandémie, des messages sont apparus sur les vitrines des magasins.

Un mois plus tôt seulement, la pratique du visage couvert aurait suscité l'inquiétude ou la désapprobation. La transformation est totale, et les demandes expriment désormais exactement l'inverse. Je repense encore aujourd'hui à tous les débats interminables qui ont divisé et continuent de diviser l'opinion publique sur la question du visage couvert et du voile. Durant cette période, un rendez-vous quotidien était pris avec l'intervention de la protection civile, qui faisait le point sur le nombre de décès et d'infections. Autre nouveauté, le temps consacré à la messe du dimanche, qui était diffusée en continu. Et, chaque jour, le retentissement fréquent de la sirène d'ambulance venait rappeler la pandémie.

Identifier et nommer les leçons et les interprétations résultant de l'expérience de la catastrophe

Nous avons appris de nombreux mots nouveaux, nous nous sommes équipés pour réagir à l'urgence, ce qui, pour ceux qui comme moi ne travaillaient pas en première ligne sur le front de la Covid, signifiait identifier de nouvelles stratégies pour poursuivre les activités éducatives placées sous le signe de la limitation et de l'interdiction. Cela signifiait travailler de manière créative à la lumière des objectifs éducatifs fixés. En bref, cela a également été l'occasion de réinterpréter les objectifs et les buts du travail.

Quelques mois avant la pandémie, j'avais été élue présidente de l'Association des consultatoires (services territoriaux d'aide aux familles) de la région Lombardie et des confédérations CFC et nationales. C'était de nouveaux engagements qui auraient de toute façon chargé mes journées d'une nouvelle manière, mais l'avènement de la pandémie a vraiment bouleversé les pratiques et les projets. En particulier, il est évident qu'en Lombardie, il y a eu un engagement constant à suivre les ordonnances, les stratégies pour l'acquisition de dispositifs, d'activités de reconfiguration. Après une première phase de désorientation, j'ai ressenti le désir de la part des acteurs de se rapprocher les uns des autres, de trouver des stratégies pour surmonter l'isolement… Une fois de plus, le thème de la créativité, de la pensée divergente qui sait sortir des cadres consolidés s'est avéré pertinent. Tel a été l'engagement des éducateurs, des animateurs et des animatrices qui, dans différents contextes laïques ou religieux, ont mis en place, dans le respect des mesures de sécurité et de prévention sanitaires, des initiatives pour offrir aux enfants et aux jeunes des activités de socialisation pendant la période estivale, après des mois d'isolement, pour apporter un certain « soulagement » aux familles.

Et une pensée d'espoir a émergé envers les hommes et les femmes qui étaient avant la pandémie peu reconnus. Nous avons réalisé que lorsque les gens sont reconnus, ils sont capables de donner beaucoup. Il a existé une possibilité de mobilisation collective pour une action qui a été perçue comme importante et commune. Il était surprenant de voir avec quelle diligence les gens ont accepté les indications venant des autorités, à la fois du fait de la peur et de la crainte, mais également par souci de la vie et de la santé des autres.

L'attention portée au sens s'est encore davantage accentuée. Il est devenu important de retrouver le sens des rites qui ne sont pas cristallisés mais qui donnent un sens à l'existence. Les rites et les règles répétés et partagés, de l'école à l'enterrement pour honorer les morts, sont devenus des pratiques dont on a redécouvert la valeur. Des réflexions ont été élaborées pour ce qui concerne les transitions générationnelles, avec une attention particulière pour les personnes âgées qui sont non seulement plus fragiles, mais qui sont aussi les détentrices d'un patrimoine qui risque de se perdre. Nous avons pris conscience durant le confinement que lorsque nous recommencerions à sortir, autour de nous, dans notre monde, dans notre réalité, il y aurait le manque des personnes décédées. C'est comme si nous étions partis et qu'à notre retour nous ne retrouvions pas ceux que nous avions laissés derrière nous…

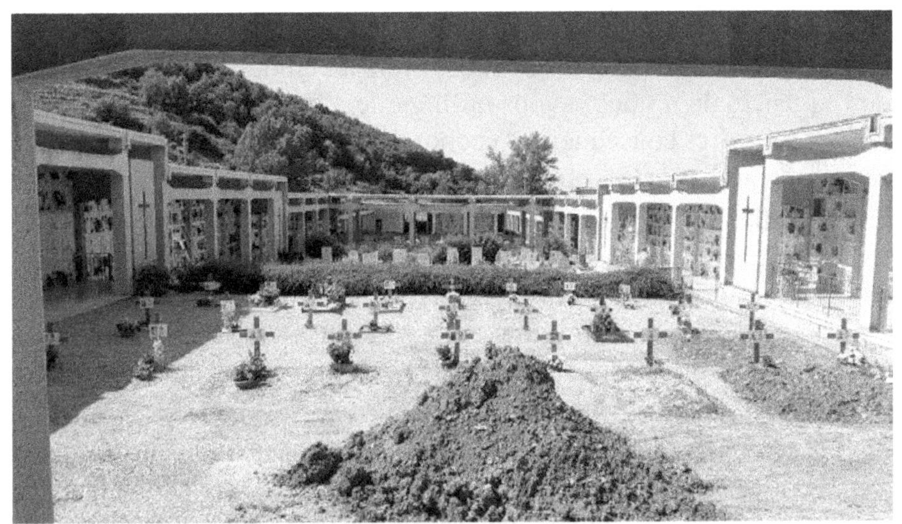

Ainsi, durant cette période, il y a eu la redécouverte des rythmes, des rites et des pratiques qui n'étaient plus disponibles et, par ailleurs, l'émergence de demandes pour de nouvelles lignes directrices dans cette période d'incertitude. Le trouble a également touché la sphère spirituelle, pour laquelle il a fallu identifier de nouvelles formes. Face à cette situation, certains évêques et prêtres du pape François ont privilégié le message de proximité avec le peuple, en dépassant le débat sur les difficultés posées par l'interdiction de participer aux rites. Le pape François a présidé un moment historique de prière sur le parvis de la basilique Saint-Pierre, dont la place était vide et brillait de pluie, dans un silence interrompu seulement par les sirènes des ambulances. La prière du pape François a été suivie par des catholiques du monde entier. C'était un moment très fort, à l'approche de Pâques. Le pape a marché seul dans le cimetière de l'église et a présidé une célébration d'un grand impact émotionnel. D'autres personnalités publiques ont pu ressentir le besoin de la population de s'appuyer sur des guides crédibles et fiables.

Réfléchir à l'impact de la pandémie à l'échelle du pays et de la planète

Je vis dans l'une des régions qui est le symbole de cette pandémie, la Lombardie, et dans l'une des deux villes italiennes les plus touchées, Brescia et Bergame. Le nombre de morts dans nos villes, en considérant les pertes civiles, est comparable à celui de la Seconde Guerre mondiale. Un impact significatif est l'impact émotionnel de la gestion de l'urgence, dont nous savons qu'il gardera une trace profonde sur la vie des gens. Les conséquences économiques sont déjà évidentes sur les activités commerciales, productives et touristiques.

En particulier, un point de revendication radical concerne l'avenir du système national de santé et du système lombard, considéré comme le « fleuron » de notre pays ; nous avons dû prendre acte, de manière rapide et brutale, de sa fragilité et de sa faiblesse. La protection de la santé et l'organisation de ses formes et de ses règles sur le territoire devront certainement être repensées.

Il y a eu et il y aura également un impact considérable sur le monde du travail et ses pratiques. Le travail à domicile a mis en évidence la nécessité de trouver de nouvelles formes de réglementation et de contrats de confiance. Le contrôle des temps d'engagement ne pouvait plus se faire avec les outils habituels, par exemple en tamponnant les cartes, en comptant les pauses... La question de la confiance à la base d'un contrat entre personnes a donc de nouveau fait son chemin. L'autre grande question, qui n'est toujours pas claire dans notre pays, est la gestion de l'éducation scolaire. Bien sûr, il est déconcertant de voir la reprise de toutes les activités à l'exception de la scolarité. L'inquiétude concernant le principal instrument de la démocratie pour une communauté est très forte. Mais la pandémie a mis en évidence de manière écrasante le désir d'un nouveau départ et peut-être même la possibilité d'imaginer des moyens de faire en sorte que les gens se sentent mieux.

Références bibliographiques

Guigoni, A & Ferrari, R (a cura di) (2020). *Pandemia 2020. La vita quotidiana in Italia con il Covid-19*. M&J Publishing House.

Tedeschi, M. (2020). *Il grande flagello. Covid-19 a Bergamo e Brescia.* Brescia : Scholè.

10. Expériencer et apprendre dans la pandémie

Mariachiara Pacquola

Docteure en sciences de l'éducation,
Université de Padoue, Italie

Le Covid est entré dans ma vie à un moment où j'avais déjà décidé que je devais m'isoler dans ma maison, à la mi-février, pour écrire un rapport de recherche, soit environ trois semaines avant le *lockdown* national. Ensuite, tout simplement, j'ai continué à rester enfermée dans ma maison et pendant que j'étais occupée et concentrée sur l'écriture, j'ai observé les changements qui se produisaient dans mon pays, dans le monde, dans ma vie et dans celle de mes proches, amis, collègues, voisins ou simplement concitoyens. J'ai tenu un journal pendant environ deux mois, de la mi-mars à la première semaine de mai 2020, juste avant le début de la phase deux. Les quatre paragraphes suivants représentent une réélaboration de ce journal, faite par la suite à la mi-juin, tandis que le dernier propose des réflexions tenues à la mi-juillet, juste avant la mise sous presse de ce chapitre.

La perception du monde extérieur

Au cours de ces deux mois, le Covid-19 m'a conduite d'abord à vivre avec l'inquiétude de ce qui se passait dans le monde, puis la curiosité de connaître et de comparer les différentes réalités et les différentes façons dont la gestion du virus était traitée dans le monde ; à vivre, enfin, un désintérêt et un agacement face à l'énorme quantité de données et d'informations contradictoires et à la rapidité avec laquelle la représentation de la réalité avait dû changer pour courir après une réalité trop changeante et complexe (conçue, pour la plupart, en termes pessimistes de récession mondiale, d'effondrement du PIB et de pression en faveur d'une repensée collective de l'avenir). Les discussions sur les théories conspirationnistes et la nécessité réelle d'un *lockdown* mondial ont également contribué à me tenir informée. Cependant, j'ai essayé d'observer la réalité de ma région, la Vénétie, en parallèle avec la réalité nationale et européenne et de prendre en compte les influences mutuelles.

Dès le début du mois de mars, le gouvernement italien a commencé à étudier la géométrie du *lockdown* tandis que les acteurs sociaux (maires, gouverneurs régionaux, syndicats) prenaient conscience de la nécessité de réguler les déplacements personnels et les contacts physiques. Pendant ce temps, nous, les citoyens, prenions également conscience de la gravité croissante de la situation à mesure que notre anxiété augmentait. Le décret ministériel du 15 mars, qui fixait initialement la fin du confinement au 3 avril, a ensuite été démenti par des décrets ultérieurs, qui l'ont déplacée d'abord au 13 avril, puis au 10 mai ; la fermeture progressive de la zone rouge à toute l'Italie, qui atteindra son maximum le 23 mars, a eu pour première et imaginable conséquence la panique d'une grande partie des Italiens qui ont tenté de retourner dans leurs lieux d'origine et dans leurs familles : chaque fois qu'un mouvement de personnes d'une telle ampleur se produisait (par exemple, 31 000 personnes se sont rendues en Sicile depuis le Nord), les conséquences en termes de contagion possible auraient pu se multiplier, ce qui nous a amenés à recommencer à observer les quatorze jours d'incubation pour vérifier les effets en termes de propagation de la contagion.

Le gouverneur de notre région, la Vénétie, parmi les premières au départ pour le nombre de contagions avec la Lombardie et l'Émilie-Romagne, avait pris une position très claire en ce qui concerne le *lockdown*. Avec l'avis scientifique d'un membre de l'Université de Padoue, il a guidé la région, parfois en pleine autonomie et en opposition aux décisions nationales, dans les décisions tant de fermeture que, à partir de la mi-avril, de réouverture progressive des entreprises et de l'économie, après trois semaines d'arrêt de production. Il a fourni des dispositifs pour contenir la contagion (masques), permettant de contenir au niveau territorial le taux de contamination avec l'obligation du port de masque même en dehors des supermarchés. Dès le 23 mars, il réduisait l'étendue des mouvements des personnes à 200 mètres du domicile. Les seuls endroits où une certaine forme de sociabilité pouvait être observée étaient les supermarchés.

Au contraire, les décisions prises par le gouverneur de la Lombardie, région limitrophe, ont eu des répercussions tragiques dans les mois suivants : les nouvelles parlaient de mouvements de malades Covid « peu graves » au sein des résidences et des maisons de retraite, permettant au virus de se propager parmi une population cible déjà fragile en soi ; l'annonce de la création d'un nouvel hôpital à Milan de 400 lits de réanimation, un mois plus tard, prouvera toute sa futilité car il n'a jamais été ouvert par manque de personnel et d'équipement. Le décompte des contaminations et des décès en Italie, au cours des deux mois, est devenu un exercice pour les aspirants voyants : les statistiques se poursuivent, se nient, se rétractent. Cependant, l'image des chars militaires qui ont quitté Bergame le 19 mars, remplis de morts qui ne trouvaient plus de sépultures dans les cimetières de la ville, restera imprimée dans les yeux de tous les Italiens.

À partir du 23 mars, l'augmentation de la contagion a commencé à faiblir. Elle a atteint un « plateau » vers le début du mois d'avril, puis a commencé à diminuer, puis de plus en plus vers la mi-avril. Mais le sentiment de soulagement initial a été immédiatement éclipsé par les scénarios de contagion future : les prévisions ont commencé à parler de futures nouvelles vagues de contagion, qui pourrait reprendre dès que le temps froid surviendrait, en automne. Selon l'Institut de Cambridge, la distanciation physique devrait devenir une pratique courante à l'avenir. À ce moment-là, alors qu'en Italie la courbe était en baisse, en Angleterre, en Suède, en Amérique du Nord, du Sud, la courbe était en hausse.

Au niveau international, j'ai assisté avec étonnement au changement soudain d'attitude des dirigeants politiques de différents pays (par exemple, Johnson et Trump) concernant les modalités de contention du virus. Après certaines déclarations pompeuses des jours précédents, ils ont ensuite adopté le modèle italien de gestion de la maladie, étayé par les données d'un ralentissement de la contagion grâce à la pratique de l'auto-isolement.

Entre mars et avril, j'ai également assisté avec inquiétude et consternation aux changements d'attitude de l'Europe envers les pays les plus touchés, et l'Italie en particulier. À la fin du mois de mars, l'Europe s'est scindée en deux, d'un côté les pays les moins touchés par la pandémie et de l'autre les pays à l'agonie qui réclamaient un rôle actif et solidaire de l'Europe dans cette situation d'urgence : je me souviens d'un reportage qui expliquait comment l'Europe perdait sa fonction première de solidarité entre les pays membres et comment elle allait changer à la fin de l'épidémie. Ce n'est que vers la fin du mois de mai que l'Europe finira par prendre position en solidarité avec les pays les plus frappés par le virus, en mettant à disposition des fonds substantiels, y compris des montants non remboursables.

Cependant, d'autres nouvelles sont venues éclairer l'horizon noir de la crise. Des organisations humaines et des entreprises se préparaient à faire face à la situation : en particulier, une armée de médecins, d'infirmiers italiens qui résistaient sur la ligne du front, même sans protection adéquate, et des médecins qui arrivaient de Cuba et d'Albanie venus à la rescousse, en remerciement de l'aide apportée par l'Italie dans le passé ; également des entreprises qui ont transformé leurs chaînes de production pour la fabrication de blouses médicales (Armani), de masques (Grafica Veneta), de respirateurs (Tesla). Ces nouvelles m'ont remplie d'espoir et d'émotion.

La perception du monde intérieur

Avec le début du *lockdown*, je suis entrée dans des limbes, dans une déconnexion entre les différentes temporalités, internes et externes. Le virus a commencé à faire des ravages dans la vie des autres : tandis que certains étaient ralentis dans leurs mouvements, tandis que des bureaux, des magasins, des entreprises, des formations fermaient, tandis que la formation professionnelle continue dans les entreprises s'arrêtait, d'autres, au contraire, ont commencé leur course contre la montre pour essayer d'adapter les systèmes d'information et de communication aux contraintes du coronavirus (comme les entreprises qui ne pouvaient pas se permettre de cesser de produire, malgré les limitations progressives imposées par les décrets nationaux et régionaux, de peur de perdre des clients internationaux).

L'expérience de la Covid m'a rappelé mon enfance, j'aimais la montagne quand il neigeait, chez ma grand-mère... Les chutes de neige qui recouvraient les fenêtres bloquaient la porte et les rues et tout était silencieux et blanc. Quelques rares personnes courageuses s'aventuraient dans les rues : j'aimais vivre avec ma mère cette aventure. Chez nous, nous faisions du thé avec des biscuits et nous regardions la télévision et la fenêtre couverte de neige : le temps était lent, il ne fallait rien faire par force ou par devoir. Ma mère et ma grand-mère s'arrêtaient, j'étais calme et il y avait une atmosphère de sérénité et de paix, comme quelque chose d'inéluctable qui arrêtait tout. D'une certaine manière, le virus était comme ça. Le danger est resté dehors.

Pendant la pandémie, j'ai aimé les rues désertes, le silence, la lenteur, et je suis désolée que tout recommence maintenant dans la confusion et le désordre. Je me suis rendu compte qu'en effet je n'ai pas besoin de beaucoup de contacts extérieurs pour vivre, mais des bons, j'ai besoin de savoir comment vont mes amis, de garder un fil de connexion avec le monde extérieur sans avoir à m'y plonger complètement. J'ai donc commencé à vivre une période enfin ralentie, en me sentant chanceuse et soulagée de constater qu'on m'avait soudainement donné le temps de poursuivre mon travail avec plus d'espace pour respirer : la conduite des psychothérapies, la conception d'un projet européen, le rapport de recherche, la rédaction d'un livre.

À partir de la deuxième semaine de confinement, j'ai commencé à penser à long terme... Je me suis demandé comment organiser des thérapies en ligne avec mes patients, comment poursuivre ma formation de thérapeute corporelle, comment l'association de formateurs avec laquelle je travaille pourrait faire le saut vers le monde en ligne.

Autour de moi

J'ai commencé à rencontrer mes proches à l'entrée du supermarché, en leur parlant à une distance de deux mètres et demi, pendant que nous faisions la queue. C'est une pratique que beaucoup de gens ont adoptée : je connais des voisins qui allaient faire des achats même cinq fois par jour. Les files d'attente devant les magasins étaient soignées, longues, silencieuses et patientes : les gens devaient garder une distance de deux mètres, et ne pouvaient entrer que s'ils portaient un masque et des gants. Une fois, les gants avaient tous été vendus, et lors de l'entrée dans le magasin le personnel donnait des sacs à mettre sur nos mains : on ne pouvait pas les enlever même au moment du paiement ; payer avec le téléphone portable était impossible : l'écran ne reconnaissant pas mon visage avec le masque, je l'ai donc enlevé et, pour cela, j'ai dû ôter les sacs de mes mains. Il faisait chaud, je devenais nerveuse et j'essayais de respirer. Tous ces gens autour de moi me gênaient et j'avais hâte de rentrer chez moi, même sans ce que j'avais prévu d'acheter.

Une créativité inattendue se développe pour faire face à l'éloignement physique et à l'isolement, en même temps qu'un intérêt réel pour l'autre et pour la façon dont il vit cette période d'incertitude : c'est une surprise de recevoir des courriers de la part des collègues français, belges et portugais, qui demandent comment je vais, comment va ma famille et apprécient avoir un contact direct pour s'informer sur notre situation en Italie. En même temps, avec mes amis habituels, nous commençons à organiser des rencontres en ligne pour prendre l'apéritif ou dîner ensemble le samedi soir.

La socialité professionnelle se transforme également. J'appartiens à de nombreuses associations professionnelles (psychologues du travail, psychothérapeutes, formateurs, pédagogues) et j'observe comment chacune d'entre elles s'est activée pour le bien de ses membres ; chacune a trouvé le moyen de les impliquer, en proposant des activités de formation, de supervision, de coordination en ligne, en organisant des réunions pour l'échange d'expériences et de pratiques au moment de la Covid, des groupes d'expérimentation de nouvelles technologies pour apprendre à les utiliser et ensuite les amener dans leur travail. Je m'amuse à comparer les façons de chacun pour faire face au problème de la transformation de son travail et du transfert des connaissances acquises dans un groupe aux autres. Je suis également profondément reconnaissante de la générosité avec laquelle de nombreux collègues se sont ouverts pour partager leurs nouvelles connaissances technologiques et numériques avec d'autres. J'ai moi-même fait la promotion de la transformation des activités de formation au sein de l'association des formateurs, en repensant les séminaires et les réunions de coordination et en mettant ma plateforme en ligne à disposition.

Avec les premières ouvertures timides du confinement, à partir de la fin d'avril, un passe-temps a vu le jour : le comptage des gens dans la rue ; le commentaire dominant était qu'*« il y a trop de gens autour »* : des gens à vélo, des gens avec des chiens, des gens qui marchent ensemble, des gens en voiture, des gens qui courent, des gens qui font la queue. Les rues ne sont plus désertes, c'est toujours calme aux alentours mais il y a des gens qui parlent au téléphone, des gens qui se parlent à distance. Tout le monde porte un masque et des gants. Des personnes prudentes mais nombreuses. Toujours pas de vélo, de sport, pas de piscine, pas d'ouverture de magasin de vêtements, pas de retour au travail. Sur Internet se vendent des visières de soudure à la place des masques… Les dentistes les utilisent déjà, probablement comme les esthéticiennes et les masseurs. J'en ai vu une un jour chez le boucher du quartier : elle permet de respirer, les lunettes ne s'embuent pas… J'ai pensé en acheter pour reprendre mes thérapies dans mon bureau… Mais je ne suis pas convaincue. Je préfère attendre encore un mois et demi.

Penser les apprentissages

Deux mois après le début de la réouverture, depuis que nous sommes entrés en phase deux, j'essaie de repenser à ce que j'ai vécu au cours de ces quatre mois et de réfléchir à cette expérience. En empruntant un concept à Mayen (2012), celui de la situation avec un potentiel d'apprentissage, j'ai eu dès le début le sentiment que le confinement dû à la Covid était une opportunité fantastique, avec un potentiel d'apprentissage très élevé si je me permettais de m'observer en action.

En relisant ce journal de bord, maintenant que je peux prendre mes distances par rapport à l'expérience vécue dans cette période, je peux analyser mon écriture sur la base d'une série de catégories et de clés que mon travail de recherche met à ma disposition : cette expérience a été une incroyable source d'apprentissage informel (Cristol & Muller, 2013), une énorme opportunité de me former et d'apprendre de moi-même et de ceux qui m'entourent. En faisant une courte liste d'apprentissages, je remarque que ceux par essais et erreurs sont les plus courants (je pense au travail en ligne avec mes patients, ou aux tentatives de quitter la maison en mettant à jour les différentes versions d'autocertification) ; s'inspirer de l'action des autres pour pratiquer de nouvelles formes d'action et développer de nouvelles connaissances était une expérience fréquente : observer comment les autres faisaient face à la situation (le voisin, le boucher, les collègues des différentes associations professionnelles...) a été une source inépuisable de solutions pour améliorer ma vie quotidienne et professionnelle (apprentissage par mimésis). Parfois, avec les différentes communautés professionnelles, nous avons organisé de véritables sessions d'échange de pratiques, voire des sessions de formation (apprentissage social et non formel, Schugurensky, 2007).

Quatre mois après le début de cette expérience, je réfléchis à la manière dont cette expérience d'écriture m'a conduit, avec une intention d'apprentissage mais initialement intuitif et inconscient (Bennet, 2012), sur un chemin de progressive réflexivité autoformative (Carré *et al.*, 2010) : le journal intime m'a permis de recueillir mes expériences ; la synthèse du journal m'a amenée à mettre en évidence la chronologie et l'imbrication des événements, des situations, des expériences et des actions ; puis la réécriture pour cette publication m'a amenée à réfléchir et à conceptualiser sur les modes d'apprentissage mis en œuvre.

Penser la pandémie à l'échelle socioéconomique et sociopolitique

En repensant à la période de confinement, j'avais écrit dans mon journal une liste de tout ce que ce virus avait apporté de bon, et même maintenant que je la relis, je pense qu'elle n'est pas à sous-estimer. Du point de vue politique italien, il a mis en évidence la communication instrumentale des politiciens populistes : si en temps normal ils pouvaient naturellement chevaucher les thèmes de leurs campagnes antigouvernementales (en particulier le thème de l'immigration et de la sécurité nationale et territoriale), continuer à les traiter en temps de Covid a montré leur incapacité à proposer des solutions sérieuses aux énormes et réels problèmes socioéconomiques. La Covid a également révélé les choix malheureux faits par la politique italienne en termes de gestion des ressources sanitaires, en allouant des fonds et un espace de développement à la santé privée et en supprimant les financements de la santé publique.

Références bibliographiques

Bennet, E. (2012). A four-part model of informal learning : extending Schugurensky's conceptual model. *In The Proceedings of the Adult Education Research Conference*. Saratoga Springs, NY : AERC.

Carré, P., Moisan, A. & Poisson, D. (dirs) (2010). *L'autoformation. Perspectives de recherche.* Paris : Presses universitaires de France.

Cristol, D. & Muller, A. (2013). Les apprentissages informels dans la formation pour les adultes. *Savoirs*, 32, 11-59.

Mayen, P. (2012). Les situations professionnelles : un point de vue de la didactique professionnelle. *Phronesis*, 1 (1), 59-67.

Schugurensky, D. (2007). « Vingt mille lieues sous les mers » : les quatre défis de l'apprentissage informel. *In* G. Brougère (dir.). Les jeux du formel et de l'informel. *Revue française de pédagogie*, 160, 13-27.

11. Bien vivre au milieu du désarroi

Pierre DOMINICE
Professeur émérite en sciences de l'éducation, Université de Genève, Suisse

J'aimerais faire deux remarques durant cette conférence. La première, c'est de remercier Hervé pour son invitation. Les personnes de mon âge sont en général déclarées à risque, surtout aujourd'hui. Donc on les mobilise moins qu'avant. J'étais très heureux de pouvoir être dans cette aventure collective et essayer de tenir mon propos. Donc merci, Hervé, pour tout ton travail de préparation.

Une deuxième remarque, c'est qu'effectivement, nous avons un long compagnonnage, Michel Alhadeff-Jones et moi. Et j'ai eu beaucoup de plaisir à l'écouter d'abord parce que c'est toujours intéressant, mais aussi parce que nous ne parlons plus de la même chose. Le fait qu'il soit attaché au circuit universitaire, je dirais, l'oblige à un effort de conceptualité que j'ai essayé progressivement de lâcher pour être davantage en prise avec moi-même, dans un vécu qui est explicite de ce que je pense et qui essaye d'en rendre compte. Donc c'est intéressant, ce conflit… ce n'est pas un conflit… cette comparaison de générations parce qu'elle est révélatrice de manières de s'exprimer.

Des vies entre insécurité et retour à la stabilité

Je me suis largement inspiré dans ma présentation d'un texte que j'ai écrit pour un groupe qui tente de réfléchir sur l'évolution de la démocratie et qui, hier encore, dans une longue séance, a essayé de rendre explicite la portée du déconfinement sur les modes de gestion de la société. J'aimerais en dire une phrase, qui est pour moi centrale, c'est-à-dire que nous sommes confrontés à l'insécurité. Michel a évoqué cette notion. Je dirais qu'elle est centrale effectivement parce que nous n'y avons pas été préparés par des décennies de tranquillité sociale au cours desquelles nous avons pu déployer nos envies, nos besoins d'expansion, de créativité, etc. Et l'insécurité à laquelle nous avons à faire face aujourd'hui nous oblige – et c'est parfois difficile à assumer – à respecter en contrepoids l'envie de retour à la stabilité. Nous sommes pris dans un mouvement de tension entre une forte insécurité, qui fait que nous ne savons jamais très bien où nous sommes et où nous mettons les pieds et, en même temps, une envie de stabilité qui fait que nous pouvons continuer à avancer sans nécessairement reprendre des habitudes qui sont à repenser.

J'ai intitulé, en m'inspirant du texte que j'évoquais, ma présentation « Bien vivre au milieu du désarroi ». Aujourd'hui, c'est ce que j'essaie de faire : arrêter de me plaindre de ce qui n'existe plus, arrêter de rêver sur ce que demain ne pourra probablement pas être, accepter un désarroi et essayer de trouver une place au milieu qui me permette non pas de subir ce désarroi, mais de le rendre créateur. D'où l'idée qu'il faut vivre entre crainte et apaisement.

Assailli comme tant d'autres par de multiples informations, à la fois utiles et superflues, c'est vrai qu'on est à la recherche d'informations qui soient crédibles. En réalité, je me sens victime d'un climat de peur qui entretient l'appréhension du coronavirus. On parle déjà de la reprise de l'automne. On n'arrête pas de dire, même si nous sommes entrés dans le déconfinement, qu'il faut faire attention à ceci, à cela. Hier encore, j'assistais à une réunion où tout le monde avait mis un masque, où les prescriptions de distance étaient respectées alors que, dans bien d'autres cas, avec les mêmes personnes, on n'en tient guère compte. Cette crainte, cette appréhension, elle est vraie pour moi parce qu'on nous a rebattu les oreilles en nous disant qu'on était, vu notre âge – j'ai 81 ans –, des personnes à risque. Mais c'est vrai que cette crainte est aussi valable pour les enfants et, surtout, je dirais, pour mes petits-enfants. Elle va bien au-delà d'une catégorie d'âge.

Confinement et situations d'isolement

Un de mes amis, asthmatique, qui a été atteint du virus me racontait comment il avait marché pendant deux semaines à quatre pattes dans sa chambre. J'ai essayé de voir qui avait été touché autour de moi et quelles expériences avaient été vécues. Plusieurs personnes, très âgées, que je connaissais bien, qui ont dépassé les 90 ans, sont décédées alors qu'elles séjournaient en EMS (établissement médico-social). On a beaucoup parlé de ça. Moi, je trouvais assez normal qu'à cet âge-là, l'EMS, dans le fond, ait joué ce rôle d'extrême fin de vie.

Et, dans cette inquiétude que j'évoquais au début, c'est vrai que les autres, les amis, la famille, ne sont pas vraiment présents pour nous rassurer, à l'exception de partenaires ou de compagnons, pour autant qu'ils existent, mais à un niveau de profondeur qui ne s'improvise pas.

La beauté de la vie et des signes d'éternité

Le confinement, auquel nous sommes condamnés, connaît néanmoins des moments bénéfiques. Il favorise le silence et, le plus souvent, la tranquillité. Mais, parallèlement, il provoque des temps d'impatience et de découragement. C'est frappant de constater qu'en cours de journée, se succèdent des émotions différentes. J'ai le privilège d'habiter un endroit magnifique. La lumière y est radieuse. Il y a peu de vent, quelques canards, un ou deux cygnes. Le soleil est chaud, il nous permet de rester dehors jusque dans l'après-midi. Et c'est vrai que ce n'est pas du tout le cas de la plupart des gens dans les villes et même dans les régions de campagne.

Il y a aussi tout le travail qui est fait avec le téléphone. Il faut gérer parce que, parfois, on n'a pas envie d'être dérangé. Et, à l'inverse, à d'autres moments, on a plutôt envie d'appeler des personnes pour partager ce qu'on est en train de traverser.

J'ai intitulé ce prolongement de ma réflexion « La beauté de la vie et des signes d'éternité » : je distingue aussi des petits signes d'éternité. Je ressens le besoin de savourer les bienfaits de la vie. Dans le confinement, j'ai laissé vibrer en moi une immense reconnaissance, un écho à la beauté de tout ce que j'ai reçu et tout ce que m'a accordé mon existence. Et j'essaye de conserver le calme qui m'aide à combattre les incertitudes dont je parlais, que je ressens au sujet de ma santé, notamment dans des difficultés typiques de mon âge liées à la digestion ou à la respiration. De ce point de vue, je bénéficie de ressources que m'offrent mon environnement affectif, ma compagne, la vivacité des jeunes de mes deux familles, la fidélité de mes amis. Là, il y a un privilège de savoir qu'on n'est pas seul, contrairement à plein de gens de mon âge qui se trouvent, par leur solitude, isolés dans des lieux où il est très difficile de partager l'existence.

Les perceptions de finitude

Donc ma vie est partagée, comme le sera indéniablement ma mort. Les autres sont là et ils garderont avec eux, même après ma mort, des souvenirs de rencontres et des partages qui les auront marqués.

J'aimerais évoquer la mort parce que, dans cette phase de finitude, c'est évidemment un thème central. Elle se construit dans son sens par les expériences qui ont été faites au cours de la vie. Elle est aussi tributaire de la façon dont elle est présentée dans les traditions spirituelles reçues dans notre éducation.

Le domaine culturel, tout le champ de la peinture, de la littérature, de la musique nous sont offerts comme des ressources qui viennent nourrir les représentations et les conceptions au milieu desquelles nous parvenons, à la fin de notre vie, à interpréter ce que nous vivons. Là, j'aimerais peut-être insister sur le fait que les traditions spirituelles ont été délaissées et que nous avons une chance, à travers le silence que j'évoquais, de les remettre en activité en essayant d'en trouver des significations qui soient actuelles et pertinentes.

Maintenir des cadres éthiques et démocratiques

Ce qui nous attend lorsque la pandémie se calmera, vraiment, demeure vague. Des chiffres sont alignés. Les autorités politiques ont à prendre des décisions. Les données économiques demeurent centrales au regard de la reprise du travail ou de la liberté de mouvement du commerce. Le débat justifiant les soins apportés et les remèdes à distribuer pour freiner les atteintes de l'épidémie se poursuivra. Les arguments scientifiques vont encore imposer leur loi face aux appels à des décisions plus éthiques. La position médicale, qu'on le veuille ou non, restera déterminante et elle va se faire entendre dans tout ce débat où, parfois, nous ne savons pas très bien ce qui relève de la science ou ce qui relève d'une volonté plus éthique.

Je dirais que nous sommes condamnés à vivre cette époque de pandémie dans le flou et à nous soumettre à des règles issues d'un pouvoir politique qui se situe fréquemment loin de nous. La comparaison des décisions prises selon les pays sera intéressante à observer pour mieux connaître la marge de manœuvre et les bénéfices résultant des restrictions civiles imposées à la vie en société.

Selon quelle tradition démocratique des décisions seront-elles prises ? Allons-nous retrouver les phénomènes autoritaires que nous connaissons de la part de plusieurs pays, et non des moindres ?

Là, se pose très clairement la question de la place de la Chine et des États-Unis dans une confrontation mondiale qui affecte aujourd'hui déjà l'avenir du monde et qui va lui porter atteinte encore bien davantage. Et là, en tant qu'Européen, je me pose souvent la question du silence de l'Europe, de la réduction de l'Union européenne sur la bipolarité franco-allemande, sur l'absence de ce que certains ont appelé la mutualisation de l'aide économique. Il y a là beaucoup de questions qui sont ouvertes et au sujet desquelles il y aura certainement des clivages intéressants et à repérer de générations. J'ai une énorme attente à l'égard des plus jeunes qui auront à construire dans des conditions très différentes ce que, ma génération, nous n'avons pas été obligés de faire.

Dans tout ce cheminement, il y a à trouver les voies justes d'un cheminement personnel, d'une prise en charge du quotidien. Et c'est une chance assez extraordinaire que nous avons de ne pas nous laisser ballotter de gauche et de droite par des influences extérieures, mais de nous mobiliser personnellement pour une part active dans la construction de nouveaux élans qui réactiveront des projets d'engagement, inspirés d'idéaux infiniment plus démocratiques.

Voilà ce que je voulais dire. Il y a une sorte d'ambivalence à assumer – et ça, ce n'est pas toujours très facile – entre ce qui peut se passer de nouveau et ce que nous allons devoir accepter de perdre. Dans l'insécurité dont je parlais au début, c'est à ça que j'aimerais revenir, c'est-à-dire comment positiver une insécurité qui ne fournit plus ce que nous avons connu, mais qui ouvre des voies nouvelles. Je pense notamment à tout le champ de la pollution et tout le domaine climatique, avec beaucoup d'attente de la part de différents courants de pensée ou de mouvements d'opinion.

J'ajoute quelques points en consultant les questions adressées. Premièrement, je pense que la pandémie met en évidence une inégalité, qui était présente mais qui se dévoile de manière plus dramatique, entre ceux qui ont, ceux qui parviennent à faire face et ceux qui subissent la perte d'emploi, les difficultés financières, les restrictions de logement.

J'aimerais dire un mot là-dessus, ajouter un mot, parce que je me pose une question. Quels vont être les effets négatifs de tous nos efforts de distance entre les générations, mais aussi avec nos proches. Je n'arrive pas à croire qu'il n'y aura pas de perturbations liées au fait que, pendant des semaines, on sera restés plantés les uns face aux autres sans oser se toucher, sans oser s'embrasser, sans oser se dire des sentiments qu'on masque pour qu'ils n'envahissent pas la relation. Là, il y a une grosse question qui est intéressante, et qui a aussi son importance parce que ce n'est pas seulement le budget qui va rendre la vie difficile, il y a aussi le retrait que nous avons été contraints de faire. J'appartiens à une génération qui a été très marquée par le militantisme et qui a jugé, à tort ou à raison, que tout devait être collectif. Aujourd'hui, je pense que les forces de régénérescence sont à trouver en soi en grande partie et que ce n'est pas être individualiste que de respecter des temps de silence, que de méditer sur ce qui se passe autour de nous. Cela fait partie de notre appartenance à la collectivité. Et si nous ne sommes pas présents à nous-mêmes, je ne crois pas que nous puissions être présents à cette société.

D'abord, on a été coupés des jeunes. Je n'ai pas pu voir mes petits-enfants pendant des semaines. Alors, il faut reconstruire un dialogue. C'est ce que je vis actuellement. Ce n'est pas très simple. Et puis l'école n'a pas joué un rôle très positif, à mon avis, parce que l'école est essentielle à la socialisation des jeunes et le fait de ne pas inviter les jeunes à se rendre à l'école, à retarder le retour en classe et à l'enseignement classique, ce n'est pas pour revenir à la normale, c'est parce que les jeunes ont été, à bien des égards, laissés livrés à eux-mêmes chez eux, avec des parents qui s'en occupaient plus ou moins. Là aussi, il y aura des dommages dont je ne sais pas très bien quel sera l'avenir. J'ai dix petits-enfants. J'aime beaucoup les voir. Je pense qu'il y a des contrastes de générations énormes entre eux et nous. Ils savent faire plein de choses dont j'ignore la maîtrise mais, en même temps, il y a des tas de choses qu'ils ne savent pas. Il y a une transmission qu'il est important de faire pour qu'ils puissent tirer parti d'héritages qui sont sociaux et culturels pour que la société puisse se construire demain.

Un autre point : il me semble qu'il y a eu beaucoup d'actions de solidarité qui n'auraient certainement pas vu le jour s'il n'y avait pas eu les phénomènes du Covid. C'est à reconnaître. Il y a eu des manifestations de respect pour des gens qui ont déployé une énergie considérable pour faire face à des difficultés sanitaires réelles. J'en connais dans le milieu infirmier notamment. Tout cela est très positif. Je ne crois pas au « grand soir » aujourd'hui. Je pense qu'il y a, au niveau associatif, au niveau d'initiatives de groupe, énormément de choses à valoriser pour assurer la solidité d'une transformation sociale, sans immédiatement se jeter pour ou contre des déclarations gouvernementales ou des décisions qui sont présentées comme des obligations par des dirigeants politiques ou économiques.

Je reviens à ce que je disais. C'est que, pour avoir quelque chose à dire, il faut l'avoir travaillé, approfondi et que, dans les cercles qui existent aujourd'hui, dans les associations, dans les groupements, il y a une valorisation à donner à la parole pour que nous puissions entendre ce qui a été très souvent laissé dans l'ombre d'un silence contraint par la place prépondérante donnée à ceux qui savent parler. Et là, c'est vrai que Michel a évoqué les récits de vie. Je pense que nous avons fait un effort considérable dans le champ des histoires de vie pour apprendre aux gens à dire ce qu'ils avaient envie de partager et qui était souvent silencieux en eux et mal formulé parce qu'on ne leur donnait pas la possibilité de s'exprimer. Je pense qu'il y a un travail à faire qu'il appartient à chacun d'entreprendre, que l'amitié, la famille, le couple, les associations sont des lieux où peuvent se constituer des discours significatifs. Ce qui me frappe dans les médias – je ne suis pas le seul, d'ailleurs, et les gens s'en plaignent largement –, c'est le verbiage, le peu de personnes qui arrivent à tenir une parole qui fait sens et qui peut être écoutée avec bénéfice par ceux qui l'entendent. C'est très rare. Les gens s'arrachent la parole pour ne rien dire. Il y a une chance dans le confinement, c'est que chacun soit livré à lui-même et en fasse quelque chose.

Un dernier point pour répondre à Linden West qui m'interroge : je suis optimiste pour l'Europe parce que je crois, comme l'a dit Jean-François Billeter ou, plutôt, comme il l'a entendu dire par un de ses amis chinois, que c'est la seule chance qui nous reste pour que le monde ne finisse pas comme le Brésil ou les États-Unis. Quand je disais que l'Europe se limite souvent à l'Allemagne et à la France, puisque Linden est anglais, je pense que le retrait de l'Angleterre est dramatique, et que la non-prise en considération aussi bien des pays scandinaves du Nord que des pays méditerranéens altère les possibilités de développement d'une Europe qui a tout un héritage à faire valoir pour préserver des valeurs qui ne sont plus prises en compte dans la plupart des pays. Les Chinois n'ont aucune espèce de respect des valeurs qui sont celles de notre civilisation, par exemple. Ça, ce n'est pas moi qui le dis, c'est Jean-François Billeter, qui connaît la Chine de l'intérieur et qui a écrit plusieurs ouvrages à ce sujet.

12. Les « contes de Canterbury » : un éloge de la lecture dans un moment de traumatisme

Linden West

Professeur en sciences de l'éducation, Université Christ Church de Canterbury, Angleterre

C'est fin février et début mars 2020 que le Réseau de biographie et d'histoire de la vie de la Société européenne pour la recherche sur l'éducation des adultes (ESREA) a tenu sa conférence annuelle à Canterbury, dans le sud-est de l'Angleterre. C'était la cinquième fois dans cette ville et le thème en était l'activisme dans un monde troublé. La conférence a connu un succès étonnant, en termes de qualité des communications et des discussions, bien que les collègues italiens n'aient pas pu être présents. La Lombardie, en particulier, était déjà débordée par la Covid-19. Pendant vingt ans ou plus de ma vie, j'avais été un organisateur et/ou un co-organisateur, travaillant avec des collègues et amis importants comme Laura Formenti, Peter Alheit et Pierre Dominicé. J'ai pris ma retraite pour donner une chance aux autres. J'ai donné une conférence sur ma propre histoire d'activisme et de quiétisme, y compris au sein du Réseau lui-même. J'ai parcouru toute ma carrière en tant qu'éducateur, politicien, militant pour la paix, président d'une campagne visant à étendre les possibilités d'éducation des adultes en Écosse. J'ai développé des programmes d'éducation de la seconde chance pour la classe ouvrière à Oxford, puis je suis revenu pour être professeur d'université et chercheur à Canterbury. C'est dans l'enseignement universitaire pour adultes que ma carrière a commencé, dans les années 1970. J'y suis retourné dans les années 1990 pour écrire et redonner du sens, notamment, au rôle de l'éducation dans la création des sensibilités démocratiques, des cultures de paix et de justice sociale. Cependant, le fait que j'ai pris ma retraite après avoir convoqué le Réseau m'a paru troublant dans un monde fragile et fracturé : Laura Formenti, de Milan, ne pouvait pas être là, en personne, et diverses autres personnes non plus. Le virus planait autour de nous. L'avenir du Réseau et de chacun d'entre nous commençait à être plus incertain.

Le 11 mars, peu après la conférence, je me suis rendu à Philadelphie, la ville de l'amour fraternel, pour être intronisé dans le Hall of Fame de l'éducation internationale pour adultes et de la formation continue.

Auparavant, j'avais reçu avec Laura le prix Cyril Houle 2019 de l'AAACE pour notre livre *Transforming perspectives in lifelong learning and adult education, a dialogue*. Le livre a été célébré comme un ouvrage « exceptionnel dans l'éducation des adultes », et le prix nous a été remis à St Louis en octobre dernier. Ce fut un bon moment pour notre carrière. En mars donc, je me suis rendu à Washington depuis Philadelphie, en train, avec une vue imprenable sur le Potomac. Mais les musées et les galeries d'art du Smithsonian, que je souhaitais visiter depuis des années, étaient tous fermés, et il n'y avait que six autres clients dans l'hôtel. Helen, ma femme, était très anxieuse car le Covid-19 se combinait avec l'impétuosité de Trump. Nous avons donc décidé de quitter les États-Unis plus tôt. Nous sommes partis avant que les vols entre l'Amérique du Nord et l'Europe ne soient annulés. Les craintes, les angoisses et la gentillesse des personnes de la réception de notre hôtel de Washington sont cependant restées dans notre esprit. Plus tard, nous avons appris qu'une personne qui avait été si gentille à la réception et nous avait même prêté son téléphone portable avait été licenciée dans le climat froid et impitoyable du chômage et du darwinisme social américain. Les pauvres et les faibles souffrent surtout de la dystopie de l'inégalité rampante.

Lorsque nous sommes revenus en Angleterre, j'ai lu d'autres choses sur Philadelphie, notamment dans le livre provocateur de Tom Holland (2019), *Dominion, the Making of the Western Mind*. Il y parle de William Penn, le grand défenseur de la liberté, qui était en fait un esclavagiste. Et l'histoire de Benjamin et Sarah Lay, quakers qui avaient navigué pour la première fois à la Barbade en 1718, avant de s'installer à Philadelphie. À la Barbade, Sarah avait vu un Africain nu suspendu devant leur maison. Il avait été brutalement fouetté. Les mouches avaient rongé ses blessures. L'esclavage était alors considéré par la majorité des chrétiens comme un fait brutal de la vie, au même titre que la pauvreté ou la mauvaise santé. Pour le reste de leur vie, les Lay – qui étaient petits de taille et bossus – se sont consacrés à la lutte contre l'esclavage. Lorsqu'ils sont arrivés à Philadelphie, ils ont été choqués de trouver des fouets, des chaînes et des marchés d'esclaves dans la ville de l'amour fraternel. C'est grâce à leur campagne inlassable que les quakers ont finalement rejoint la cause de l'abolition. La vie des Noirs était importante, à l'époque comme aujourd'hui. L'activisme n'exige rien de moins que tout.

Néanmoins, ce fut une bonne fin d'année académique sur le plan personnel. D'autres conférences avaient été organisées, à Vancouver,

Athènes, Londres, mais toutes ont été annulées, et le monde me semblait marcher sur la tête. Je me suis souvenu des nouvelles de Wuhan en novembre dernier. Je n'y avais guère prêté attention. Comment cela a-t-il pu se produire dans mon monde ? Un monde de voyages illimités, de cosmopolitisme sans effort et peut-être d'orgueil face à l'extinction des espèces, à la déforestation, à la fonte des calottes glaciaires et à une planète qui gémit. Le virus a été un réveil si brutal à bien des égards.

Expérience vécue pendant le confinement

L'expérience qui a suivi a été si paradoxale : être enfermé et pourtant trouver une certaine libération. La possibilité de lire m'a enchanté ; donner du temps aux choses, prendre du temps. Une lecture importante a été celle de l'extraordinaire livre d'Eugene McCarraher (2019) sur les enchantements de Mammon, ou comment le capitalisme est devenu la religion de la modernité. Weber s'est trompé, insiste-t-il. L'accumulation du capital, la propriété et la consommation sont devenues la nouvelle religion, avec les séduisants psycho-artistes de Madison Avenue comme prosélytes rémunérés. Et finalement, le nouvel évangélisme du néolibéralisme, qui a fait traverser le monde à l'américaine, et jusqu'à la fin de l'histoire. La mondialisation fait partie de nos *vies et récits durant la catastrophe*. McCarraher, comme Holland, pose des questions profondes sur la barbarie de notre culture politique et économique contemporaine. Devrions-nous nous replier face à elle, dans une sorte d'expatriation bénédictine contemporaine ? Devrions-nous devenir des exilés des grotesques illusions individualistes et hédonistes de la modernité ? Devrions-nous nous tourner vers le dieu des lumières de la raison pour obtenir des réponses ? Mais ce dieu a aussi déçu, se comportant comme une sorte d'esprit désincarné, dont le manque d'empathie ou d'attachement aux autres êtres humains pourrait semer la terreur. Pensez à la Révolution française et au cauchemar du goulag soviétique, ou à la souffrance contemporaine des peuples ouïghours du Xinjiang au nom de la raison ou du progrès du socialisme scientifique. Mais le consumérisme conquiert de nombreuses régions de la planète, bien que contrarié par la Covid. Mammon, le capital, l'accumulation des biens et l'attrait des marchandises restent les dieux qui comptent. L'éducation est trop facilement vidée de sa substance, devenant une question de valeur d'échange entre l'université de commerce et les clients payants du dominion néolibéral. L'éducation universitaire devient un produit, comme le sexe, les voitures ou le savon, offrant un statut et un accès aux illusions du faste et du glamour. Le XIXe siècle et l'époque dans laquelle nous vivons posent des questions omniprésentes et profondes sur qui nous sommes et sur ce que nous faisons.

J'ai lu un autre livre passionnant d'Alexander Watson (2019) sur la chute de la forteresse austro-hongroise de Przemyśl en 1915, avec ses brutalités et ses excès nationalistes. Il y avait eu aussi des expulsions de Juifs, ce qui laissait présager une plus grande tragédie pour la Seconde Guerre mondiale. Przemyśl, malgré tous ses défauts, était une ville multiculturelle prospère, pleine de restaurants dynamiques, de journaux divers en plusieurs langues et d'un cosmopolitisme irrésistible. En 1915, à cause de son incompétence et d'une insouciance stupéfiante, la ville s'est rendue aux Russes. Elle a alors subi une brutale russification, puis une regermanisation temporaire, suivie, après la Première Guerre mondiale, d'une nouvelle identité polonaise, le tout en une trentaine d'années. La communauté juive établie de longue date à Przemyśl a souffert plus que les autres : beaucoup ont fui, tandis que d'autres ont survécu mais ont subi un sort bien pis lorsque les démons nazis se sont déchaînés sur l'Europe centrale. Nous payons encore le prix de ces actions démoniaques et des traumatismes qu'elles ont infligés ; un prix terrible, surtout dans les lointains pays d'Israël et de Palestine, où le passé ne s'arrête jamais vraiment et où les victimes de l'Holocauste hantent le colonialisme défensif mais oppressif de l'État israélien. Les Palestiniens ont bien sûr subi leur propre traumatisme lors de la défaite de la guerre de 1948. Ils appellent cela *Al Nakbah* ou la « Catastrophe ». Ces deux traumatismes continuent à hanter notre monde entier, dans leur apparente irrésolution. Le théâtre grotesque de la Covid-19 est accompagné de nombreuses autres tragédies.

Habituellement, on n'a pas ou peu le temps de lire des livres : les rencontres rituelles et une activité constante caractérisent l'académie contemporaine. Un espace hanté par la marchandisation de l'enseignement supérieur et la concurrence à l'échelle mondiale. Dans le quotidien universitaire, entre deux appels d'offres pour le financement de la recherche ou en raison de l'augmentation de la charge d'enseignement sous le mantra de l'efficacité de la gestion, il ne reste souvent que le temps de lire l'ouverture et certaines parties de la conclusion d'un livre. Quelle libération que de retrouver le temps de lire sérieusement une fois de plus.

Mais il y a aussi eu la douleur du confinement : ne pas voir sa famille, ses enfants et ses petits-enfants. Et ne pas pouvoir aller dans notre belle maison de Pézenas, dans le sud de la France. Parallèlement aux absurdités du gouvernement britannique : la plupart d'entre nous voulaient faire ce qu'il fallait, et l'ont fait, mais sur fond d'incompétence tardive, de prise de décision mal informée et d'inattention à des détails mortels. Il y a eu des échos impérialistes de « Faites ce que je dis, pas ce que je fais », comme Boris Johnson ; le Premier ministre britannique s'est comporté comme un Lord Curzon, le vice-roi de l'Inde. Des ordres nous ont été donnés d'obéir, mais Dominic Cummings, son conseiller en chef, n'en a pas tenu compte. Il a parcouru 260 miles jusqu'à la propriété de ses parents, pendant le prétendu confinement, pour trouver une garderie. Il en a conduit 60 autres pour tester sa vue. Une blague de l'époque, dans un dessin animé circulant sur YouTube, était que Cummings aurait dû aller chez Specsavers, où l'on trouve des lunettes bon marché. Cela faisait écho à une publicité télévisée dans laquelle un homme myope fait constamment des erreurs faute d'une paire de lunettes décente. C'était de l'effronterie pure et simple : les actions du privilège contemporain faisant ce que le privilégié a toujours fait. Elle renvoie à l'arrogance de l'Empire et du colonialisme, et au péché originel de l'esclavage ; et de là au racisme, aux *Black Lives Matter* et au meurtre de George Floyd. Tout cela fait partie d'un tout.

Identité et apprentissage de l'expérience de la catastrophe

Comme la plupart d'entre nous, je suppose, je me demande maintenant qui je suis en tant qu'universitaire, quel est mon travail et quelles sont mes responsabilités face à la pandémie. Pendant la pandémie, de nombreuses déceptions sont survenues : le fait de ne pas voir un article publié, par exemple, combiné à diverses luttes d'écriture, qui pâlissent bien sûr d'insignifiance par rapport à ce que d'autres ont subi. J'étais en quête d'une écriture nouvelle et accessible. J'ai appris à lâcher prise sur l'anxiété, et à m'exprimer un peu plus sur la place de la spiritualité et même de la religion dans ma vie et dans la politique. La religion a été l'ennemi d'un apprentissage vraiment significatif, une question de fausse conscience stupéfiante, dans le matérialisme marxiste de certaines politiques progressistes des années 1960, 1970 et 1980. Sa place a été niée ou diminuée dans l'éducation populaire. Cette dernière a été dépouillée de ses inspirations spirituelles et religieuses. La transformation collective, insistaient certains éducateurs radicaux, repose sur la raison critique, et non sur la foi, pour interroger les racines matérielles de l'aliénation et la nécessité de remettre en question la façon dont la conscience est contrainte par les relations humaines dans la sphère de la fabrication des choses. En fait, la religion était considérée comme une sorte d'automystification indulgente (Leopando, 2017). D'autres auteurs, à leur tour, ont affirmé que toutes les perspectives religieuses ne sont pas dogmatiques et sectaires, tandis que le dénigrement de la foi a été responsable d'une sorte de restriction psychologique, d'aliénation spirituelle et de stérilité ontologique (voir Leopando, 2017).

Je pense à William Blake et à une autre tradition radicale. À la nécessité d'une sorte de rédemption, comme Blake l'a vu, de nos amours égoïstes. Et comment la rédemption devait se situer dans le « non-rationnel », comme l'a écrit le grand historien du travail et éducateur d'adultes E. P. Thompson (1993). La transformation a nécessité des « affirmations », dans les *Chants de l'innocence et de l'expérience* de Blake, de *« Mercy, Pity, Truth and Love »* (p. 221). Blake nous rappelle la joie des petites choses : comme des fenêtres sur le divin, sur les mondes dans un grain de sable, sur le ciel dans une fleur sauvage, et sur l'éternité en une heure. Nous avons besoin de ressources durables comme Blake pour faire face à la catastrophe. J'ai réfléchi à l'apparente inadéquation du langage face à la Covid et au désespoir humain au sens large. Un virus a probablement traversé des espèces dans un marché humide, a affecté des humains, puis a été transmis à travers le globe. Qu'est-ce que cela nous apprend sur la façon dont nous traitons les autres espèces, sur notre envie implacable de voir le monde, de voler ici et là, sans être sensible aux conséquences ? Qu'en est-il de notre empreinte carbone et collective qui piétine des habitats précieux et fragiles ? Qu'en est-il de notre brûlage de la forêt tropicale ? Qu'en est-il de notre quête incessante de plus, à partir de moins ? J'écris depuis un pays où la révolution industrielle a commencé. La planète ne peut pas se permettre que tout le monde suive le même chemin. Et pourtant, dans mon pays, c'est comme si nous voulions revenir à notre ancien désir égoïste et à nos méthodes non durables, plutôt que d'apprendre de la Covid. Et dans tout cela, qu'en est-il de notre comportement en tant qu'éducateurs et universitaires ? Que devons-nous faire ? Nos voyages deviennent insoutenables, et il y a un prix à payer pour nos esprits cosmopolites libres. Le monde virtuel nous aidera, mais il nous donne à tous, ou du moins à moi, un terrible mal de tête.

Et qu'en est-il du besoin, de l'impératif d'être encore, pour une fois, d'embrasser Blake une fois de plus ? Faire une pause, faire le point. Pouvons-nous apprendre à respirer, à faire du yoga ou à méditer ? Et à agir aussi, en applaudissant Greta Thunberg ainsi que les *Black Lives Matter* ; à devenir un activiste, même si c'est de manière mature. Parce qu'au sein de l'activisme se trouve le danger du fanatisme ; être un activiste réflexif est difficile. Se connaître soi-même, dans le monde, dans nos relations et en politique, afin d'agir de manière mature et différente, est un impératif stimulant. Le narcissisme hante notre espèce à chaque instant.

L'impact de la pandémie à l'échelle nationale, européenne et mondiale

Je me suis égaré dans ma quatrième considération. *Les Black Lives Matter* et le genou sur la nuque qui a tué. Un genou oppressant qui piétine les gens d'une manière qui remonte à la fondation de la République américaine et aux actions de l'Empire britannique. L'esclavage, un des péchés originels, est cet autre génocide contre les peuples indigènes partout dans le monde. C'est une histoire souvent oubliée.

Aujourd'hui, en Europe, au Brésil et en Amérique du Nord, en Inde et en Turquie, les hommes forts sont revenus au pouvoir. Enfin ils agissent comme des forts mais sont souvent faibles ; ce sont des amuseurs, des forains, des narcissiques, comme Johnson et Trump. L'avenir de l'Europe est dans la balance, dans la règle du stéréotype masculin, et le nord de l'Europe, au cou rigide et raide, affronte le stéréotype du Sud, paresseux et prodigue. Le rêve d'une Europe plus unie, après des siècles de guerre, est-il toujours d'actualité ? Il est dans la balance. L'ancienne position européenne par défaut fait signe : de la guerre hobbesienne de chacun contre tous.

Et retour à Wuhan et au marché des aliments sauvages ; à la déforestation, à la fonte des calottes glaciaires et à l'élévation du niveau des mers. 1 % des plus riches du monde se cachent sur leurs îles privées. L'arrogance extrême de la richesse ; et la crise de la politique démocratique dans le nouvel autoritarisme. La crise aussi du progressisme, et de toute éducation digne de ce nom. Peut-être que nous sommes tous des marchandises maintenant, dans le domaine de l'autopromotion et du marketing. Peut-être que l'*imperium* néolibéral américain a vraiment mis fin à l'histoire. Suis-je trop pessimiste ou pas assez optimiste en ces temps difficiles ? Si l'obscurité est tombée, il y a aussi la lumière de nouveaux mouvements sociaux et écologiques à inspirer, et de nouvelles formes d'éducation des adultes à exprimer. Un de mes étudiants en doctorat est en train de vivre une profonde transition de genre, et il se bat pour elle. Ils se tournent vers Jung, et le langage du travail de l'âme, ainsi que vers un engagement dans l'activisme, dans ce que l'on appelle la sculpture sociale. La vie en tant qu'expérience artistique, pour créer une vie et un monde meilleurs. Ici, le progressisme est tout autant un projet esthétique. L'espoir épistémologique réside dans la beauté d'un tel travail. Et la catastrophe nous appelle tous à agir. Peut-être pour retrouver un langage de joie, et la foi que cela peut se retrouver même dans la catastrophe. Dans une fleur sauvage, sur un flanc de montagne ou dans une assez bonne éducation. La foi compte, tout comme l'espoir : qui a dit que la vie et l'apprentissage étaient toujours faciles ? Les publicitaires l'insinuent, mais nous devrions vraiment le savoir.

Références bibliographiques

Holland, T. (2019). *Dominium : the making of the Western Mind.* London : Little, Brown.

Leopando, L. (2017). *A pedagogy of faith. The theological vision of Paulo Freire.* London : Bloomsbury.

McCarraher, E. (2010). *The Enchantments of Mammon. How capitalism became the religion of modernity.* Harvard : Cambridge, Mass.

Thompson, E. P. (1993). *Witness against the Beast, William Blake and the moral law.* Cambridge : University Press.

Watson, A. (2019). *The Fortress : the Great Siege of Przemyśl.* London : Allen Lane.

13. Itinérance et expérience du Covid : quelle structure du vécu ?

Hervé BRETON

Maître de conférences en science de l'éducation, Université de Tours, EA7505, France

Afin de témoigner sur mon vécu de l'expérience Covid, je vais temporaliser en trois temps : l'avant-confinement, le pendant et l'après. J'étais au Japon lorsque j'ai commencé à suivre dans les médias la présence puis la propagation de ce que les médias ont commencé à nommer le « virus chinois ». Mon premier séjour à l'étranger de 2020 était en effet au Japon. J'y suis resté du 15 au 26 janvier. J'ai appris ce matin avec Christophe Coupé que c'est le 23 janvier que le premier cas de Covid a été détecté à Hong Kong. Mais c'est aussi le 23 janvier que le confinement a été décrété dans le Wuhan, en Chine. J'avais précédemment lu dans les journaux japonais qu'un virus semblait de nouveau inquiéter l'Organisation mondiale de la santé (OMS). Cependant, j'ai alors pensé que cela relevait de la même alerte que pour le SRAS ou le H5N1. Cependant, lorsque le 23 janvier, les médias ont annoncé que des millions de Chinois étaient confinés, j'ai été surpris. J'étais alors à Kyoto. Je résidais au Kyoto Tower Hotel, près de la gare. Revenu tard le soir du fait d'une journée bien remplie par des rencontres avec des collègues et amis japonais, je suis arrivé dans ma chambre vers 21 heures. J'ai alors regardé les journaux télévisés. Je me suis ensuite rendu dans une pharmacie pour acheter des masques. Il s'agissait de masques dont la température s'échauffe avec la respiration. La technologie japonaise…

Lorsque je suis arrivé en France, le 26 janvier, j'étais en alerte. J'avais constaté les mouvements d'achats de masques à Osaka, principalement par des touristes chinois. Parmi les Japonais, une bonne partie portaient déjà des masques dans la rue. J'ai commencé à constater des ruptures de stocks dans les pharmacies du quartier de Namba. La situation du confinement en Chine m'impressionnait alors beaucoup. Je me disais que ce type de mesure ne pouvait être pris que dans un pays non démocratique. Lorsque je suis ensuite revenu en France, à l'aéroport Charles de Gaulle, très tôt le matin, je portais mon masque. J'ai dû attendre dans un café avant de pouvoir monter dans un TGV pour Tours. J'ai gardé mon masque pour commander un café. Le serveur m'a demandé d'où je venais. Réponse : du Japon. Il n'a pu s'empêcher de faire quelques remarques appuyées sur le péril que constituait dorénavant cette région du monde. Ce que je craignais me semblait se confirmer : les personnes asiatiques allaient de nouveau devoir subir des regards ou des remarques déplacés. Arrivé à Tours, dès la sortie de la gare, j'ai quitté le masque. J'ai senti dès mes premiers pas dans la rue que c'était presque impossible de porter un masque seul dans la rue.

Des confinements intermédiaires successifs

Une semaine après mon retour en France, la Direction générale des services a fait circuler un message qui provenait du ministère : les agents revenant de Chine, de Hong Kong, de Corée et du Japon ne devaient pas venir sur leur lieu de travail. La consigne : respecter une quarantaine de quatorze jours, même en l'absence de symptômes. Donc j'ai vécu une forme de confinement intermédiaire fin janvier. La lecture de ce message m'a interloqué : j'avais de nombreuses réunions programmées. Aucune modalité d'aménagement pour participer à distance n'était alors envisagée. J'ai eu le sentiment d'être « empêché » de participer à la vie des équipes et des projets.

Ensuite, le vendredi 7 février, j'ai pris le train, puis l'avion pour le Brésil. J'avais un programme chargé pour ce séjour de 15 jours : préparation d'une mobilité enseignante à l'Université fédérale du Minas Gerais (UFLG de Belo Horizonte) avec les professeurs Daisy Cunha et Maria Amalia Cunha ; animation d'un *workshop* sur la micro-phénoménologie avec Camila Alves, sur invitation du professeur Luiz Andrade, de l'Université de Niteroi, à Rio de Janeiro ; séjour de cinq jours à São Paulo, à la Fondation Carolos Chagas, pour coécrire un projet ANR avec Maria Passeggi et Lucia Villas Boas. Quand je suis revenu, le 23 février, je devais faire un arrêt de deux heures à Rome. Au Brésil, j'avais presque oublié la Covid. Je me souviens avoir passé toute une matinée dans la foule de Rio, avec une amie de Camila Alves, une Italienne tout juste arrivée de Milan. Cependant, lorsque je suis arrivé à l'aéroport de São Paulo pour rentrer en France, j'ai remis le masque.

Je devais donc passer par Rome pour un arrêt de deux heures. Dès mon arrivée à l'aéroport, et lors du passage de la zone de l'aéroport qui signe l'entrée dans l'espace Schengen, j'ai senti que la situation était étrange : les voyageurs arrivaient de toutes les destinations et s'entassaient dans des files d'attente sans maintenir aucune distance. Le lendemain, les médias ont annoncé le confinement de Codogno, un village du nord de l'Italie. J'ai alors été très surpris, presque choqué. Les médias ont montré des policiers italiens qui bloquaient des routes de campagne. Je ne parvenais pas à croire que ce qui avait été mis en place en Chine puisse l'être également en Europe. Le mardi, un nouveau message de la Direction générale des services circula : les agents provenant de la Chine, du Japon… et de l'Italie devait rester chez eux. Incrédule, j'ai alors téléphoné au DGS pour demander si les situations de transit étaient incluses. Embarras au bout du fil. Manifestement, cette situation n'avait pas été envisagée. Cinq jours après, je suis parti pour l'Angleterre pour participer à un colloque sur la recherche biographique, dans le cadre du congrès annuel du réseau ESREA *(European Society Research of Adult Education)*. De nouveau, j'ai été surpris par l'insouciance locale : les pubs étaient bondés, aucun masque, pas de mesures de distance. En revanche, les effectifs du colloque avaient fondu : les Italiens étaient absents, les universitaires du nord de l'Europe également… L'ambiance avait changé. Les esprits étaient ailleurs. Quand une menace gronde, le retour vers le chez-soi devient impérieux.

Le vécu du confinement

Le 17 mars, tout s'est arrêté. Le vendredi 13 mars, le Premier ministre a annoncé que les écoles et universités allaient fermer. Le lundi 16 mars, je suis allé à mon bureau pour récupérer des dossiers. Puis, le 16 au soir, le président Macron a annoncé le confinement : impossibilité d'aller sur le lieu de travail, puis impossibilité de sortir de chez soi. En France, au départ, c'était flou, puis, finalement, la règle a été précisée : impossibilité de se déplacer dans un périmètre plus lointain qu'un kilomètre autour du domicile.

J'ai alors commencé à rédiger un journal quotidien. Chaque matin, entre 6 et 7 heures, j'ai écrit un texte de 3 000 à 6 000 signes qui portait sur le vécu de la veille. J'ai tenu cette écriture pendant six semaines. Et puis, les deux dernières semaines, sachant que le confinement en France a duré huit semaines, j'ai rédigé un écrit à l'échelle de la semaine. Donc, pendant six semaines, j'ai écrit sur le jour d'avant. Et les deux dernières semaines, j'ai écrit sur la semaine d'avant. Je signale cela pour préciser qu'il y a eu une variation des unités temporelles de référence à partir desquelles se sont élaborés les récits. Après huit semaines, je me suis relu. Je me suis posé la question : comment analyser ces différents textes, écrits au jour le jour ? J'ai alors saisi une notion proposée par Claire Petitmengin, qui travaille en microphénoménologie avec Pierre Vermersch et Natalie Depraz (équipe dont a fait partie Christophe Coupé de Hong Kong) : il s'agit de la « structure du vécu » (Petimengin *et al.*, 2015). La question a alors été la suivante : comment se configure une situation de crise ? Quelle est la structure particulière de cette situation vécue de la Covid et du confinement ?

Première catégorie de la structure du vécu Covid : perspectives temporelles

J'ai identifié quatre catégories, que je soumets à la discussion.

La première catégorie porte sur les temporalités. Depuis le début de l'année, j'étais engagé dans des activités à l'international de manière assez intense. Le premier effet du confinement a donc été de réduire de manière radicale et drastique mes déplacements et ma capacité de mouvement. La première semaine de confinement, telle que je l'ai vécue, c'était l'arrêt brutal de toutes les activités ou, en tout cas, l'interruption de toutes les activités telles qu'elles étaient programmées. J'avais alors un emploi du temps, comme beaucoup, qui était bien plein. Ainsi, durant la première semaine de confinement, deux phénomènes se sont conjugués : la réduction du mouvement et le ralentissement du temps.

Finalement, cet empêchement a créé une brèche, une forme d'ouverture qui a duré dix jours, assez propice à penser différentes perspectives. Il y a eu la phase d'arrêt, presque d'immobilisme, une forme de suspension du temps, et puis une ouverture ouvrant droit à une transformation des régimes d'activités (Billeter, 2015). Cette période était propice à des temps d'échanges avec les très proches. Chaque matin, à huit heures, nous avons fait un point avec ma compagne et mon fils sur la situation. Nous avons dû suivre la situation au Japon, les parents de ma compagne, très âgés, vivant dans ce pays.

Puis, après quinze jours, une tendance s'est renforcée et n'a ensuite cessé de se confirmer. Il s'agit d'un processus qui m'a presque étonné : l'enclenchement graduel d'un mécanisme provenant notamment de l'institution qui m'emploie, dont l'enjeu était de reconstituer une trame temporelle collective et ainsi de réinstaurer des rythmes institutionnels. Ce réagencement des temps et des choses m'a semblé révéler la puissance de l'impact des rythmes sociaux sur les organisations et l'agencement des temps personnels et collectifs. J'ai été intrigué par l'intensité du travail collectif pour que calendrier et agendas particuliers de l'institution universitaire soient restaurés et sanctuarisés. Le besoin de restauration des rythmes hétéronomes m'a semblé provenir de leur fonction de contenance, la structuration des rythmes permettant de réintroduire un déroulement et une durée pendant ce moment d'*épochè*. Je pense que c'est une œuvre collective, je pense que j'y ai participé d'un certain point de vue, l'idée d'essayer de reconstituer une trame temporelle qui permette un fonctionnement collectif et peut-être des projections qui me sont, par certains aspects, nécessaires.

La troisième phase a ensuite été marquée par des processus d'accélération. J'ai modélisé ce processus en quatre phases distinctes : brèche, ouverture, remplissement, débordement… Je ne suis pas allé jusqu'au « débordement » mais je pense que le croisement paradoxal de l'immobilité et de l'intensification de la vitesse de l'activité peut provoquer des phénomènes de saturation (Rosa, 2014) qui sont spéciaux. Ce processus peut être décrit de la manière suivante : augmentation du nombre d'actions à conduire par unité de temps ; accumulation d'actions à conduire sans mouvements physiques permettant d'infléchir le rythme de l'activité ; phénomène de répétition vécue du fait du lissage des interactions et de leur formatage sur les standards des outils de la FOAD.

Deuxième catégorie de la structure du vécu Covid : perspectives spatiales

Deuxième catégorie : la distance, la distance liée à l'assignation au chez-soi. Le chez-soi, chez Bruce Bégout (2005), c'est le lieu qu'on fait à sa main, que l'on agence pour développer une connivence matérielle avec les choses, les lieux, l'espace. Dans la première semaine, j'ai aménagé une pièce pour que je puisse y vivre dans la durée.

La distance, c'est aussi l'hyperproximité avec les très proches qui ouvre des perspectives de réinvention, on pourrait dire, ou de renégociation, ou de transaction nouvelle pour agir ensemble ; les collègues de travail avec qui on doit s'ajuster sans se rencontrer qui, par certains aspects, ouvrent également des nouvelles directions possibles pour coopérer ; et puis l'international.

L'international, ça m'a beaucoup marqué parce que j'ai été en contact régulier avec les collègues du Brésil, d'Italie, du Japon, d'Inde. Selon les pays et selon la pertinence de décisions, de jugements ou de lectures de la situation par les dirigeants politiques, j'ai pu mesurer l'impact sur la vie collective. Là, je pense notamment au Brésil où la lisibilité des décisions au niveau du gouvernement provoque, je pense, beaucoup d'anxiété qui m'inquiète également.

Troisième catégorie de la structure du vécu Covid : ruptures d'agentivité

Ensuite, troisième catégorie : l'agentivité. Il m'a semblé que c'était une thématique absolument intéressante parce que, finalement, ce qu'a provoqué la Covid, c'est un empêchement, un obstacle. Je ne parle pas du risque sanitaire, de la menace, de la peur potentielle. Je ne suis pas dans une phase où j'ai des soucis de santé importants. Donc je n'ai pas senti un risque au niveau de ma santé. J'ai senti un risque pour les personnes que je connais et que je sais, à ce moment, fragiles. Mais la perte d'agentivité, c'est l'idée d'accepter que quelque chose fasse obstacle à ce qui a été décidé, ce qui est projeté ou ce qui est considéré comme normal quant à ce qui devrait advenir. Et là, il m'a semblé qu'il y avait un apprentissage intéressant à noter. En effet, lorsque j'évolue dans un monde pensé comme certain, c'est comme si l'intention et le volontaire devaient, en fait, trouver moyen de s'actualiser sans contradiction. Considérer cette notion d'agentivité pour penser l'expérience de la Covid me semble donner une clé pour comprendre différentes formes de déni qui m'ont beaucoup marqué : celles des dirigeants, d'abord, dont l'entêtement à nier la réalité a pu confiner à l'absurde. Il y a en effet des dirigeants qui ont assez vite cherché à comprendre ce qui se passait, même si le temps de réponse a semblé long. Mais pour ceux pour qui la connaissance trouve son origine dans une croyance teintée de narcissisme, ceux qui pensent que leur seule volonté peut s'imposer au réel, le problème posé est resté trop complexe, trop impensable.

De mon côté, j'ai dû me résoudre à penser les mois à venir sans voyages. Je devais me rendre en mars avec un groupe d'étudiants à Bruxelles, en mai au Canada et en juin au Brésil. J'ai rangé mon passeport, préoccupé par le devenir des partenariats à l'international que j'essaie de déployer. Durant ces phases de renoncement successives, il m'a semblé intéressant de noter les effets vécus : résistance, refus, acceptation, réinvention de possibles…

Quatrième catégorie de la structure du vécu Covid : perception d'une menace diffuse

Dernière catégorie : l'isomorphisme entre la structure de la situation Covid et la structure de la catastrophe écologique potentielle, possible, probable. Finalement, il y a dans cette situation de potentiel effondrement (Citton & Rasmi, 2020) l'idée que les gestes que j'entreprends aujourd'hui n'ont pas de conséquences véritablement négatives dans les jours qui viennent, peut-être même pas dans les mois qui viennent. Elles seront cependant de manière certaine négatives dans les années qui viennent. De plus, les conséquences négatives des gestes que j'entreprends aujourd'hui ne peuvent être représentées ni à l'échelle de leur déploiement ni dans la temporalité de leurs effets. Ce caractère diffus quant aux rapports de causalité entre les gestes que j'effectue aujourd'hui et leurs conséquences à l'échelle planétaire, du fait du caractère systémique et cumulatif des actes de chacun dans le temps long, m'a semblé concrètement appréhendable durant cet épisode de pandémie.

Et il me semble que d'avoir fait cette expérience collective globale et mondiale d'un arrêt de l'activité montre que l'arrêt est possible, qu'on peut, à l'échelle de la planète, s'arrêter pour penser – dans l'idéal. C'est un premier pas. Ça donne à penser sur les types de raisonnement qu'il faudrait tenir pour pouvoir appréhender des menaces aussi collectives et ouvertes que la catastrophe écologique.

Les dimensions formatrices de l'expérience Covid

Deux apprentissages résultant du vécu Covid. J'ai ajouté cette catégorie sur les conseils de Gaston Pineau, qui ne manque jamais de faire le lien entre histoire de vie et formation : vivre, historiciser et narrer le vécu, penser les apprentissages. Ce qui m'est venu – et là, je pense à Jean-François Billeter (2012) et à la question de l'agentivité, c'est le faire-avec. Billeter a une très belle phrase qui est dans son petit ouvrage *Leçons sur Tchouang-Tseu*. Il dit, à partir d'une histoire narrée : « Partir du donné, développer un naturel, atteindre le nécessaire. » Je trouve que c'est une dynamique d'apprentissage qui est intéressante. « Partir du donné », c'est-à-dire se rendre compte de ce qui se passe et être au plus près du phénomène tel qu'il se donne. Faire avec, c'est « développer un naturel », mais qui est presque synchrone avec le déploiement du phénomène. Et « atteindre le nécessaire », c'est trouver une pertinence dans cette réciprocité avec le phénomène tel qu'il est vécu, en agissant au gré et au plus juste : sans ajout, sans excès, avec la bonne intensité, au bon rythme. Ça m'a semblé être un apprentissage potentiel généré par la Covid.

Et il y a eu bien entendu des apprentissages techniques quant aux nouvelles pratiques pédagogiques. Ce sont des apprentissages qui peuvent au départ sembler futiles : apprendre à utiliser un logiciel, un service de visioconférences. Cependant, si ces micro-apprentissages sont appréhendés de manière longitudinale et tendancielle, il est possible qu'ils soient les composants d'un mouvement majeur, un glissement vers de nouvelles pratiques qui apparaissent dans l'après-coup comme un basculement : celui de l'entrée massive dans l'ère de la pédagogie numérique.

Perspectives à l'international

Je termine en faisant un point sur la situation actuelle, celle du samedi 20 juin 2020. En France, c'est le dégel, le déconfinement. Mais la situation est restée intermédiaire. J'ai eu la chance ou, en tout cas, la joie de pouvoir donner 28 heures de cours cette semaine à l'université, à des adultes, dans les locaux de l'université puisque, pour la formation continue, l'université a autorisé la reprise des cours. Ce n'est pas le cas pour les étudiants en initial. Il y a donc un redémarrage graduel, mais très prudent, de toute une série d'activités. On peut se déplacer de nouveau, d'abord au niveau local, maintenant à l'échelle hexagonale puis européenne.

Et il reste l'incertitude quant à la reprise des partenariats à l'échelle internationale. Cette journée veut y contribuer. C'est presque un ancrage métier mais, de mon point de vue, le métier d'universitaire – mais pas que le métier d'universitaire – suppose d'avoir des échanges à l'échelle locale mais également internationale pour que les idées circulent et que l'intercompréhension advienne.

Avant de terminer, je réagis à la remarque de Michel Alhadeff-Jones concernant la suspension du temps dont j'ai parlé. Selon Michel, la suspension du temps « d'un point de vue rythmique, c'est la syncope », – terme qui est selon lui emprunté à la médecine. La seconde remarque de Michel porte sur la notion d'isomorphisme dont j'ai fait part entre le Covid-19 et la catastrophe écologique. Je pense que le terme de syncope est certainement plus juste, parce qu'il est plus que du suspens. On pourrait dire que c'est plus qu'une pensée suspendue, c'est une forme d'évidement de la pensée qui est presque une forme de moment de vacuité, c'est-à-dire qu'à l'arrêt s'ajoutent la stupéfaction voire l'impossibilité de continuer à produire des projections. Donc ça, ça me semble tout à fait juste. Je suis heureux que Michel me le redise. Je ne l'avais pas gardé en mémoire. J'ajouterai simplement que, quand je pense au terme de « syncope » – et je voudrais le souligner parce que j'ai vu que Morioka San, professeur à l'université de Ritsumeikan au Japon, a envoyé un petit *post* –, je pense à quelque chose qui a été fort pour moi, et il me semble que, ça a été dit ce matin, c'est la réminiscence d'un autre vécu de la catastrophe, en fait, qui est le tsunami du Japon de 2011 – qui pour moi avait été assez bouleversant. Dans les récits que j'ai produits, j'ai été surpris de constater à quel point cette mémoire, en fait, du vécu de ce moment de 2011, qui était un moment de désastre, était par certains aspects convoquée au moment du vécu du Covid. Je peux dire que le tsunami et la catastrophe nucléaire de Fukushima ont été un moment de syncope majeur pour moi et, je pense, pour beaucoup au Japon également.

Je vois qu'il m'est également demandé d'expliciter la notion de saturation. Je fais appel à ma mémoire, mais il me semble que la notion de saturation est évoquée dans les travaux de Hartmut Rosa sur l'accélération. Il me semble que la définition qui en est donnée, c'est l'intensification de l'activité pour une même unité de temps, c'est-à-dire, dans un temps donné, produire plus de choses et, en plus, vécues sur le mode de la répétition, c'est-à-dire du même. Il y a donc, dans la saturation, à la fois un processus de compression du temps du fait d'un accroissement des unités d'action pour un même format, ce niveau de compression engendrant, peut-être par effet mécanique, une répétition à l'identique qui crée le processus de saturation. Le processus de saturation pourrait presque s'opposer à l'invention, au caractère créatif, c'est-à-dire une rigidification de la manière d'agir du fait de l'accélération générée soit par le sujet lui-même, soit par le système ou l'environnement dans lequel il est impliqué.

Références bibliographiques

Bégout, B. (2005). *La découverte du quotidien*. Paris : Allia.

Billeter, J.-F. (2015). *Leçons sur Tchouang-Tseu*. Paris : Allia.

Citton, Y. & Rasmi, J. (2020). *Générations collapsonautes. Naviguer par temps d'effondrements*. Paris : Seuil.

Petitmengin, C., Bitbol, M. & Ollagnier-Beldame, M. (2015). Vers une science de l'expérience vécue. *Intellectica*, 2015/2, 64, 53-76.

Rosa, H. (2014). *Aliénation et accélération. Vers une critique de la modernité tardive*. Paris : La Découverte.

14. Témoignage sur la pandémie

José González-Monteagudo
Professeur en sciences de l'éducation,
Université de Séville, Espagne

Tout d'abord, je voudrais remercier mon collègue Hervé Breton pour l'organisation de cette journée, qui est un événement véritablement mondial et transnational, impliquant quatre continents et trente participants du monde universitaire. Je suis très heureux de pouvoir participer à cet événement narratif, biographique, réflexif et universitaire, en partageant et en débattant avec des collègues et des amis de tant de pays différents et complémentaires.

Je me présente brièvement. Je suis enseignant-chercheur à l'université de Séville, région d'Andalousie, dans le sud-ouest de l'Espagne. Au cours des dernières années, j'ai développé un parcours international d'enseignement, de recherche et de collaboration. Dans ce contexte, je suis un membre actif de trois réseaux biographiques : Esrea dans un contexte anglophone, Asihvif dans un contexte francophone et BIOgraph dans un contexte luso-brésilien.

Je vais organiser mes commentaires en fonction des suggestions reçues, pour essayer de garder autant d'homogénéité que possible avec les témoignages des collègues participant à cette journée. Les trois thèmes qui suivent sont : irruption et perceptions initiales, les expériences vécues, et enfin les leçons apprises et l'impact de la crise sanitaire de la Covid.

Irruption et perceptions initiales

La première question concerne l'émergence de la Covid dans nos vies et les premières perceptions sur cette question. Dans mon cas, j'ai commencé le second semestre de l'année universitaire 2019-2020 sans avoir d'enseignement en face-à-face, donc j'ai eu un contexte adéquat pour organiser quelques visites et séjours dans d'autres pays. La liste des voyages et des collaborations était longue, s'étendant de début mars à la fin du semestre en juin 2020. J'ai seulement eu l'occasion de commencer le premier voyage prévu, bien que je n'aie malheureusement pas pu le terminer. En fait, comme j'avais programmé un séjour d'un mois à l'Université de Rennes-2, je suis parti en France au début du mois de mars 2020. La première étape du voyage a été de me rendre à Paris, afin de participer au pot de départ à la retraite de mon cher collègue et ami Jean-Louis Le Grand, professeur à l'Université Paris-8. Cette fête a eu lieu le 3 mars, avec la participation d'environ 120 personnes, venant de nombreux endroits différents et ayant un profil interculturel très pluraliste.

Si l'on considère les événements de manière rétrospective, je peux maintenant dire qu'en ces premiers jours de mars, la plupart d'entre nous n'étaient pas du tout conscients du danger potentiel que représentait le Covid. La fête de la retraite s'est déroulée dans une salle aux dimensions discrètes, où plus de 100 personnes se sont réunies, sans aucune distance sociale. Les embrassades et accolades étaient très fréquentes. Une seule personne, une collègue de Fribourg (en Suisse), Jacqueline Monbaron, a refusé de m'embrasser, m'indiquant que le virus était très dangereux et qu'il était prudent d'éviter les accolades. Jacqueline a ajouté qu'elle pouvait me dédommager comme elle avait refusé de m'embrasser, et à ce moment-là elle m'a donné un livre, *Sur la route des dinosaures au Maroc*, écrit avec son mari, un grand archéologue avec un important travail de terrain. Au lieu d'une embrassade, il y a donc eu un livre.

Pendant la première moitié du mois de mars, presque tout le monde avait une perception trop limitée de ce qui allait arriver. La prise de conscience de la plupart des acteurs impliqués a été lente.

Le 4 mars, je me suis rendu à Rennes et, une semaine plus tard, j'ai fait une visite de deux jours à l'Université de Tours, invité par Hervé Breton. Ainsi, le 11 mars, nous avons célébré une journée d'étude en croisant les regards pédagogiques entre le Brésil et la France. Et le 12 mars, j'ai participé en tant que formateur au diplôme universitaire sur les Histoires de vie en formation, qui se développe sous l'animation et la responsabilité d'Hervé Breton, qui a su créer (en collaboration avec la formidable équipe responsable de ce diplôme) un contexte stimulant et profitable d'apprentissage narratif, partagé et expérientiel authentique. Ce fut un moment de formation et de communication très intéressant et intense : un groupe d'environ quatorze personnes, presque toutes des femmes, venant de différentes régions de France. J'ai été très impressionné par la diversité et la richesse des parcours personnels et professionnels des participants : expérience professionnelle dans les domaines social et éducatif, recherche, discontinuités biographiques, ouvertures à l'expérience, transitions et transformations tout au long du cycle de vie.

Après mon retour à Rennes vers le 13 mars, les choses ont commencé à évoluer très rapidement. Le week-end des 14 et 15 mars, il est devenu clair que l'évolution négative du virus aurait un impact fort et immédiat. Ce même week-end, le gouvernement espagnol a ordonné le confinement radical des 47 millions de personnes vivant en Espagne.

Finalement, je suis parvenu à rentrer à Séville le lundi 16 mars. Le voyage en train de Rennes à Paris et le voyage en avion de Paris à Séville restent dans ma mémoire comme des expériences difficiles, tristes et désespérées : les silences, les visages concentrés, l'isolement des passagers, l'évitement des autres, les préoccupations concernant l'avenir immédiat. Il est douloureux, voire un peu traumatisant de se souvenir de tout cela, et plus de quatre mois se sont écoulés depuis lors. Le lundi 16 mars j'ai commencé mon confinement dans mon appartement de Séville, qui a duré un mois en isolement, tandis que ma famille était confinée dans la ville côtière d'Ayamonte, à l'extrême sud-ouest de l'Espagne, à deux kilomètres de la frontière portugaise.

Les expériences vécues

La principale expérience qui a caractérisé le premier mois d'enfermement a été la solitude. Confiné seul dans mon appartement à Séville, sans terrasse ni balcon : des moments difficiles, intenses, existentiels. Cette période a été problématique, surtout pendant les deux premières semaines. Moments de repli, de refus et de rejet. Ce sont les premières émotions et sensations qui se sont installées dans mon cœur. Ce furent des moments de grande communication avec mes proches : la famille, les amis et les collègues.

L'expérience et l'émotion de la solitude et du déracinement ont marqué ces premières semaines de sang et de feu ; nous avons été « livrés à nous-mêmes », comme l'a dit à juste titre Pierre Dominicé. Je dois avouer que je regrette de ne pas avoir accepté la sollicitation précoce d'Hervé Breton de rédiger mon journal de bord sur l'expérience de l'enfermement et de la pandémie. Malheureusement, je n'ai pas pu faire cet exercice d'écriture personnel, ni dans les premières semaines ni dans les moments qui ont suivi.

Il y a eu une rupture dans les temporalités, les activités, les plans, les projets, les agendas, les rencontres et les routines. Dans mon isolement, je me suis souvent souvenu du formidable moment initial d'une journée typique dans ma vie antérieure : quitter la maison pour le petit déjeuner. Je n'avais plus l'occasion de le faire. Nous avons été prisonniers dans nos propres maisons, et cela n'a été ni un rêve, ni un film, ni un roman dystopique. Le confinement espagnol a été radical. Si une personne était trouvée dans la rue sans raison de force majeure (au-delà du fait d'aller au supermarché, à la pharmacie, chez le médecin), elle pouvait être condamnée à une amende de 601 euros.

Il y a également eu une pause dans les activités des étudiants. Je n'avais pas de cours en présentiel, mais j'étais responsable des stages dans les écoles de huit élèves, qui ont dû être interrompus lorsque toutes les écoles ont été fermées. Les étudiants de doctorat ont également été touchés et contraints d'abandonner leurs activités de terrain, telles que l'observation et les entretiens, et même les séjours de recherche prévus dans d'autres universités. Les étudiants qui terminaient la collecte de données ou leurs interventions pour le mémoire de licence ont également été concernés. Ce fut le début de la pandémie.

J'ai commencé à penser fréquemment aux personnes qui sont enfermées dans les prisons, celles que l'on pourrait appeler de « vrais prisonniers », du moins jusqu'au moment où la pandémie a commencé. Et j'ai aussi pensé aux personnes qui prêchent le populisme punitif si fréquent en Espagne. *« Eh bien, il ou elle n'a été condamné qu'à six ans de prison. Ce n'est rien. Très bientôt, il ou elle aura des permis, et peu après, il ou elle sortira de prison. Il ou elle ne purgera pas la totalité de sa peine. Il ou elle sera bientôt libre. »*

L'expérience d'être à la maison, dans l'impossibilité de sortir, même pour un temps limité, a été une expérience cruciale dans ma vie. Et c'est là qu'est apparu le besoin de créer mes propres ressources émotionnelles et mentales pour faire face à cette situation sans précédent. Faire face au traumatisme. Pour créer de la résilience. Pour commencer à surmonter la crise.

Les souvenirs de mon service militaire obligatoire, que j'ai effectué en 1981, sont revenus. J'étais, on peut dire, un « prisonnier » de l'État, envoyé au Pays basque contre ma volonté pour servir le pays. L'expérience de la solitude m'a fait penser à la grande différence entre les personnes qui vivent seules, les personnes qui vivent avec un animal de compagnie et les personnes qui vivent en couple ou en famille, ou qui simplement partagent un appartement.

Une routine quotidienne s'est développée peu à peu et a fini par constituer une façon de guider et d'habiter la vie quotidienne, avant et après 20 heures : il était temps d'applaudir les travailleurs de la santé. J'ai regardé devant moi et j'ai vu plusieurs voisins sur leurs balcons, dans les immeubles du trottoir d'en face ; j'ai levé les yeux, pour essayer de voir les voisins de mon immeuble, mais seules leurs mains se détachaient, qui tremblaient de façon désordonnée, et ils partageaient avec le reste des habitants de la ville le rituel quotidien d'applaudissement du personnel de santé.

Les sorties sporadiques au supermarché étaient des moments très émouvants et tristes, voire déprimants.

Dire au revoir à deux collègues brésiliens qui avaient été invités à Séville a été douloureux ; à la mi-mai, ils ont réussi à rentrer au Brésil ; il est très difficile de mettre ces expériences en mots.

Outre le télétravail, mes activités se sont succédé tout au long de la journée : lecture, beaucoup de lecture de la presse, recherche d'informations, vérification des statistiques quotidiennes sur les personnes infectées et décédées, en Espagne et au-delà ; réseaux sociaux ; cinéma comme nouvelle activité quotidienne ; garder le contact avec les personnes proches de moi et de ma famille, même avec des personnes dont j'avais perdu le contact il y a quelque temps.

Je suis progressivement passé du retrait et du déni initial à la lente acceptation de la nouvelle situation. Je suis progressivement revenu au travail avec une certaine concentration et profondeur, sous la forme du télétravail, de l'écriture collaborative, de l'accompagnement en ligne des étudiants et des doctorants.

Il faut faire un pacte avec la réalité, il faut percevoir le développement et l'évolution d'un processus douloureux, mais qui se transforme, en réduisant progressivement son drame et son intensité. Je commençais à considérer cette étape critique de notre vie comme quelque chose qui a un début, qui se développe, s'accélère et s'intensifie, et qui se terminera progressivement.

J'ai beaucoup pensé à moi et à mon parcours personnel et professionnel, maintenant après plus de 38 ans de travail dans l'éducation. Fin mai 2020, j'ai atteint l'âge de 62 ans. Je méditais surtout sur les cinq prochaines années d'activité : les projets à développer, la rédaction des textes, la retraite…

Apprentissages et impact

Dans cette section, je me limiterai à énumérer quelques questions sur les enseignements tirés ou même émergents, et les impacts que la pandémie a eus et continue d'avoir.

- L'expérience partagée de l'enfermement à l'échelle mondiale et planétaire a marqué un avant et un après ; le fait que 200 pays dans le monde aient connu des préoccupations, des dangers et des problèmes similaires est sans précédent. Sans aucun doute, notre société connectée et mondialisée a rendu possible cette prise de conscience planétaire, nous permettant de nous reconnaître dans une humanité commune, vulnérable et ayant besoin de soins et de soutien mutuel.

- De nouveaux acteurs et de nouveaux processus ont été développés dans l'univers narratif et biographique. Les histoires de vie se sont multipliées et les explorations de ce qui se passait se sont exprimées dans une grande variété et pluralité de langages narratifs et artistiques. De nombreuses personnes ont été encouragées à raconter leurs expériences et à communiquer dans des formats qui leur étaient auparavant inconnus.

- Il y a eu une accélération explosive de la numérisation, qui s'est installée dans de nombreux domaines, radicalisant ce qui existait déjà auparavant. Cela s'est produit dans la formation, au travail, dans la gestion des secteurs public et privé, dans les activités culturelles, artistiques et de loisirs partagés. Cela s'est traduit par de nombreux exemples concrets, du développement du volontariat en ligne aux nouvelles stratégies d'Airbnb, avec des propositions numériques de voyages et d'expériences.

- Ces mois ont été une période forte au cours de laquelle le tissage de liens, le travail sur les relations et l'accompagnement des autres ont été décisifs, tant sur le plan personnel que professionnel. Les activités d'accompagnement et de solidarité se sont multipliées. La perception aiguë et urgente, globale et universelle, que nous dépendons tous les uns des autres a été plus évidente que jamais.

- La vulnérabilité et l'incertitude ont été radicalisées et approfondies, dans un contexte de capitalisme néolibéral et de postmodernité réflexive. Cette incertitude, qui présente des caractéristiques à la fois objectives et subjectives, s'est installée dans différentes dimensions de notre vie : personnelle, interpersonnelle, familiale, amicale, amoureuse, professionnelle.

• L'inégalité et la précarité se sont intensifiées pour une partie importante des êtres humains. En lisant la presse internationale, j'ai été très impressionné par le cas de l'Inde : des travailleurs informels marchant plusieurs centaines de kilomètres pour rentrer dans leurs villages ; ils ont perdu leur emploi du jour au lendemain ; leurs employeurs ont soudainement disparu ; et ces travailleurs ont été contraints de rentrer dans leurs villages, à pied, sans argent et sans nourriture. Au-delà du détail de cet exemple, on estime que quelque 2,7 milliards de travailleurs, la plupart issus de l'économie informelle, ont été touchés par la pandémie.

Enfin, je crois qu'il faut faire une lecture politique de ce qui se passe, ce qui devrait conduire à une plus grande protection du secteur public, social, de la solidarité et de la sphère partagée. Les personnes les plus faibles souffrent gravement des conséquences économiques, sociales, sanitaires et dans le monde du travail du virus. Ces personnes ont besoin que l'État, la société civile et les groupes progressistes du troisième secteur proposent des solutions équitables et humaines pour sortir de la crise de Covid.

15. Le vécu de la pandémie : l'expansion du présent et la suspension du futur

Carmen CAVACO
Professeure en sciences de l'éducation,
Institut d'éducation de l'Université de Lisbonne, Portugal

Ce texte cherche à partager une réflexion sur mon vécu de la pandémie à partir de deux pôles : en tant que citoyenne et enseignante-chercheuse. Il s'agit d'un récit biographique qui vise la socialisation de mon expérience. L'écriture de ce récit biographique a impliqué un processus de réflexion et une tentative de distanciation par rapport au vécu afin de permettre l'émergence de l'expression de l'expérience à partir du vécu de la pandémie. La biographisation (Delory-Momberger, 2014) est un processus naturel de l'être humain, développé, tout au long de son processus évolutif, en tant que stratégie de survivance, individuelle et collective, pour assurer la création et la reconnaissance du « soi ». Il permet également de garantir la transmission des savoirs acquis tout au long de la vie, et d'autres déjà hérités des générations précédentes. Selon Damasio (2010, p. 359), « la narration d'histoires est quelque chose que le cerveau fait de façon naturelle et implicite ». Avec le vécu de la pandémie, les catégories espace et temps ont gagné une plus grande visibilité dans mon quotidien. Une autre dimension très présente dans cette période a été le rapport de l'homme avec notre planète. Ce récit biographique est focalisé sur ces deux dimensions.

Le texte est organisé en quatre points. Le premier point porte sur la façon dont la Covid-19 a fait irruption dans mon quotidien. Le deuxième porte sur le vécu du confinement. Le troisième explicite quelques domaines de réflexion, qui sont associés aux apprentissages faits à partir de l'expérience de pandémie et de confinement. Le quatrième point vise l'explicitation de quelques réflexions sur l'impact de la pandémie.

Irruption de la Covid-19 dans le quotidien

L'irruption de la Covid-19 dans mon quotidien est très liée à la dimension spatiale. La première fois que j'ai pris conscience de la maladie a été durant le mois de décembre 2019, quand j'ai lu dans la presse qu'il y avait des personnes hospitalisées en Chine, avec une maladie apparemment nouvelle selon les médecins, cette maladie provoquant des pneumonies atypiques. Je suis alors restée attentive, pour obtenir plus d'informations. À ce moment, la situation était éloignée et je ne pensais pas aux risques et aux problèmes que cela pourrait déclencher. La première fois que je me suis aperçue de la gravité de la situation peut être située à la fin du mois de janvier, lors des mesures de confinement prises en Chine, avec les images des personnels de santé habillés avec les protections. Un autre point marquant a été de voir le gouvernement chinois construire en urgence des hôpitaux pour contenir la pandémie. À ce moment, j'ai compris la gravité de la situation provoquée par cette nouvelle maladie, du fait notamment de sa contagiosité et de sa capacité de propagation rapide et facile, ainsi que de l'inexistence de traitements ou de vaccins pour résoudre le problème. Ainsi, ce phénomène inconnu et sans nom en décembre est devenu pour moi menaçant et dangereux. Toutefois, je pensais encore à la situation comme quelque chose de lointain et d'extérieur, à cause de la distance spatiale avec de la Chine.

En février, la situation a changé, avec l'augmentation rapide et apparemment incontrôlée de cas en Italie, en France, au Royaume-Uni et en Espagne et, surtout, avec l'effondrement du système de santé dans ces pays. La vitesse de la propagation, la dangerosité du virus, et la proximité géographique de ces pays ont provoqué une première déstabilisation dans mon quotidien, parce que j'ai pris conscience que la situation était déjà très proche et de l'imminence de l'arrivée du problème au Portugal de manière effective et immédiate. À ce moment, j'ai lu, souvent, des informations sur les mesures adoptées dans les pays les plus touchés, sur les caractéristiques et spécificités de la maladie, notamment. J'ai essayé de me tenir au courant des découvertes scientifiques sur le sujet. Pendant cette période, au niveau professionnel, j'ai recommencé à donner des cours à l'Université, après la pause du premier semestre. Nous avons essayé de continuer la vie comme si la situation était normale, même si les conversations sur le sujet – avec les collègues, les étudiants et la famille – ont augmenté en fréquence et intensité. Nous travaillons dans un contexte de mobilité internationale d'étudiants et d'enseignants-chercheurs. Nous avons des rapports humains de proximité avec beaucoup de personnes dans des espaces fermés. Ces différents facteurs augmentent le risque de propagation. Nous avons donc pris conscience du problème. Des échanges avec un des étudiants chinois nous ont permis de comprendre que le confinement en Chine était déployé dans tout le pays, avec pour conséquences que tout était fermé, que les personnes ne sortaient pas de chez elles, que l'usage du masque et la distanciation sociale étaient considérés comme des comportements fondamentaux et responsables pour protéger les autres et soi-même. Il nous a dit alors être frappé qu'au Portugal les personnes ne semblaient pas avoir peur de mourir parce qu'elles ne portaient pas de masques, surtout dans les transports publics et dans les espaces où il y avait de grandes concentrations humaines. Mais, à ce moment, les stocks de masques étaient déjà épuisés au Portugal, et l'OMS et le gouvernement disaient qu'il n'était pas nécessaire d'en porter.

Le 2 mars, les premiers cas de Covid-19 ont été détectés au Portugal, à Lisbonne, la ville où j'habite. Le niveau de préoccupation a alors rapidement augmenté et la peur a commencé à s'installer. Le 9 mars, le recteur de l'Université de Lisbonne a communiqué la suspension des cours en présentiel, pendant deux semaines. Les jours suivants nous nous sommes organisés pour assurer la continuité pédagogique dans tous les cycles d'études, ce qui a exigé la définition d'une stratégie commune et des rendez-vous avec la direction et les coordinateurs des divers cycles d'études. Avec la suspension des cours en présentiel à l'Université de Lisbonne au 10 mars, j'ai commencé à préparer le confinement chez moi. Durant cette semaine, il y a eu augmentation de la pression publique pour la fermeture des écoles de tous les niveaux d'enseignement. Le 12 mars, le gouvernement a pris la décision de suspendre également l'activité en présentiel dans les maternelles et écoles de tous les niveaux d'enseignement. À la suite de cette décision, la pression publique pour exiger le confinement de la population a augmenté. Le 19 mars, le gouvernement décrétait l'état d'urgence et stipulait la mesure du confinement de la population. Ces mesures préventives, mises en place dans un moment où il y avait encore un nombre limité de cas, ont permis d'éviter l'expansion exponentielle de la Covid-19 et l'effondrement du système de santé publique au Portugal. À mon avis, cette pression de l'opinion publique pour la fermeture des écoles et pour le début du confinement résulte de deux facteurs : le premier est l'observation de la situation très grave dans d'autres pays de l'Europe, où il semblait qu'il y avait une sous-estimation du problème et donc une intervention tardive ; le second est la conscience que le système de santé publique est fragilisé et paupérisé, du fait du désinvestissement public dans les dernières décennies et, de ce fait, d'une possibilité rapide d'effondrement.

Vécu du confinement : expansion du présent et suspension du futur

Le vécu du confinement a été un moment complexe, au niveau individuel et collectif, marqué par l'incertitude et l'absence de visibilité dans ma vie. À cause de cette incertitude, la dimension temporelle est devenue centrale à divers niveaux. Au début, il était nécessaire de reprogrammer les cours de façon à assurer les enseignements. L'usage des plateformes digitales permettant de faire cours de manière asynchrone est devenu une solution. Le 12 mars, j'ai donc commencé à donner des cours asynchrones. Les étudiants étaient très anxieux et angoissés à cause de la situation de la pandémie et, en même temps, du fait de l'interruption de la normalité de leur vie académique et de l'incertitude générée. Les conversations avec eux ont permis d'identifier leur fragilité psychologique : manque de contacts physiques avec les collègues et les enseignants, difficultés de maintenir leur attention, de gérer la vie familiale et la vie d'étudiant, de gérer la vie professionnelle et les études à la distance, les problèmes de connexion Internet et, parfois, l'absence d'ordinateur. Ces éléments reportés dès le début ont pris encore plus d'importance avec le prolongement du confinement.

Mon rythme de travail s'est intensifié brusquement pour assurer la continuité de toutes les activités qui sont en cours et pour en promouvoir d'autres qui ont émergé comme nécessaires. Donner les cours et accompagner presque une centaine d'étudiants dans ces conditions particulières a été très difficile, surtout quant à la gestion du temps et aux rapports humains. La continuité pédagogique a fait émerger un dilemme : d'un côté, il était important d'assurer les apprentissages auprès des étudiants pour préserver leurs chances de succès académique, de l'autre côté, cette situation supposait pour les enseignants-chercheurs (ainsi que pour les étudiants) une grande capacité de travail et d'adaptation à la situation, dans un moment de pandémie déstabilisant.

Je sentais l'importance du ralentissement des rythmes dans ma vie mais j'ai alors été confrontée à son contraire : j'ai vécu leur accélération, dans la mesure où il y avait une « augmentation du nombre d'épisodes d'action ou d'expérience par unité de temps » (Rosa, 2014, p. 25). Je devais faire plus de choses en moins de temps. Pendant la période de confinement, j'ai eu la sensation d'une expansion du présent et d'une suspension du futur. Le temps présent a été dilaté : il y avait beaucoup d'activités à développer pour assurer la continuité de la vie professionnelle et, par ailleurs, il y avait une multiplicité d'événements imprévisibles, inédits et hors de la routine. La pandémie a mis en évidence la fragilité de la vie humaine, impuissante face à la nature. L'incertitude a provoqué la suspension du futur, devenu inconnu et imprévisible.

Pendant cette période, il y a eu une montée progressive des perceptions de dangerosité et de menace potentielle. Le vécu du confinement, au-delà d'une sensation de protection, a entraîné une autre façon de vivre, dans un espace limité à la maison, sans contact avec la nature, la mer, la famille et les amis. À cause de la pandémie et du confinement, la vie et les sons dans la ville ont changé brusquement – le bruit des personnes, des voitures et des avions a alors presque disparu. La vie humaine est devenue plus silencieuse, mais la vie de la nature a gagné des espaces d'existence. C'était très réconfortant de regarder et écouter les oiseaux dans leur liberté de mouvements, sans la pollution sonore et de l'air habituelle.

Expérience de la pandémie : quelques apprentissages

Transformer le vécu en expérience exige du temps et de la distanciation pour promouvoir la réflexion, ce qui est difficile en ce moment, parce que nous sommes encore plongés dans le vécu de la pandémie et du confinement. Énoncer les apprentissages qui proviennent de l'expérience est un processus encore plus complexe, à cause des éléments identifiés précédemment, mais aussi parce qu'il est nécessaire de faire la liaison temporelle, l'articulation avec les apprentissages précédents, liés au passé, et de les projeter dans le futur, en rapport avec nos aspirations. Or, si le confinement a provoqué l'expansion du présent, en permettant le vécu d'une grande diversité de situations nouvelles, inconnues et imprévisibles, il a également suscité une incertitude sur le devenir. Malgré cette difficulté, je vais expliciter quelques éléments de réflexion élaborés durant la pandémie Covid-19 et le confinement, à partir desquels des formes d'apprentissages peuvent être identifiées pour la vie individuelle et collective.

La pandémie a mis en évidence un manque de soutenabilité, de responsabilité sociale et d'éthique du système économique capitaliste. Ce système, qui met au centre le profit, rapide et facile, pense les personnes comme des ressources, génère des délocalisations, provoque l'usage massif des ressources naturelles. Au-delà, la consommation des ressources naturelles qui suit un rythme très supérieur au renouvellement des ressources planétaires provoque le changement ou la disparition de l'habitat naturel des animaux sauvages et la diminution de la biodiversité, fondamentale pour assurer l'équilibre de la vie sur la planète. Dans le même temps, ce système économique a provoqué d'énormes problèmes pendant cette pandémie : manque d'approvisionnement en matériaux et équipements de protection et de santé nécessaires, système de dépendance entre États, manque de processus de régulation et de principes éthiques, déséquilibre accru entre riches et pauvres, augmentation explosive du chômage. Il s'est avéré défaillant dans la mesure où il n'avait pas la capacité d'assurer l'approvisionnement en biens et équipements de protection et de santé pourtant fondamentaux pour la gestion de la crise générée par la Covid-19. Le système économique capitaliste a été durant cette période « discrédité socialement et politiquement » (Sousa Santos, 2020).

Les organisations supranationales et gouvernementales ont mis en évidence un manque de compétences pour éviter et gérer une crise globale, aux niveaux sanitaire, économique et social, notamment du fait des problèmes de communication, de transparence, de solidarité et d'absence d'organisation rapide et efficace. De plus, le désinvestissement de l'État dans les politiques publiques, ces dernières décennies, a entraîné des répercussions graves dans les capacités du système de santé à gérer la pandémie. La pandémie a mis en évidence l'importance de la force collective des citoyens pour résoudre ou minimiser les problèmes sociaux, dans un moment où l'économie a été éclipsée et l'État désorganisé et désorienté. La capacité de la communauté est remarquable, avec l'émergence des réseaux et des projets solidaires aux niveaux mondial, national et local, avec le partage des connaissances, la volonté d'apporter des solutions aux problèmes, protéger et changer/transformer.

L'impact de la pandémie

L'impact de la pandémie dans la vie individuelle et collective est encore difficile à anticiper, parce que nous sommes encore en train de vivre la situation. En ce moment, nous regardons seulement le visible ; si l'on prend l'exemple de l'image de l'iceberg, nous regardons le sommet, mais la base de l'iceberg reste cachée et invisible. Pour comprendre l'impact de la pandémie, il est nécessaire de prendre le temps d'identifier les transformations et leurs effets. Les vécus de la pandémie et du confinement, au niveau personnel, ont généré des formes de rupture biographique, qui se caractérisent par une transition dans la vie du sujet. Le sujet qui a vécu ces phénomènes et a appris avec eux a pu devenir une personne différente, qui potentiellement a changé la façon de se penser soi-même, de penser la vie, les autres et le monde. Pour ma part, le vécu de la pandémie et du confinement a généré en moi une rupture biographique.

L'impact de la pandémie, au niveau collectif, sera dépendant de la triade marché-État-communauté et de son évolution à partir de ce moment carrefour : quels seront les rapports de pouvoir (re)configurés entre eux. Si le principe du marché reprend son pouvoir d'une façon hégémonique, c'est le principe de continuité qui va s'imposer, et certaines dimensions pourraient s'en trouver renforcées : injustices, asymétries, pauvreté, destruction des ressources naturelles. Cette voie pourrait s'avérer catastrophique pour l'humanité car elle nous conduit à une « catastrophe écologique » (Sousa Santos, 2020). Si le principe de l'État gagne en force et développe une alliance avec le principe de communauté, une base différente et plus soutenable pourrait émerger, plus attentive aux diverses formes d'interdépendance, plus respectueuse des écosystèmes. Ce chemin est désirable et possible, chacun de nous a un rôle important dans sa construction. Il est donc important de commencer à construire ensemble une voie « politico-écologique sociale civilisationnelle » (Morin & Abouessalam, 2020).

Références bibliographiques

Damásio, A. (2010). *O Livro da Consciência. A construção do cérebro consciente.* Lisboa : Círculo de Leitores.

Delory-Momberger, C. (2014). *De la recherche biographique en éducation. Fondements, méthodes, pratiques.* Paris : Téraèdre.

Morin, E. & Abouessalam, S. (2020). *Changeons de voie. Les leçons du coronavirus.* Paris : Denoël.

Rosa, H. (2014). *Aliénation et accélération. Vers une théorie critique de la modernité tardive.* Paris : La Découverte.

Sousa Santos, B. (2000). *A crítica da razão indolente. Contra o desperdício da experiência.* Porto : Edições Afrontamento.

Sousa Santos, B. (2020). *A cruel pedagogia do virus* [E-book]. Lisboa : Almedina.

16. Vivre, faire partie et être, dans le monde, ça compte !

Conceiçao LEAL DA COSTA
Professeure en sciences de l'éducation,
Université d'Évora, Portugal

Les nouvelles évoluent quotidiennement, ce qui ne rend pas facile de comprendre les faits et d'assumer leur véracité. Donc réfléchir et écrire l'histoire des temps de pandémie et ses événements consécutifs est devenu un acte difficile. C'est aussi pour cette raison que je suis reconnaissante de pouvoir partager un récit dans le cadre de ce travail de réseau. Je parle ici de la biographisation de l'expérience (Delory-Momberger, 2014), car nous partageons tous la même situation de pandémie. Cette expérience nous est commune, mais chacun de nous vit la situation individuellement, personnellement, de façon singulière.

Au Portugal, la pandémie est arrivée le 1er mars. Les institutions sanitaires et gouvernementales ont agi sur la base de l'expérience d'autres pays jusqu'à cette date. Je pense qu'ils ont agi rapidement et ont conditionné notre vie d'une manière très normative. Les décisions ont été ordonnées et légiférées pour tous les habitants du pays. L'être humain unique a été oublié et des règles ont été imposées à tous, indépendamment des lieux et des contextes de vie quotidienne. Une exception cependant : pour les personnes âgées de plus de 70 ans, les règles ont été plus sévères, limitant davantage leurs actions et leurs relations sociales.

Le 1er juin, au Portugal, le processus de déconfinement a été lancé. Je crois qu'être déconfiné, c'est sentir que nous-même et chacun d'entre nous peut être le protagoniste et le participant d'un projet plus vaste, en construction. La situation actuelle demande de prendre soin du chemin pour aller vers ce qui est bon, pour nous et pour les autres, dans la maison commune. Je crois aussi que cela concerne tout le monde, partout, mais je ne pense pas que cela puisse s'aligner sur les limites d'un langage normatif, d'idées, de modèles pensés avant et pendant notre propre époque de construction, avec des intérieurs turbulents et à une époque de changement disruptive et de mise à distance sociale. Pour moi, ce moment sera donc, probablement, un moment privilégié pour une opération de biographisation, celle qui correspond à des processus d'*écriture de soi* que le carnet de bord et cet article souhaitent faire connaître au travers de la narration de l'expérience singulière vécue. En fait, les changements semblent rendre notre vie difficile parce que les problèmes sont devenus presque énigmatiques et que, par conséquent, nous vivons des phénomènes avec des solutions impossibles.

La vie dans la pandémie

Je suis d'Évora, au Portugal. L'Université d'Évora est la deuxième plus ancienne du pays. J'y suis professeure, dans le secteur de la formation des enseignants. Je suis également membre du Centre de recherche en éducation et psychologie (CIEP-UE). Le centre historique de la ville d'Évora est inscrit au patrimoine mondial de l'Unesco, de même que le *Cante Alentejano*, chant polyphonique de l'Alentejo, est aujourd'hui reconnu comme patrimoine culturel immatériel de l'humanité par l'Unesco. Mon incapacité à faire connaître l'endroit d'où je parle, Évora – capitale de l'Alentejo et célèbre région viticole, agricole et paysanne du Portugal –, est due au scénario que j'ai choisi pour la communication orale à l'origine de cet article. Derrière moi, la plaine de l'Alentejo, qui est l'endroit le plus paisible du monde, grâce à l'harmonie et au son du silence issus de la tranquillité des gens qui vivent et chantent ici. Imaginez que vous vivez dans une ville où vous pouvez entendre les oiseaux… Eh bien, cette ville est Évora.

Dans le passé, j'ai obtenu un diplôme de physique et un master en administration de l'éducation. Il y a vingt ans, j'ai commencé mon travail à orientation biographique. C'était à la fin des années 1990, l'époque des grandes réformes éducatives au Portugal. C'était aussi l'époque où des échos des travaux de Lejeune (1975), Josso (1991) ou Pineau et Legrand (1996) sont arrivés au Portugal. Des histoires de vie, qui valorisaient l'histoire mais aussi la construction du sens à partir d'axes temporels personnels. Je n'imaginais pas alors que le récit autobiographique serait un moyen privilégié pour faire connaître et reconnaître mon expérience aujourd'hui dans le cadre d'une pandémie très insolite. Je pense donc que mon vécu marqué par la complexité et l'incertitude de cette période de pandémie nécessite un ajustement et une interprétation des expériences qui me permettent de me l'approprier.

Comment la pandémie a-t-elle perturbé ma vie quotidienne

C'est le 1er mars que le premier cas de Covid-19 a été identifié au Portugal – un médecin de 60 ans. Le 13 mars, l'Université a commencé à mettre en place des mesures de restrictions et les cours en ligne ont débuté. Pour moi, le plus important était de rester authentique et souriante, des caractéristiques que même la pandémie n'a pas ébranlées. Mais lorsque j'avais une très grande charge de travail, je me surprenais parfois à pleurer. Ce n'est pas dans mes habitudes, mais cela arrive parfois dans ma vie quotidienne et, naturellement, cela s'est produit aussi pendant cette période d'enfermement. L'idée d'une vie normale, normalisée pour tous, était elle-même une source de doute.

Au moment du confinement, plusieurs générations se sont réunies ici, dans notre maison, dans une ferme où vivent également des membres de la famille élargie. Cela nous a empêchés de considérer que la meilleure façon de se montrer solidaires était de maintenir une distance sociale, voire de s'isoler les uns des autres. En me souvenant de l'écrivain nigérian Chimamanda Adichie, j'ai réalisé le danger d'une histoire unique. Cela m'a amenée à me demander si je devais suivre uniquement parce que c'était écrit dans la loi. Je n'ai jamais fait cela de ma vie… J'ai compris qu'il était important que ma pensée reste cohérente. J'ai donc supposé que la transgression était nécessaire et, comme toujours, ma famille, mes amis et mes collègues se sont rassemblés chez moi.

La situation « normale » de mon travail quotidien avait effectivement changé. Tout a changé rapidement. Ce qui était auparavant considéré comme presque impossible à réaliser, parce que constituant une trop grande innovation, est maintenant devenu à la fois possible et imposé. Par exemple, à l'Université, nous avons utilisé tous les moyens de communication pour approcher les étudiants afin qu'aucun d'entre eux ne soit laissé de côté. Il fallait repenser tous les domaines d'activité : enseignements à distance de haute qualité, besoin d'apprentissage en ligne et de formation des enseignants entre collègues de différents domaines de connaissance, retard des examens de doctorat, collègues étrangers déjà déplacés à Lisbonne alors que la ville semblait dorénavant sans habitants du fait de ses rues vides. J'ai vite compris qu'à l'Université, dans ma famille, dans les champs et dans la ville, mes journées me conduiraient à construire de nouvelles connaissances, parce qu'elles seraient axées sur des perspectives différentes de ces réalités.

Cependant, nous étions déjà le 6 mai et les nouvelles, malheureusement, n'étaient pas bonnes. Je me souviens de la peur que j'ai ressentie à cause de la durée imprévisible de l'enfermement de ma famille, des changements dans mon travail, de ne pas savoir grand-chose de ce qui arrivait à mes amis, dans mon pays, sur ma planète. Je pensais localement et me sentais impuissante face à toute action globale et pour le bien commun. J'avais beaucoup de travail et tout me semblait obscur. Les cas ont augmenté de 1,2 % et les décès de 1,8 %. Depuis le début de la pandémie au Portugal, 2 mois après le premier cas, 1 007 personnes sont mortes et 25 351 cas ont été enregistrés.

Vivre pendant le confinement : l'importance de la famille

Pour moi, vivre dans ce monde, c'est en faire partie, c'est appartenir à une planète de l'univers. Cela signifie donc être en tout lieu et en toute circonstance touché par tout ce qui se passe. Entre nous et la nature, dans son ensemble, il n'y a pas de fossé. Nous faisons partie d'un univers qui, inconnu dans son ampleur, nous intègre. Donc, la catastrophe ne pouvait pas signifier que mettre fin à la vie humaine soit une – et de plus la seule – façon de changer le monde. Mes valeurs n'avaient pas changé : l'attention, l'écoute des autres, l'enthousiasme, la prévention, l'amour doivent rester et coexister. En conséquence, mes transgressions se sont succédé. Je vais essayer de décrire l'expérience vécue.

Avec mon mari, j'ai quatre enfants. Deux filles et deux garçons. Zé est déjà marié, mais il nous a rejoints. C'était bon d'être avec sa famille et plus sûr qu'à Lisbonne. Luísa est médecin, mais après un mois de vie solitaire, elle a eu besoin de compagnie pour se reposer. Nous avions entrepris des voyages à Lisbonne, la nuit, même sans autorisation du fait de l'état d'urgence, pour rester avec notre chère docteure car nous craignions que l'isolement ne soit néfaste pour sa santé, alors que son travail l'occupait 24 heures sur 24, même le jour de son anniversaire. Filipa a un petit ami qui est revenu de l'Université de Milan ; ses parents sont tous deux médecins et il s'est senti davantage accompagné ici. Zé Maria, vingt et un ans et huit ans de moins que son frère aîné, ne s'était pas trouvée avec tout le monde ici à la maison depuis plusieurs années. Mes parents ont commencé à venir plus souvent, pour déjeuner avec nous ; rester seuls n'était pas bon pour eux et cela permettait qu'ils continuent de marcher, car à l'âge de quatre-vingts ans cesser de marcher peut signifier l'arrêt permanent de la marche. Il fallait aller souvent au supermarché et ne pas faire de stock. Tous mes enfants ont eu leur anniversaire pendant cette période : nous étions tous réunis pour les repas, avec des gâteaux et des bougies aussi. Et avec les grands-parents présents ! Quelle satisfaction pour tout le monde.

En mai, j'ai commencé à me rendre compte que j'étais fatiguée. J'avais reporté des tâches et de nombreux événements, ce qui ne m'a pas laissée indifférente : l'utilisation de tous les moyens de communication pour approcher les étudiants, les projets FCT, les bourses de doctorat, ma participation à la Commission pour la protection des mineurs – de nombreux défis.

Les apprentissages et acquis durant le confinement

En fait, le processus est en cours… il me semble. Au Portugal, le confinement a duré trois mois. Nous nous attendions, à tout moment, à ce qu'il y ait autant de cas et de décès dans l'Alentejo... En réalité, il n'y a eu aucun décès jusqu'à présent dans la ville d'Évora, et on dénombre actuellement 100 cas de Covid-19 parmi la population depuis le début de la pandémie (janvier-février). Ici, la population est très âgée et, de ce fait, les gens sont plus exposés et plus vulnérables. Cette période de confinement m'a fait réaliser, plus consciemment, que la distance sociale (terme que je préfère peut-être, plutôt que « distance physique ») peut aider à réduire l'exposition au coronavirus mais peut aussi avoir de sérieux impacts sur la vie et le développement des individus. La culture de l'isolement et la faible démographie ont été des facteurs d'une grande importance dans l'histoire de cette population. Pour moi, cela a été clairement révélé pendant le confinement. Les dispositions culturelles et l'isolement étaient les deux faces d'un même dispositif.

Dans des proportions différentes – à un niveau personnel, puis local, national et international –, il y a l'être humain, qui se façonne et se construit adulte en formant sa propre identité, qui l'identifie en tant que personne et le distingue des autres qui établissent des interactions avec lui. Dans le nord du pays, la réalité est très différente car les gens sont plus proches les uns des autres que dans le Sud. Les manières de penser, de sentir et d'agir leur sont propres et uniques, permettant à chaque individu d'avoir sa propre vision de la vie et du monde, transformant l'enfermement en un contexte perturbateur.

J'ai également réalisé que je participais au changement de ma vie quotidienne, non pas comme un observateur neutre, mais comme un interprète des événements. On peut penser qu'une configuration de l'expérience s'est produite lorsque j'ai raconté mon expérience par écrit. Mais ce changement personnel s'est produit lors des conversations au sein de ma famille, avec certains collègues et avec mes étudiants *via* Internet, dans un contexte où je suis restée plus longtemps à la maison. J'ai compris aussi à quel point la vie des gens est importante pour moi. La distance entre les gens s'est accrue, mais les contacts et les soins sont également devenus beaucoup plus intenses. Par exemple, elle a renforcé mon attention à la vie des étudiants, leurs sentiments, leur santé, leur bien-être et leur capacité de résilience dans ce contexte étrange et incertain. Les mots que nous devions le plus utiliser lors des sessions synchrones avec le Zoom Colibri étaient : participation, négociation et coopération. Je considère que c'est l'attestation de l'importance du développement humain dans mes recherches.

Je n'ai jamais compris la pandémie comme une crise, car elle ne m'a jamais semblé être une circonstance exceptionnelle et temporaire. Ainsi, elle peut aussi être une opportunité ! Il existe de nombreux autres virus qui tuent également des milliers de personnes chaque jour. Des voix sourdes, peut-être ! Ils demeurent surtout dans les endroits où le développement des personnes a toujours été confiné et/ou en état de confinement permanent (les réfugiés, ou les populations subsahariennes africaines, par exemple). Ce fait, à lui seul, suffit pour me faire penser que certaines institutions et organisations, dont l'OMS, se montrent depuis plusieurs décennies déjà « en crise ». C'était le cas du Service national de santé au Portugal aussi, ou de l'Université tout court, qui, pour ces raisons et d'autres encore, montrait déjà des signes oscillant entre l'impréparation et l'imprévisibilité aggravée. Par conséquent, un climat de peur a pu facilement s'installer et, simultanément, permettre à l'obéissance d'émerger.

Étrange ? Je ne pense pas… La démocratie est récente au Portugal et les silences sont presque « naturels » dans notre vie publique et personnelle.

Continuer à rechercher le bien-être dans l'incertitude…

Il est urgent de réfléchir de manière critique, en admettant qu'il y a beaucoup à savoir et à faire avec les sciences. Nous sommes plongés dans un contexte mondial, complexe et incertain, et la crise elle-même peut apporter la solution (Santos, 2002). Il faut donc être à l'écoute de tous et de tous. Les rituels et la ritualisation dans la vie communautaire (Wulf, 2011) se sont avérés très importants. Les rencontres entre générations nous ont permis de parler, de raconter et de nous souvenir d'histoires, assis à table. Les traditions portugaises, les anniversaires, les conversations familiales et les processus de lecture mutuelle activés par le besoin de compréhension ont montré que le contact entre les générations peut être une alternative aux pratiques actuelles d'institutionnalisation des personnes âgées et des enfants.

Mes enfants et mes parents m'ont dit que cette pandémie leur a apporté beaucoup de bonnes choses. Par conséquent, mon histoire ne peut être tissée uniquement avec la peur, l'appréhension ou l'incertitude, mais avec de bons souvenirs de notre espace-temps vécu en communauté, en famille. Cela s'est produit dans un espace-temps qui a permis de réfléchir à l'utilisation du temps et à une analyse plus consciente de la manière d'améliorer les relations et les interactions qui favorisent l'humanité et la sagesse. Je suis convaincue que la réflexivité narrative gagne beaucoup si nous l'associons à l'action, dans des moments troublants comme ceux-ci.

Je crois que le monde nous rend plus humains. Ensemble, les femmes et les hommes luttent contre les problèmes de genre. J'ai constaté que le rôle des femmes a été pertinent, tant dans les hôpitaux qu'à la maison, dans le suivi de l'enseignement des enfants. Dans les domaines de la santé et de l'éducation, les femmes sont largement majoritaires.

J'ai peut-être construit une histoire centrée sur les aspects les plus positifs d'une tragédie mondiale. Cependant, je conclus avec l'idée que ma vision du monde s'est enrichie. Cela m'a permis de prendre conscience de la nécessité de prendre soin de notre foyer et du bien commun, sans oublier la durabilité. D'un point de vue environnemental, la nuit et le ciel éclairé (maintenant encore plus), que j'apprécie avec grand plaisir en Alentejo, sont devenus la preuve que le comportement humain peut faire une différence.

Références bibliographiques

Delory-Momberger, C. (2014). *De la recherche biographique en éducation. Fondements, méthodes, pratiques.* Paris : Téraèdre.

Josso, M.-C. (1991). *Cheminer vers soi.* Lausanne : L'Âge d'homme.

Lejeune, P. (1975). *Le pacte autobiographique.* Paris : Seuil.

Pineau, G. & Le Grand, J.-L. (1996). *Les histoires de vie.* Paris : Presses universitaires de France.

Santos, B. S. (2002). *A crítica da razão indolente : contra o desperdício da experiência.* São Paulo : Cortez.

Wulf, C. (2011). Les rituels. Performativité et dynamique des pratiques sociales. *In* J. Poulain, F. Triki & C. Wulf (dirs). *La reconstruction transculturelle de la justice. Mondialisation, communautés et individus* (pp. 61-74). Paris : L'Harmattan.

17. Ce que notre vécu doit à la Covid-19 !

Samira BEZZARI

Professeure en sciences de l'éducation,
Laboratoire de recherche sur les langues et la communication,
Université Ibn Zohr, Agadir, Maroc

Le coronavirus a bien semé le chaos dans le monde et, situation inédite, plus d'un tiers de l'humanité a été contraint de se confiner dans des conditions extrêmement disparates et inégales. Les habitus sont remis en question et les représentations sont déconstruites face à certains acquis dont l'absence était, pour nous, jusque-là impensée.

Invitée en pleine pandémie par l'initiateur des web-conférences « Vies et récits pendant la catastrophe », j'ai écrit ce récit dans l'ambition de partager un vécu à travers des constats, des réflexions et des pistes d'intelligibilité sur ce qui se joue actuellement au temps de la Covid-19. L'apport des théories de la communication et de la formation des adultes, où se situent mon ancrage scientifique et ma pratique professionnelle, est éclairant à plusieurs niveaux afin de saisir cette expérience particulière vécue par tout un chacun. Cet entre-deux constitué à la fois d'arrêts (confinement, fermeture des frontières…) et de mouvements (télétravail, enseignement à distance…) est si bien décrit par Chevalier (2020, p. 1) :

> « Cette situation singulière qui, à maints égards, a saisi chacun(e) d'entre nous, c'est-à-dire frappé, ému, ce qui d'ailleurs est gentiment paradoxal si on considère que l'étymologie du terme "émouvoir" signifie "mettre en mouvement, bouger"… Si le confinement lié au Covid-19 nous a saisi(e)s, sidéré(e)s voire pétrifié(e)s, pour rester dans la dialectique mouvement/arrêt, il a également saisi quelque chose au sens de confisquer. »

Au travers des cinq axes émis par la proposition de cadrage des web-conférences, j'ai pris le parti de rendre compte de ma propre expérience en articulant mon propos en trois temps : tout d'abord, j'évoquerai la survenance de la Covid-19 au Maroc et les modalités du confinement de la population. Ensuite, j'interrogerai le confinement au regard de mon ancrage scientifique. Enfin, j'explorerai la manière dont la pandémie et, chemin faisant, le confinement ont influencé ma pratique professionnelle et ont permis des apprentissages diversifiés.

La Covid-19 et la progression du confinement au Maroc

À l'heure où je rédige cette contribution, le monde vit encore une crise sanitaire extrêmement pénible, avec un virus qui a gagné presque toutes les nations et a fait basculer le cours de l'histoire mondiale. Afin de contextualiser la crise liée à la Covid-19 au Maroc, j'ai pu noter, à titre personnel, deux grandes phases : une première phase qui a eu lieu avant le 2 mars et une seconde phase qui se situe après le 2 mars.

La première phase, avant le 2 mars, est qualifiée de stade d'écoute et de veille, comme nous l'apprend le jargon de la gestion de crises. Durant cette phase, l'attention était tournée vers les pays où le virus s'était déjà propagé, mais tout en étant à l'affût des signaux d'alerte au niveau national. Cette phase est également marquée par le rapatriement des étudiants établis à Wuhan, épicentre de l'épidémie.

Jusque-là, le virus n'avait pas encore fait irruption dans le quotidien dans le vrai sens du terme. Néanmoins, une certaine appréhension se faisait sentir de plus en plus : c'était mon cas lors d'un trajet en train entre Marrakech et Rabat. Le minimum que je puisse dire, c'est qu'il n'était pas du tout ordinaire. Il y avait des personnes, notamment en provenance de l'aéroport, qui portaient des masques, d'autres non, d'autres encore mettaient des écharpes qui cachaient leur bouche. La tension était au rendez-vous parce que nous étions conscients que les relations réelles constituaient désormais une menace. Ce trajet qui d'habitude était un temps d'échange s'est transformé en des instants pesants, en un temps de contrôle : celui de son espace vital, mais aussi celui de l'espace de l'autre et de ses mouvements. L'indifférence n'était plus de mise et personne n'aurait pu ignorer son voisin, surtout dans un espace clos.

La seconde phase, après le 2 mars et jusqu'à nouvel ordre, se caractérise par la survenance de l'événement Covid-19 avec un premier cas déclaré dans le pays. Ainsi, le Maroc a fait preuve manifestement d'une grande anticipation en mettant en œuvre des mesures draconiennes à moins de deux semaines de ce premier cas. Il s'agit surtout de l'arrêt des cours dans les établissements scolaires et dans les universités. Cette action a été suivie rapidement par la fermeture des frontières terrestres, maritimes et aériennes, et accompagnée également par le confinement progressif de la population. Ces mesures graduées ont permis de préparer les citoyens à un confinement total, qui s'est annoncé inéluctable le 20 mars et qui a été prolongé jusqu'au 20 mai, puis jusqu'au 10 juin, avec une levée progressive du confinement selon qu'il s'agissait de la zone 1 (pas de confinement et déplacement des personnes sur le territoire national) ou de la zone 2 (levée du confinement et déplacement en dehors de sa ville moyennant une attestation exceptionnelle).

Cette gestion de la pandémie au Maroc a été accompagnée de plusieurs mesures :

- sur le plan sanitaire : le port du masque est généralisé, avec mise en vente libre, production locale et prix subventionné ;
- sur le plan socioéconomique : un fonds spécial de solidarité a été créé avec une large participation de l'État et des personnes physiques et morales. De même, un plan de soutien a été mis en place pour soutenir les salariés du secteur privé et pour les travailleurs du secteur informel.

Toutefois, l'enjeu pour le Maroc comme pour les autres pays est de réussir le déconfinement de la population tout en parvenant à contenir la pandémie.

Ce que le confinement « doit » à la communication

Les conséquences de cette pandémie, hormis celles relatives aux situations économiques, sont celles inhérentes aux mutations qui ont affecté nos habitus et nos pratiques durant cette crise sanitaire.

Il me semble que le changement remarquable dans notre vie actuelle est celui du confinement comme modalité ayant émergé à la suite des évolutions et des reconfigurations de la crise sanitaire dans le monde. Tel qu'il a été vécu, le confinement a modifié de manière directe certaines dimensions liées à la communication interpersonnelle : il a renforcé, restreint ou supprimé certains aspects qui y sont liés. Il s'agit, d'une part, de la « distance sociale » ou « distanciation sociale », imposée comme distance à retenir *a minima* dans l'espace public. D'autre part, il s'agit du « toucher social » banni de certains de nos échanges.

En communication, la distance sociale fait partie des quatre distances qui renvoient à l'organisation sociale de l'espace et aux différentes distances que l'individu utilise lors de ses interactions avec autrui. À ce titre, Edward T. Hall (1984), qui attribue le terme de « proxémique » à cette organisation spatiale, considère la manière de gérer l'espace pendant un échange comme une sorte de « dimension cachée » qui parle à la place des interactants en choisissant une distance intime, personnelle, sociale ou publique. Ces distances ne sont pas perçues de la même manière et sont régies par des normes sociales et culturelles qui peuvent varier d'une culture à une autre.

Dans le présent propos, ce n'est pas la distance en tant que construit culturel qui m'intéresse, mais la distance sociale comme construit relationnel imposé par le confinement. De surcroît, il s'agit d'une norme globalisée et vitale infligée par les autres et exigée par soi-même. Elle remplit donc une valeur d'obstacle ou d'évitement qui vient déconstruire nos systèmes de représentations quant à la proximité, désormais synonyme de menace et de contamination le temps de cette pandémie. Dès lors, la distance sociale transforme l'espace public en une sphère impersonnelle qui n'appartient ni à moi ni à l'autre, puisque mon intégrité physique et morale dépend de l'altérité et de son comportement dans cet espace public et aussi de son implication dans le respect de la distance sociale.

Dans cette même dimension communicative, le « toucher social » a été supprimé de certaines situations de communication. Par toucher social on entend tous les usages du toucher avec une intention sociale. Il relève de la kinesthésie développée par Birdwistell (1952) et renvoie aux formes de toucher non instrumental comme les modalités de salutation : se serrer la main, faire la bise, tapoter l'épaule, etc. Le toucher social remplit des fonctions communicatives (Fabien *et al.*, 2018) semblables à celles des autres types de communication non verbale (gestes, expressions faciales, regards…) et est conçu dans un sens particulièrement utile à la communication empathique. Or, cette culture de sociabilité est dépourvue du toucher social, indissociable du langage. Rituel d'interaction et de salutation, le toucher social est bien plus qu'un geste dans la mesure où il assure la fonction de « garder la face » dans le sens de Goffman (2003). Cependant, il semble judicieux de souligner qu'il n'est pas facile de s'en passer, surtout chez la catégorie des jeunes : il a été codé autrement en substituant la poignée de main à une « poignée de coude », à titre d'exemple.

Le vécu professionnel et la Covid-19

Depuis le confinement, les choses évoluent finalement très rapidement. Ce sont tous ces habitus au sens bourdieusien (2000) du terme qui sont abrogés ou renforcés. Ils remettent en cause nos représentations par rapport à la symbolique de certains acquis remaniés ou mobilisés autrement.

Parmi les conséquences notées, celles relatives au vécu professionnel de chacun sont à souligner. Dans mon cas, il s'agit d'un changement dans mes conditions de travail, mais je n'ai pas l'impression d'être troublée ; seulement je l'ai fait autrement à distance. La continuité a été assurée par des moyens logistiques appropriés. Les cours, l'encadrement et les soutenances de projets de fin d'études (PFE) ont eu lieu à distance. L'évaluation des apprentissages a été assurée avec des grilles critériées qui prennent en compte la situation exceptionnelle actuelle.

Je n'ai donc pas été en difficulté, à vrai dire. À l'échelle de mon école ou de mon université, je disposais des moyens nécessaires techniques et méthodologiques afin d'assurer la formation à distance. Les ressources en ligne ont pullulé après l'arrêt des cours. Elles se diversifiaient entre cours enregistrés, MOOC, webinaires avec un enrichissement du dispositif technique existant, voire mise en place de nouvelles plateformes.

Il me semble que le confinement, sur le plan pédagogique, a montré que nous pourrions être très efficients dans l'enseignement à distance et, par conséquent, articuler des modalités de formation hybride pour produire un nouvel environnement d'apprentissage pour les apprenants. C'est à la fois une conséquence, mais aussi un apprentissage à retenir de cette expérience. En revanche, la problématique qui accompagnait ce confinement d'un point de vue pédagogique concerne les projets de fin d'études et les stages de fin d'études. Dans le cas de mon établissement, les PFE ont été soutenus à distance avec certains travaux dans lesquels quelques enquêtes d'ordre qualitatif ou quantitatif n'ont pas été finalisées. La partie stage de fin d'études, que j'encadre actuellement, a été élaborée en tant que rapport de stage bibliographique, avec des problématiques inhérentes aux spécialités des étudiants.

En cela, le confinement est considéré comme une contrainte, mais aussi en tant qu'occasion de travail réflexif et formatif pour préparer les étudiants à la gestion de crise et au développement d'une vision prospective et anticipatrice. En revanche, il ne faut pas perdre de vue le fait que la crise a perturbé certains éléments pédagogiques ou autres chez l'étudiant que nous devons prendre en compte. Il s'agit notamment des conditions de son apprentissage, y compris numériques, et de ses capacités cognitives avec ses habiletés à apprendre à apprendre. Ces problématiques qui renvoient aux dynamiques de « s'accompagner » et d'« accompagner » dans le sens du constructivisme piagétien (1971) et du socioconstructivisme de Vygotsky demeurent encore d'actualité.

Le verre à moitié plein…

La situation actuelle, malgré les tensions entre interface humaine et interface numérique, crée de la réflexivité et souligne des gains d'expériences afin que les enseignements à distance et en présence constituent des espaces qui convergent. Il est temps alors d'interroger certaines formes d'inertie et de reproduction de nos cours au regard de la pratique en ligne et surtout de faire apparaître le *curriculum* caché (les attentes des étudiants, les biais de certaines pratiques) derrière certaines pratiques officielles (consignes, orientations, programmes). En cela, le concept de l'« affordance » (Gibson, 1979 ; Simonian, 2020) semble approprié pour décrire cette nécessité de prendre profit de cette situation pour pérenniser certaines pratiques positives ayant émergé durant la pandémie. L'affordance, telle qu'elle est initiée par Gibson (1979) et reprise par Simonian (2020), traduit la perception immédiate d'un sujet d'une possibilité offerte par un environnement en vue de créer d'autres possibilités pour répondre à un besoin précis.

Dans le cas des enseignants, par exemple, il faudrait analyser les pratiques et faire de ces expériences inédites des occasions de formation dans le cadre d'une démarche réflexive. Dans mon cas, j'ai noté une synergie et un accompagnement entre collègues qui a permis d'expérimenter le potentiel de notre équipe pédagogique. Il serait pertinent, par conséquent, de capitaliser cette expérience et de porter un regard sur une continuité de l'hybridation des cours avec des visions à la fois pédagogiques, techniques et didactiques.

Au niveau écologique, personne ne peut nier le répit de la planète durant la fermeture des frontières et l'immobilisation de plusieurs activités. La crise covidienne a permis de réaliser, en peu de temps, ce que les multiples sommets mondiaux, engagements, réunions et tergiversations incessantes n'ont pas été capables d'accomplir. En diminuant les émissions de gaz à effet de serre et en stoppant une très grande partie de l'activité industrielle, des transports et des échanges, la crise de la Covid-19 a montré, malgré tout, qu'elle n'est pas le meilleur remède pour infléchir la courbe du réchauffement climatique. En effet, les lendemains seront certainement marqués par une course pour la relance de plusieurs domaines et pour rattraper le « retard ». Toutefois, il est important de continuer la réflexion quant à la lutte contre le changement climatique et à l'« après-coronavirus ». La situation actuelle est alors l'occasion d'analyser les effets de celle-ci sur le climat, l'environnement, la biodiversité ou encore la qualité de l'air afin de tirer des leçons et d'améliorer le futur climatique de notre planète. L'exemple de l'éducation et de la formation à la transition écologique est à méditer afin d'activer son intégration dans les parcours scolaires et universitaires et non pas seulement les programmer dans les cursus spécialisés en environnement.

Conclusion

Déconfinés pour la plupart d'entre nous, nous commençons tout juste à reprendre une vie qui n'est pas encore « normale ». Nous avons subi un horizon géographique et humain qui s'est rétréci et la reprise rime désormais avec bon usage : distanciation et hygiène. Nous sommes toujours dans la tourmente et nous tentons d'envisager une relance sur tous les plans en profitant de ce que la crise nous a procuré comme éléments positifs.

Perdurer certaines pratiques personnelles, interpersonnelles, professionnelles et environnementales serait la grande leçon à retenir de ce malheur où finalement tout n'est pas mauvais :

- l'expérience du confinement prouve que nous ne sommes pas des êtres en jachère. Nous étions en solitude vivante et ouverte à autrui à travers le travail, à travers l'information, à travers la communication et aussi à travers nous-même, dans un effort de nous réserver le temps de distinguer l'essentiel du superflu sur les plans personnel et professionnel ;
- en tant qu'expérimentation de l'incertitude, la pandémie Covid-19 nous offre une belle occasion pour « extraire cette denrée vitale d'expériences de vie chargée trop souvent, grosse de non-sens, voire de contresens. Comment se construire et se conduire ensemble avec ce bagage expérientiel ambivalent, rarement évident ? » (Pineau, 1998, p. 5).

Références bibliographiques

Birwistell, R. (1952). *Introduction to Kinesics.* Louisville : University of Kentucky Press.

Bourdieu, P. (2000). *Esquisse d'une théorie de la pratique.* Paris : Seuil.

Chevalier, D. (2020). Étranges stages à l'étranger. Quand le Covid-19 reconfigure les apprentissages « hors les murs ». *Géocarrefour*, 94/2 (disponible sur <https://journals.openedition.org/geocarrefour/15434>).

Boucaud, F., Tafiani, Q., Pelachaud, C. & Thouvenin, I. (2018). Vers une prise en compte du toucher social dans les interactions humain-agent en environnement virtuel immersif. *In Journées de la réalité virtuelle*, octobre 2018, Évry, France (disponible sur <https://hal.archives-ouvertes.fr/hal-02097972>).

Gibson, J. J. (1979). *The Ecological Approach to Visual Perception.* Boston : Houghton Mifflin.

Goffman, E. (2003). *Les rites d'interaction.* Paris : Éditions de Minuit.

Hall, E. T. (1984). *Le langage silencieux.* Paris : Seuil.

Piaget, J. (1971). *La construction du réel chez l'enfant.* Neuchâtel : Delachaux et Niestlé.

Pineau, G. (1998). *Histoire de vie et accompagnement.* Paris : L'Harmattan.

Simonian, S. (2020). Approche écologique des environnements instrumentés : comprendre le phénomène d'affordance socioculturelle. *Savoirs*, 2020/1, 52, 93-108.

Vygotsky, L. (1997). *Pensée et Langage.* Paris : La Dispute.

TROISIEME PARTIE : DES AMERIQUES

18. L'expérience de la catastrophe comme une source et un levier de transformation personnelle et sociale

Camila ALOISIO ALVES
Professeure en sciences de l'éducation,
Université Petrópolis, Rio de Janeiro, Brésil

L'opportunité d'avoir participé au séminaire international « Vies et récits durant la catastrophe » et de collaborer à cette publication est un vrai plaisir et je remercie vivement les organisateurs pour leur invitation. Face au moment actuel et à ses enjeux, qui touchent et traversent toute l'humanité, avoir l'occasion de rassembler nos voix, nos regards et d'échanger autour de ce que nous vivons en ce moment est une occasion précieuse de donner une forme à nos expériences et de les rendre partageables. Les récits partagés sont et seront toujours une source de richesse qui nous permet de faire avancer la réflexion sur le moment actuel, sur ses impacts et qui peut nous inspirer face au changement nécessaire que la situation impose.

Je m'appelle Camila Aloisio Alves, je suis brésilienne, psychologue, et je travaille en tant que professeure et chercheure dans le domaine de la santé. Mon parcours de formation et d'études après la faculté s'est construit dans le domaine de la santé publique et je m'intéresse au vécu et à la formation des professionnels de santé, ainsi qu'à l'expérience et aux apprentissages des malades et aidants face aux maladies chroniques. Je suis professeure à la Faculté de médecine de Petrópolis, située à Rio de Janeiro, et entre les années 2015 et 2019, j'ai vécu en France. Au cours de cette période, j'ai pu entreprendre deux post-doctorats à l'Université Paris-13, participer à des projets de recherche parallèles situés entre les domaines de la santé et des sciences de l'éducation et travailler en tant qu'enseignante dans le cadre de formations en sciences de l'éducation.

Mon retour au Brésil a eu lieu en décembre 2019 et a symbolisé la fin d'un cycle important dans ma construction identitaire et mon développement personnel et professionnel, au Brésil et en France. À l'origine, je devais rester à Rio jusqu'au 30 avril 2020 puis retourner en France pour quelques mois. Mais l'arrivée de la Covid a tout chamboulé et mes plans ont été reportés à 2021 ou même annulés.

Pour explorer la façon dont le confinement est arrivé dans ma vie et la croiser avec la dimension collective, il faut que je fasse un retour de quelques mois avant l'arrivée de la Covid, pour suivre le fil conducteur de ma narration.

L'avant-Covid

Dernière semaine du mois d'octobre 2019, sur le chemin de Saint-Jacques-de-Compostelle, 124 kilomètres et 5 jours de marche me séparent de l'arrivée au point zéro, en face de la cathédrale. Moi, mon sac à dos, le chemin, une pluie presque permanente, pas à pas avec mes pensées et mes ressentis. Jour après jour, un ensemble de découvertes, de redécouvertes et de rencontres. Isolée des réseaux sociaux, de la dynamique frénétique de communication par e-mail et WhatsApp, de l'attente de productivité permanente face aux multitâches qui remplissent le quotidien, je trouve un rythme physiquement lourd,mais psychiquement formidable. Au cours de ce parcours, je me pose, je fais une pause dans le compas du mouvement de marche de mes jambes. Une pause donc dynamique dans une connexion profonde et inédite dans ma vie. Sans aucun doute, c'était le cadeau le plus marquant que j'ai pu donner à moi-même.

À la fin du parcours, parmi les innombrables réflexions et décisions qui résonnent toujours en moi, celle de rentrer au Brésil pour faire un bilan après les quatre ans de vie en France s'est montrée plus qu'importante, nécessaire. Reprendre des forces, soigner mes blessures, rassembler quelques morceaux de moi-même perdus au cours de la route et continuer à me retrouver en moi-même. Un travail comme cela doit se faire à la maison, dans le berceau, où les racines sont toujours celles qui m'ont nourrie lors de mon arrivée au monde. Je ne peux pas qualifier ce moment de « sabbatique », puisque je continue à travailler pour mes projets en France et pour quelques nouvelles perspectives au Brésil. Cependant, la chance de pouvoir le faire dans une ambiance familiale et accueillante, de faire appel à des ressources pour me remettre en forme, me permet d'aller plus en profondeur en moi-même. À 39 ans, je me permets de prendre soin de moi-même dans un temps de pause jamais vécu.

Bien qu'il y ait toujours un décalage entre nos attentes et la réalité (et pour ce moment de bilan, c'était pareil), la fin de l'année 2019 et le début de 2020 ont été marqués par ce retour à la maison sur les plans physique, psychique et émotionnel. Je me rappelle quand j'étais petite qu'à la fin des saisons, il était commun de voir certains magasins fermer leurs portes pour dresser un bilan des ventes et mettre sur la vitrine un avertissement : « Fermé pour inventaire. Nous rouvrons demain. Merci de votre compréhension ». Comme pour ces magasins, la fin de ce cycle dans ma vie pouvait prétendre au même type d'avertissement, puisqu'à l'intérieur le travail continuait à être énorme, entre les moments de guérison, de redécouverte, de réinvestissement en vue d'une réouverture.

L'épreuve

Ainsi, le confinement est arrivé dans ma vie alors que j'étais déjà confinée pour mon propre bilan. Bien que pour le collectif, le confinement ait été une imposition, rester à la maison n'a pas été vécu de façon conflictuelle pour moi, puisque j'étais déjà dans ma propre maison intérieure en vue de mes choix, de mes besoins et de mes quêtes. Le conflit s'est installé plus tard, devant ce que je voyais derrière les fenêtres de mon appartement et qui résonnait chez moi.

Très rapidement mes amis et ma famille se sont trouvés confinés aussi. Pour certains, c'était pénible, source d'une angoisse de survie face à la perte d'emploi, à la peur de se trouver sans accès aux produits de consommation et à toute l'adaptation à mettre en place pour essayer de donner une continuité à la vie. Pour d'autres, le confinement a installé une interruption bienvenue dans une vie qui courait à une vitesse pas très saine. Cependant, cette pause a déclenché aussi parfois un sentiment de honte de ne pas être en constante productivité.

En termes de sociabilité, les échanges sur les réseaux sociaux, les rencontres en ligne et même les activités sportives transférées de l'extérieur dans la ville de Rio vers l'écran de l'ordinateur, tout cela a pris une grande ampleur. De nouvelles normes de sociabilité se sont installées très rapidement dans la quête de maintenir la vie le plus proche de ce qu'elle était, de donner un rythme aux activités et de garder les liens entre les gens. L'importance des relations humaines prend une autre place face à l'impossibilité de se tenir au courant grâce aux formes traditionnelles de rencontres.

Qui pouvait dire que le développement des nouvelles technologies, qui ont si largement évolué au cours des quinze dernières années, serait la condition pour donner une continuité aux projets sur le plan professionnel et aux rencontres sur le plan personnel ?

En ce qui me concerne, la médiation technologique avait déjà sa place et était même prévue, comme pour quelqu'un qui a décidé de travailler à distance. Mais, avec la pandémie, elle a pris toute la place et s'est immiscée complètement dans mon bilan pour lui donner une continuité. D'un côté, de nouvelles perspectives se sont mises en œuvre et d'autres ont trouvé des moyens de se réinventer. Mais, d'un autre côté, elle s'est avérée un moyen de capturer mon quotidien et de l'enfermer dans une logique d'extrême productivité. En traçant un parallèle avec les réflexions du philosophe sud-coréen Byung-Chul Han (2018), dont j'ai fait la connaissance dans ce moment de bilan, cette production permanente de fatigue, d'épuisement, qui émergent face aux nouvelles balises d'une auto-exploration, donne à la psyché une force productive et impose un rythme qui devient insoutenable.

Au fond de moi, je sens que ce moment de révision que je me suis autorisé à vivre s'impose d'une certaine façon à la société. Le message derrière la pandémie me rappelle beaucoup le sociologue Boaventura de Sousa Santos (1987), dans son ouvrage *Un discours sur les sciences*, où il évoque le besoin de développer une connaissance prudente pour une vie décente. Le besoin d'assumer le soin de soi, de l'autre, de la société, de la nature, de la planète comme un mode d'être dans le monde s'impose comme une condition pour donner une continuité à la vie.

Au Brésil…

Au Brésil, ce mode d'être dans le monde façonné par le soin se trouve en ce moment en péril face au gouvernement de Bolsonaro. Il s'agit d'un gouvernement qui se construit sur la base de la nécropolitique, terme forgé par le philosophe camerounais Achille Mbembe (2016) et que je pense bien définir où ce gouvernement se situe. Au travers de la nécropolitique, ce gouvernement cherche à exercer la force de l'État au moyen d'une violence de tout type (institutionnelle, politique, sociale) et d'un pouvoir qui privilégie le marché au détriment de la vie des citoyens. Face à la crise sanitaire, cette nécropolitique devient encore plus perverse. Les collectifs de professionnels, les communautés, les groupes qui résistent, qui insistent, qui développent des moyens pour continuer, pour réaffirmer la vie et les droits souffrent face aux préjugés, au racisme, à la tyrannie. Le pays vit un moment très difficile, de déconstruction, de confrontation avec sa face la plus dure, qui nie la diversité, qui veut faire taire les plus vulnérables et qui ignore les inégalités sociales historiques. Le vécu de la pandémie devient encore plus dur dans un scénario instable, où les citoyens ne peuvent compter sur le soutien de l'État, sur la garantie de leurs droits et sur la protection de la vie.

Je me permets d'utiliser l'expression de Nietzsche, « l'éternel retour », pour interroger ce que nous pouvons faire avec le retour de cette vague conservatrice et réactionnaire qui traverse non seulement le Brésil, mais d'autres pays dans le monde. Traverser ce moment impose, au niveau collectif, un bilan forcé pour ceux qui, face au fascisme, s'interrogent. Où veut-on aller en tant que société. Quel monde voulons-nous vivre après tout cela ? Quelle est la place que l'on veut consacrer au travail face à tout le reste de la vie ? Veut-on toujours réduire le sens du travail à son étymologie *tripalium* ? Que pouvons-nous faire à partir de notre place pour la société ? Comment pouvons-nous rassembler nos forces pour rendre plus puissante notre action dans le monde ?

À un niveau personnel, la quête pour répondre à ces questions dans le scénario actuel déclenche un mouvement paradoxal. D'un côté, elle engendre une perte permanente d'espoir, un sentiment de diminution de mon pouvoir d'agir dans la restriction de mon habitat, des quatre murs de mon appartement, ce qui ajoute du poids à ce moment de bilan et le rend encore plus lourd. D'un autre côté, le sentiment d'être démunie et trop petite pour lutter contre ces forces m'amène à être encore plus en connexion avec moi-même et à explorer davantage mes propres ressources pour me reconstruire dans ce monde bouleversé. Ce second mouvement est celui qui m'apprend le plus, qui redonne du sens et avec lequel je fais le pari d'une transformation capable de me ressourcer. Et une fois ressourcée, je peux mieux agir dans le monde.

De ce moment de bilan et d'apprentissage, la mise en mots vient me donner une perspective de reconstruction au travers d'une connexion profonde avec moi-même. Elle permet d'organiser les axes de transformation qui me traversent et de retrouver, petit à petit, le but de mon agir dans le monde. L'apprentissage de tissage de mon existence en lien avec la vie est un exercice quotidien d'écoute et de dialogue avec moi-même.

En termes d'impact de la pandémie à l'échelle du Brésil, au niveau macro, il semble que nous devions affronter une forte période de récession économique, qui courra en parallèle avec les transformations politiques déjà en cours. L'instabilité politique ne semble pas en être à sa fin, mais à son début. Le dévoilement de certaines figures fascistes prises comme « mythes », qui allaient sauver la société de la corruption, est une étape nécessaire contre l'état actuel des choses. J'espère que le système unique de santé survivra et résistera malgré les tentatives de destruction. J'espère, en tant qu'hygiéniste, que ses valeurs et ses principes continueront à guider les actions, les programmes et la politique dans sa transformation et sa reconstruction.

Au niveau micro, celui de la vie des gens dans la société, la question de la classe sociale et du niveau de scolarité va rentrer en jeu comme toujours dans un pays traversé par les inégalités. Le défi de combler les écarts, de rendre la société plus égalitaire restera, et probablement deviendra encore plus difficile. En ce moment, l'appel aux histoires de vie, aux apprentissages faits au cours de la pandémie et aux solutions trouvées face aux difficultés est une source inépuisable capable de nous apprendre à transformer les conditions de vie. Le regard et l'écoute de ce qui s'est passé dans le silence des rues et dans les bruits des appartements sont une invitation à capter la force et la puissance qui existent chez les individus. La contrainte de rester à la maison, de transférer les activités réalisées de l'espace public vers l'espace privé engage un travail d'adaptation, de réflexivité et d'apprentissage qui peut nous apprendre sur les nouvelles formes de vivre dans les sociétés. Si au niveau macro, les lignes de force sont capturées par la nécropolitique actuelle, sur le plan individuel et même des groupes, elles résistent, elles échappent à la déterritorialisation.

Il faudra octroyer une place à la narration de ce vécu, puisqu'elle peut être la source d'organisation du chaos, d'ordination du vécu, d'élaboration de l'expérience et d'apprentissage de nouvelles formes de travailler, de vivre, d'être en relation, d'être dans le monde.

Faire l'expérience de la catastrophe est, sans doute, pénible, mais peut être à la fois la source et le levier d'une transformation personnelle et sociale.

Références bibliographiques

Han, B. C. (2018). *Psicopolítica – O neoliberalismo e as novas técnicas de poder*. Belo Horizonte : Editora Ayine.

Mbembe, A. (2016). Necropolítica, biopoder soberania estado de exceção política da morte. *Arte & Ensaios – Revista do PPGAV/EBA/UFRJ*, 32, 122-151.

Sousa Santos, B. (1987). *Um discurso sobre as ciências*. Porto : Edições Afrontamento.

19. Raconter mon expérience ou comment rechercher le lyrisme en période d'incertitude

Maria AMALIA CUNHA
Professeure en sciences de l'éducation, Université fédérale de Minas Gerais, Belo Horizonte, Brésil

Lorsque j'ai reçu la proposition d'enregistrer mon expérience sur un cahier de notes dans un nouveau contexte, celui de la pandémie, j'ai réagi avec une certaine tranquillité, avec la certitude que ce récit serait bien maîtrisé, dans le cadre des paramètres conceptuels et analytiques bien connus. Cela semblait même être un exercice très facile et curieux. Ce que je ne savais pas, c'est que cette tâche deviendrait un énorme défi personnel, réalisé pendant 63 jours sans interruption.

Le premier grand défi a été de raconter mon expérience à une époque d'indifférence et d'incertitude au Brésil et dans le monde. Le récit a commencé d'une manière aride et douloureuse et l'écriture a été configurée de la manière que j'ai trouvée pour empêcher la tristesse et l'angoisse d'apparaître plus grandes que ma capacité à me réinventer. Si au début j'avais du mal à faire l'objet du même texte, au fil des jours je me suis rendu compte que cet exercice pouvait être vécu comme un processus d'*expérience de soi*.

Ainsi, j'ai vécu ce récit comme un processus d'*expérience de soi* au sens où A. Schütz (2018) le comprend, c'est-à-dire comme une manière de vivre des attributs totalement différents de ceux d'une biographie que l'on a dans la vie de tous les jours. Les événements factuels ont insisté pour laisser place à mon humeur, à mon désir d'assigner des significations à certaines choses et à certains thèmes. Je n'ai pas pu ordonner les événements dans un ordre chronologique ni céder à des impositions de rythmes déterminés. Chaque récit existait dans un ordre dicté par le rythme d'une durée. J'écrivais généralement à la fin d'une longue journée et j'avais le sentiment que chaque récit était le seul de mon cahier. Les seules données qui se sont présentées comme fil conducteur d'une séquence ont été l'évolution de la maladie. Ce fut le seul scénario téléologique du récit.

Le deuxième défi était la prise de conscience que pour entreprendre cette tâche, je devais procéder à un changement de lieu délibéré et conscient. J'avais besoin de comprendre que la dynamique du récit à la première personne est très différente de celle que vous lisez sur ce sujet, lorsque vous effectuez des recherches sur ce sujet. J'ai senti qu'il fallait quitter la place de celle qui recherche et étudie les biographies, les récits et les histoires de vie et entamer un processus de compréhension de moi-même et du monde, à partir d'une écriture quotidienne, dans la perspective de l'*expérience de soi*, sur les jours d'isolement vécus dans un contexte particulier de mon existence.

Cette démarche a été vécue d'abord comme une *aporie*, puis comme une *maïeutique* et, enfin, comme une *épistémie* qui, pour moi, réside dans une possibilité analytique pour les études de biographies et autobiographies, histoires de vie et récits. L'expérience de l'*expérience de soi* était également un temps d'attente, semblable à un processus de guérison, pour sécher les blessures. En attendant, nous trouvons une structure temporelle qui s'impose à nous (Bergson, 2011) et dans laquelle nous percevons l'incongruité des différentes dimensions temporelles.

La succession d'événements du monde extérieur s'est imposée à mon rythme temporel biographique. Tous les interludes, actes partiels, « sans importance », que je pouvais laisser de côté auparavant, sont devenus des éléments nécessaires au cours de mon processus narratif. Ce sont ces expériences qui ont été racontées.

Mon *expérience de soi* était ici rythmée à la fois par la réalité quotidienne, par l'imposition de tâches, de plans et de conjectures dans un contexte d'incertitudes, et par les intermèdes qui structurent temporairement ma vie. Ainsi, l'*expérience de soi* peut également être définie comme un flux de conscience, c'est-à-dire qu'elle me permet de comprendre, à travers le récit, mes expériences, dans la perspective d'un processus de succession fixe qui convertit un maintenant en un passé récent et qui se transforme en un passé maintenant, car toute expérience efficace a nécessairement un horizon du passé et un horizon du futur.

Décrire l'expérience vécue durant le confinement

Dès le début du récit, je souhaitais offrir des informations générales sur la pandémie au Brésil et dans mon environnement. J'ai été prudente dans mon récit et j'ai essayé d'être aussi fiable que possible concernant les faits et les événements. J'étais vigilante dans l'écriture et inquiète du rôle de transmettre un message vécu subjectivement, mais qui pouvait certainement s'adresser à tout le monde. Le monde objectif et les questions factuelles étaient les éléments les plus importants de mon récit et j'étais ici limitée au rôle d'émissaire.

Lentement, mon rapport a pris un ton de dénonciation face à un scénario politique déstabilisateur et j'ai cru que mon rôle, en tant que narratrice, devait être une sorte de « porte-parole » de l'arbitraire systématique du président de la République au Brésil, car ses décisions arbitraires prenaient des proportions croissantes dans un contexte de crise grave : économique, politique, sanitaire, institutionnelle, etc.

Comme premier effet, l'habitude de l'enregistrement quotidien a produit un sentiment d'*aporie* en moi. Je me suis retrouvée dans un grand vide, au milieu de nombreuses incertitudes et face à la demande de plus en plus pressante d'une nouvelle réorganisation domestique, combinée à un travail professionnel. Je me suis rendu compte que pour sortir de la succession de crises vécues, il fallait renégocier les processus, comme j'avais préparé mon récit quotidien. J'ai relu mes écrits et il n'y avait pas de mari, pas d'enfant, pas de travail ni de dilemme personnel, pas de *souci de soi* et de *kultviertheit* (dans le sens d'un état d'âme). J'ai réalisé que mon cahier de notes cherchait, peut-être comme un signe de légitimité, à apporter des données quantitatives sur le nombre de morts et de personnes contaminées et, à ce moment, j'étais sûre que je vivais un processus de bureaucratisation de l'expérience, à travers une écriture excessivement prudente et impersonnelle. J'attribue cela peut-être à la crainte de regarder des blessures ouvertes, qui ne sont manifestement pas survenues avec la pandémie mais ont peut-être été aggravées par celle-ci.

Afin de trouver de nouvelles voies vers d'anciens dilemmes, je suis retournée à la lecture de A. Schütz et T. Luckmann (2009). Ce sont ces auteurs qui m'ont inspirée dans ce croisement entre la réalité du monde de la vie et le monde intersubjectif car, pour eux, le monde de la vie est intersubjectif depuis le début. C'est à ce moment, quoique de façon diffuse, que je me suis rendu compte que depuis le début de l'écriture quotidienne dans mon cahier de notes, c'était mon monde intérieur qui était compté ; c'est mon expérience significative qui a été examinée et commentée. Regarder mon « expérience significative » m'a obligée à réfléchir sur une expérience passée, fanée et bien circonscrite, par rapport à toutes les autres expériences de durée.

Ainsi, le récit qui a commencé comme un événement factuel – la pandémie – a peu à peu acquis une forme temporelle interne de moi – une durée – ou comme l'appelle Husserl (voir Schütz & Luckmann, 2009) la « conscience interne du temps » : vivre dans la durée et réfléchir sur le vécu. En peu de temps, l'écriture dans mon cahier a pris le sens de se tourner vers. Ce retournement a été l'occasion d'une rencontre avec moi-même qui avait été reportée depuis longtemps. C'est à ce moment que la situation pandémique a cessé d'être au centre de mes récits pour apparaître en note de bas de page. Cette prise de conscience acquise au cours de ce processus a consisté en un effort *maïeutique*, c'est-à-dire un voyage intérieur qui ne s'est pas fait sans douleur ni courage. C'est le deuxième effet produit sur moi par le récit quotidien.

C'est parce que toute cette expérience du maintenant a un avant et un après, car à chaque point d'une durée appartient nécessairement un passé et un futur, et le temps passé, présent et futur tourne, que j'ai raconté mon expérience en tant que narratrice, expérimentant un processus d'*expérience de soi*. Les expériences sont donc très hétérogènes mais, comme le rappelle Schütz, ce sont mes expériences et le fait que chacune d'elles soit liée à ce qui l'a précédée et à ce qui lui arrive revient à l'essence de la durée dans laquelle ces expériences sont vécues, la transition fluide et l'essence de l'acte réflexif de se tourner vers eux en font des expériences significatives, au sens premier du terme, sans pour autant éliminer les horizons temporels d'avant et d'après (Schütz & Luckmann, 2009, p. 120). Ce sont des expériences préphénoménales qui ne deviennent phénoménales que dans un acte spécifique vers lequel se tourner.

En ce sens, l'écriture quotidienne correspondait à une perspective temporelle responsable de l'intersection du temps intérieur avec le temps du monde. En repensant à mon cahier de notes, j'ai mis en pratique ce que Schütz appelle le *style cognitif*. En m'éloignant de la vie quotidienne et de ma situation factuelle, je m'éloigne également de l'urgence d'un motif pragmatique. Le temps standard intersubjectif de la vie quotidienne ne me gouverne plus et mon monde décrit est limité par ce que je trouve dans mon *présent*, dans ma *perception*, dans ma *mémoire* et dans ma *connaissance*.

Analyser la structure fondamentale du monde de la vie, imposée par les conditions factuelles de mon existence et les limites inaltérables de mon expérience et de mon action et, enfin, motivée par ma finitude, représente un effort pour vaincre les forces qui se présentent et qui s'opposent à ma vie, mais à la condition de restaurer mon rôle d'agent conscient et responsable dans l'interprétation des phénomènes sociaux. C'était le troisième effet du processus narratif, l'*épistémie* : reconnaître ici mon rôle d'agent, celui qui interprète le monde et lui-même dans le monde et, en tant que tel, incorpore explicitement la temporalité et l'expérience biographique comme éléments de mon récit. C'est donc une démarche indispensable pour comprendre mes motivations à l'action, consciente que la portée du réalisable est immédiatement limitée par ma situation historique et biographique.

Identifier et nommer les apprentissages et compréhensions résultant de l'expérience de la catastrophe

Ma situation dans le monde de la vie est déterminée par la structure générale du temps dans le monde et ma finitude en son sein. Ma situation consiste en l'histoire de mes expériences. Il y a aussi des éléments déterminés autobiographiquement parmi les éléments structurellement déterminés de ma situation. Parmi eux, il y a, à leur tour, de nombreux éléments qui peuvent être déduits de l'appartenance à mes expériences. De plus, il y a des expériences essentiellement privées, incommunicables ou, en tout cas, des aspects extrêmement privés de mes expériences. Ce fut une grande expérience d'apprentissage : articuler mon autobiographie avec le monde de la vie, malgré mes hésitations.

L'aspect autobiographique le plus important et absolument exclusif est le flux d'expériences dans ma vie intérieure. Puisque chaque situation et chaque expérience ont un horizon du passé, chaque situation et chaque expérience actuelle sont nécessairement codéterminées par l'unicité du cours de l'expérience, de son autobiographie. Le deuxième apprentissage a été de réaliser que le temps n'est pas une question éthique individuelle : mon temps est toujours un temps social, sa boussole, ses rythmes, perspectives et horizons sont hors de ma portée. Et je dois apprendre à articuler ce temps avec le temps de mes expériences, mes sensations, mes sentiments. Le temps est également un enjeu politique, car les structures temporelles définissent la façon dont nous vivons ensemble, la façon dont nous vivons, les choix que nous pouvons et ne pouvons pas faire face au temps.

Penser l'impact de la pandémie à l'échelle du pays, puis de la planète

La Covid-19 est arrivée au Brésil au milieu d'une grave crise aux multiples dimensions : une crise institutionnelle, aggravée par le coup d'État qui a évincé une présidente légitimement élue et qui a abouti à l'élection d'un président qui a toujours défendu les attitudes et pratiques antidémocratiques. Cela dans un scénario de grand appauvrissement de la vie économique et de suppression progressive de nos droits.

La rhétorique du discours électoral de Bolsonaro, qui devint plus tard une méthode de gouvernement, a été alimentée par une industrialisation de l'information (les soi-disant *fake news*) et la production continue d'ennemis imaginaires. Lorsque nous avons vu arriver un véritable ennemi biologique et naturel, la réponse du gouvernement a ressemblé à celle décrite par Freud, le déni. Bolsonaro non seulement nie la dangerosité du virus, mais envoie des signaux contraires aux recommandations de l'OMS : il appelle à des manifestations et des rassemblements, apparaît lors de ses discours publics sans masque, comportement que la population a commencé à imiter à plusieurs reprises. Cette attitude négationniste agit comme si le déni collectif nous rendait plus immunisé au doute.

Ce déni est également traité par Achille Mbembe (2016) comme une nécropolitique, c'est-à-dire une déviation de la biopolitique qui, en tant que capital et potentiel de production, considère la vie comme une entreprise de gestion de la population. En d'autres termes, nous avons pour pratique de laisser mourir et de nier le processus d'extermination, de maladie ou de manque de protection qui mène à la mort. Alors que la biopolitique nous offre de véritables monuments pour le contrôle des populations – comme les écoles, les hôpitaux et les dispositifs de colonisation –, la nécropolitique se caractérise par la lenteur, le report et le maintien des situations de misère et de déprotection (Dunker, 2020).

Ainsi, la lenteur du gouvernement à prendre des décisions concernant les mesures de protection, la négligence des travailleurs informels et les files d'attente interminables dans la seule banque d'État pour recevoir une aide gouvernementale d'urgence constitue un scénario de déni d'existence. Face à tant de souffrances, le gouvernement invente une aporie pour les Brésiliens : sauver l'économie ou la vie. La comptabilisation de milliers de vies perdues et de celles à venir laisse ouvertes les questions : Qui décidera ? Quelles vies seront-elles ?

Ainsi, comme un jeu de mots, la *pandémie* et l'*épistémie* nous apprennent à revoir la dimension du temps dans nos vies. Enfin nous nous rendons compte que la dynamique qui soutient notre modernité tardive est le *temps d'accélération*, comme le dit Rosa (2019). Cette fois il a produit une sorte de maladie pour de nombreux sujets, dans la mesure où nous portons le désir, constitutif en nous-mêmes, d'une autre forme d'être au monde.

Penser, réfléchir, écrire, parler et raconter d'autres expériences de résonance est peut-être l'une des solutions possibles à l'aporie posée par la pandémie. Le concept de résonance (Rosa, 2019) se présente comme une conception fondamentale de la phénoménologie – « être mis dans un monde » ou « se retrouver dans un monde qui a du sens pour nous ». Cette proposition, je pense, est la rencontre du sujet et du monde.

Comment le monde dans lequel nous sommes disposés est-il constitué ? Ou, plus précisément, quel type de lien ou de relation avons-nous, ou pouvons-nous avoir, avec ce monde ? Pour Rosa (2019), c'est l'expérience fondatrice à partir de laquelle se développent la subjectivité et la conscience. C'est peut-être par cette manière de signifier nos expériences, à travers la relation avec nous-même et la relation avec l'autre, que nous réalisons des expériences de résonance, entendue comme une dimension sociale des rencontres avec le monde. Dans cette perspective, il est nécessaire de considérer à quel point il est important de se sentir affecté, de se sentir impliqué ou même pris par ses expériences. Une fois touchés, tout comme une boîte de résonance, nous sommes capables d'interagir de manière réactive avec le monde, grâce à une attitude dispositionnelle envers l'action. Se sentir affecté, raconter ses expériences dans un processus dynamique et intersubjectif avec le monde peut et doit avoir lieu dans un processus d'*expérience de soi*, de narration de ses expériences afin que la véridiction puisse avoir des effets sur la transformation de l'âme.

Références bibliographiques

Bergson, H. (2011). *Matéria e Memória – Ensaio da relação do corpo com o espírito*. São Paulo : Martins Fontes.

Dunker, C. (2020). *A Arte da Quarentena para principiantes*. São Paulo : Boitempo.

Mbembe, A. (2016). Necropolítica. *Revista Arte & Ensaios – Revista do Programa de Pós-Graduação em Artes Visuais EBA, UFRJ*, 32, 123-151.

Rosa, H. (2019). *Aceleração – A transformação das estruturas temporais na Modernidade* (trad. R. H. Silveira). São Paulo : Editora da Unesp.

Schütz, A. & Luckmann, T. (2009). *Las estruturas del mundo de la vida*. 1ª ed., 2ª reimp. Buenos Aires : Amorrortu.

Schütz, A. (2018). *A construção significativa do mundo social – Uma introdução à sociologia compreensiva*. Petrópolis, Rio de Janeiro :Vozes.

20. Quand la politique se manifeste dans un contexte de crise pandémique

Rodrigo MATOS DE SOUZA
Professeur en sciences de l'éducation,
Université de Brasilia, Brésil

Au départ, nous avons entendu parler du coronavirus comme d'un événement s'étant produit quelque part au milieu de la Chine, et qui ne paraissait pas être trop inquiétant car il représentait quelque chose de lointain, une sorte de « récit épidémique » que nous avions déjà vécu dans d'autres moments de l'histoire récente avec Ebola, MERS, et d'autres épidémies. Il promettait d'avoir la même portée, d'être quelque chose de terrible, de triste, qui touchait le principal partenaire commercial du Brésil, la Chine. Nous pensions que c'était peut-être pour cette seule raison que les quotidiens s'étaient occupés de cet événement, qu'il serait limité à une partie du monde, qu'il pourrait même ne pas quitter Wuhan.

Nous sommes passés de l'imprécision du terme « coronavirus » à des expressions plus scientifiques : Sars-Covid-2, Covid-19. Ces termes ont commencé à envahir l'espace de la vie quotidienne, les sujets de conversation entre amis et, dans une certaine mesure, s'agissant peut-être d'une caractéristique très particulière de la culture brésilienne, à devenir des plaisanteries, car tout devient plaisanterie dans ce pays. Pour être très honnête, le jour où le père d'un ami a été suspecté d'être le premier cas de Brasilia, nous ne faisions pas seulement des blagues, mais nous buvions aussi de la bière et nous pensions qu'il ne devait pas s'agir de ce qui se passait là-bas. Finalement, il s'est avéré que le père de mon ami n'était pas atteint de Covid-19. Les premiers cas de contamination dans la ville ont été identifiés chez un couple qui venait d'arriver d'Europe, après être passé par d'autres pays, et qui bien que présentant tous les symptômes du coronavirus n'avait subi aucun contrôle sanitaire, ni à l'aller, ni au retour. Ces personnes ont circulé dans plusieurs quartiers de la ville, sont allées à des cultes religieux, et on estime qu'en un seul jour, un seul membre du couple a infecté plus de 200 personnes. Cela avant que l'Organisation mondiale de la santé ne déclare la pandémie le 11 mars (WHO, 2020). Depuis lors, les choses ont pris d'autres proportions.

Tout d'abord, dans presque toutes les villes, une mise à distance sociale a été recommandée, avec une certaine imprécision terminologique ; en l'occurrence, une imprécision culturelle. La culture brésilienne est très expansive, donc ici parler aux gens de « rester à la maison » a un effet différent que dans d'autres cultures où l'injonction de « rester à la maison » est quelque chose de plus compréhensible. Après la deuxième semaine, il s'est avéré que « rester à la maison » était ici quelque chose de très difficile, surtout pour la population la plus pauvre, logée dans des habitats précaires et pour qui la rue fait partie de l'existence quotidienne bien plus que la maison elle-même. Certes beaucoup de gens sont « restés à la maison », mais plutôt les gens riches et de classe moyenne, et c'est à partir de cette coupure sociale que le virus s'est répandu. Cette maladie a en effet d'abord touché les couches les plus riches d'un pays très inégalitaire sur le plan social.

Puis une série de demandes tout aussi ambiguës a commencé à apparaître : maintenir une distance sociale, ne pas toucher les gens ou les objets, faire des réserves de nourriture pendant dix jours, pendant quinze jours, enfin ne pas faire de réserves du tout ; se laver les mains pendant vingt secondes, pendant quarante secondes, chanter une chanson pendant que l'on se lave les mains pour savoir que plus de quarante secondes sont passées, porter des gants, acheter des vêtements qui couvrent tout le corps, porter un masque et se couvrir les cheveux. J'espère que vous comprenez à quel point le respect de tout cela peut être très désagréable dans un pays tropical.

Notre travail quotidien à l'université a été interrompu à partir du 11 mars, avec la perspective d'un retour en ligne seulement à partir du mois d'août. Les seules activités restantes concernaient la recherche… Globalement, tout le budget disponible de l'université était consacré à des actions de recherche et d'innovation pour lutter contre la pandémie. De nombreux étudiants, en particulier les plus pauvres, les noirs et les étudiants des quartiers périphériques, qui dépendent d'aides pour rester à l'université, avaient d'autres défis à relever, comme l'accès à l'Internet, puisque beaucoup d'entre eux bénéficiaient de l'accès à Internet sur le campus et des ordinateurs fournis par l'université pour les cours en présentiel. Lorsque je parle de retour aux cours, je parle des cours qui se dérouleront en ligne, à partir du mois d'août, les étudiants devant accéder aux cours depuis leur domicile. Beaucoup d'entre eux n'ont pas d'ordinateur, et certains professeurs commencent à réaliser à quel point ce retour sera discriminant.

Décrire l'expérience vécue pendant le confinement

Mon expérience du confinement a commencé quelques jours avant le confinement proprement dit parce que, comme j'étais absent de la classe à cause des cours d'été que j'avais proposés, intitulés « Récits, autobiographies et histoire de vie », dès que les choses se sont approfondies, quelques jours avant le 11 mars, j'ai décidé de rester à la maison avec mon fils. Ma femme était dans une autre ville, à Salvador de Bahia.

Les longues périodes initiales d'isolement m'ont semblé interminables. Le temps libre m'a fait ressentir un profond malaise, le sentiment que j'avais du temps et que je devais l'occuper avec quelque chose de productif. Comme je n'avais pas encore totalement compris les nouvelles routines d'enfermement, mon corps, mon cerveau m'ont poussé à participer à tout, à accepter toutes les propositions, à être présent pour le plus grand nombre d'actions possible.

Au fil des jours, je me suis rendu compte que la durée de l'enfermement serait différente, que nous ne serions pas à la maison pendant quelques semaines, et mon corps aussi a souffert. J'ai été pris par une mélancolie profonde, une certaine peur et l'étonnement que le monde que nous connaissions ne reviendrait jamais. Lorsque ma femme est revenue de Salvador de Bahia, où elle était allée en raison de ses occupations pour son doctorat, nous avons commencé à partager nos préoccupations concernant l'enfermement, la façon de garder la maison sûre, d'empêcher l'entrée du virus, grâce à un contrôle strict de l'entrée de toute personne, de tout objet ou nourriture. Les limites que la pandémie a posées à l'intérieur et à l'extérieur ont transformé le seuil de notre porte, ce seuil auquel nous n'avions jamais pensé, en une zone presque minée, je dis presque, parce que nous approchons toujours cet espace avec la conviction qu'il fait partie de l'intérieur, mais d'un intérieur soupçonnable, qui peut mettre à mal tous nos efforts pour protéger notre espace familial de quelque chose d'invisible et dont nous savons encore si peu de choses.

La nouvelle routine d'enfermement m'a obligé à m'occuper de choses qui m'ennuyaient auparavant, comme le fait d'avoir des gens à proximité pendant que j'écris et de savoir que la limite privée devrait être constamment négociée. Ainsi ce furent trois mois de négociation quasi quotidienne. De plus, certaines compétences ont été ébranlées pendant l'isolement : la lecture s'est transformée en quelque chose de douloureux. Je n'ai guère de patience vis-à-vis des gens en général, et l'excès de messages, de vidéoconférences et de rencontres virtuelles a transformé ces rencontres en quelque chose de détestable pour moi ; en fait, je réalise de plus en plus que les technologies améliorent les capacités humaines, surtout les plus désagréables.

Identifier et nommer les apprentissages et les connaissances résultant de l'expérience d'une catastrophe

La fragilité de ces choses que nous appelons le système économique et la société a été l'un des premiers enseignements que j'ai tirés. D'abord, nous avons découvert qu'une grande partie de la religiosité néolibérale autour du rétrécissement de l'État ne présupposait aucune calamité, aucun obstacle, et reposait sur une notion tout aussi irréelle du développement économique, fondé sur des indices ayant perdu leur sens face à une société qui ne peut plus quitter son foyer (les gens ont-ils réalisé comment les médias ont cessé de parler du PIB des pays ?).

Il était également intéressant d'observer les mouvements de ce que nous appelons la société face à la calamité. Au départ, des actions caritatives et des manifestations quasi quotidiennes nous laissaient penser que le monde pourrait être meilleur et plus solidaire après la quarantaine. Les images de personnes chantant ensemble à leurs fenêtres au début du confinement ont été l'expression maximale de ce type d'espoir qui a émergé comme une représentation. C'était bon tant que cela durait. Bientôt, nous avons été pris par d'autres images, les tas de corps, les corps emmenés par des camions et les tombes collectives ouvertes. Cette ambiguïté humaine qui porte à la fois l'espoir et l'horreur est quelque chose que la pandémie m'a appris profondément, plus que toutes les années que j'ai passées à étudier la philosophie. La pandémie m'a appris à me frustrer quotidiennement, avec l'autre, après l'émotion, avec l'autre.

Un autre apprentissage pendant cette période a été de découvrir la peur de la mort. Non que je n'aie jamais pensé à la mort, j'ai passé une bonne partie de mon adolescence obsédé par sa représentation. Et j'ai passé plusieurs jours de ma vie à lire et à débattre de Cioran, ce dont je ne me remettrai certainement jamais. Je parle de la mort concrète, sale et abjecte que le coronavirus a apportée. Je pense aux personnes qui se sont noyées dans leurs fluides, aux tombes ouvertes et aux personnes que je connais qui entreront dans ces statistiques.

J'ai également appris que je peux vivre avec beaucoup moins de choses, avec moins de personnes, avec beaucoup moins de vêtements, que ce dont je pensais avoir besoin avant la pandémie. En fait, j'ai découvert que certaines choses sont inutiles et que nous les utilisons juste pour nous faire apparaître en public comme meilleurs que nous sommes en réalité. En écrivant ce texte, je me suis souvenu d'un extrait d'un livre d'Olga Tokarczuk (2020, p. 7) qui dit : « À mon âge et dans mon état actuel, je devrais toujours me laver les pieds bien avant de me coucher, au cas où une ambulance devrait venir me chercher le soir. » Aujourd'hui, nous savons que se laver les pieds est quelque chose d'insignifiant.

Penser à l'impact de la pandémie à l'échelle nationale et mondiale

Bolsonaro, peut-être avez-vous déjà entendu le nom de l'homme politique que les Brésiliens ont décidé d'élire comme président. C'est notre Le Pen, notre Duterte, notre Orbán, notre Poutine, notre Trump. Il semble que de nombreux pays aient aujourd'hui leur propre Bolsonaro, un homme politique qui n'apprécie guère la démocratie, avec des penchants fascistes et incapable de dialoguer. Dans ce contexte de pandémie, cet homme politique oscille entre le négationnisme, parlant de celle-ci comme d'une petite grippe, et l'expression la plus claire de la banalisation du mal, disant que des gens vont mourir, et alors ? De plus, ce même politicien a commencé à se battre contre le coronavirus comme s'il était un opposant politique, encourageant même ses partisans à envahir les hôpitaux. Il est difficile d'expliquer cela à un public non brésilien, mais notre président est une sorte d'imbécile, d'esprit étroit, et avec peu de capacités intellectuelles identifiables. Il combat également la vérité, quelle qu'elle soit, de sorte que même les ministres de son gouvernement sont attaqués lorsqu'ils contredisent sa vision du monde, et nous ne pouvons fournir de données fiables sur la progression de la pandémie. En ce moment, nous sommes depuis plus d'un mois sans ministre de la Santé parce qu'il a réussi à faire démissionner deux ministres depuis le début de la pandémie.

Comme je l'ai dit, la Covid-19 est arrivée au Brésil par le biais des classes les plus riches qui avaient voyagé à l'étranger, mais elle a maintenant atteint les couches les plus pauvres du pays, y compris les quartiers les moins urbanisés, que nous appelons *favelas*

(EPICOVID19, 2020). Aujourd'hui, au moment où j'écris ces lignes, nous en sommes à près de 50 000 morts. Il n'existe pas de coordination nationale claire dans la lutte contre le coronavirus et si les choses ne vont pas encore plus mal, c'est parce que le Brésil est une fédération d'États, chacun avec son propre gouverneur, et que nous avons quelques actions régionales de lutte directe contre la propagation du virus et d'atténuation des conséquences économiques. Et malgré le manque d'action coordonnée du gouvernement central, il y a eu distribution d'une aide d'urgence à 110 millions de personnes de la moitié du salaire minimum.

Cette incapacité à coordonner des actions plus générales et conjointes entre les États et les municipalités révèle quelque chose de tragique sur la valeur de la vie dans les pays en développement : les gens sont souvent considérés comme des numéros, une valeur. Cinquante mille personnes meurent, mais comme il s'agit d'un nombre sans visage, sans histoire et sans récit, la mort devient quelque chose de banal (Matos de Souza, 2016 ; Mbembe, 2018).

Cette position de l'État brésilien a favorisé un certain ébranlement de l'image internationale du Brésil. Dans un passé récent nous sommes passés du pays du futur au joyau du capitalisme mondial, un supermarché du monde, responsable de 25 % de l'alimentation mondiale, ce qui a conduit à des transformations sociales importantes et, en tant que société, nous avons semblé avancer vers un avenir prospère et plus conforme à la position de la septième économie du monde. Aujourd'hui, avec le manque de contrôle du gouvernement fédéral sur la pandémie et même avant cet événement, avec les déclarations homophobes, racistes et machistes du président, nous sommes maintenant identifiés parmi les parias du monde. Aujourd'hui, alors que j'écris ce texte, le Brésil est devenu le nouvel épicentre du coronavirus, nous courons pour dépasser les États-Unis dans le nombre total de morts. C'est un autre aspect de la culture brésilienne que je dois souligner : en fin de compte, nous sommes très compétitifs.

Références bibliographiques

EPICOVID19 (2020). *Epidemiologia da Covid-19 no Brasil : estudo de base populacional. Primeiro Inquérito*. Pelotas : Universidade Federal de Pelotas (<https://wp.ufpel.edu.br/covid19/files/2020/05/EPICOVID19BR-release-fase-1-Portugues.pdf>).

Matos de Souza, R. (2016). As Lições do Lager : experiência com o mal e (de)formação nas narrativas de Lanzmann e Semprun. *In* D. Z. Moraes, V. M. R. Cordeiro & O. V. Oliveira (eds). *Narrativas digitais, história, literatura e artes na pesquisa (auto)biográfica* (pp. 129-144). Curitiba : Editora CRV.

Mbembe, A. (2018). *Necropolítica.* São Paulo : n-1 Edições.

Tokarczuk, O. (2020). *Sobre os ossos dos mortos*. São Paulo : Todavia.

WHO (World Health Organization) (2020). *WHO Timeline – Covid 19.* Disponible sur : <https://www.who.int/news-room/detail/27-04-2020-who-timeline---covid-19>.

21. Agir et réfléchir durant la catastrophe

Maria PASSEGGI
Professeure en sciences de l'éducation,
UNICID, São Paulo, Brésil,
Université fédérale de Rio Grande do Norte, Natal, Brésil

Cette journée du 20 juin 2020, je la vis sous l'impact des bouleversements récents provoqués par la pandémie mondiale de Covid-19, qui a envahi mon quotidien d'une manière tout à fait inattendue. Et si je connais le commencement, il m'est impossible d'imaginer la « grande finale », où tout rentrera dans l'ordre à nouveau. En attendant, il est bon de nous prononcer et d'écrire sur les conditions émotionnelles, sociales, routinières, affectives et de travail, en tant que chercheurs dont l'intérêt majeur est de former et de nous former au moyen des récits.

Voilà que cette pandémie mondiale a permis d'instaurer une instance des récits ! Tous bienvenus. En fin de compte, c'est l'expérience racontée qui nous intéresse, qu'elle nous arrive par la voix (voie) des enfants, des jeunes, des adultes ou des personnes âgées. Tous ces récits sont scellés d'un sceau de valeur indéniable : ils nous aident à comprendre. À comprendre ce qui arrive dans le monde extérieur et ce qui nous arrive dans notre monde intérieur, ce qui nous touche et ce qui touche les autres, dirait Larrosa (2002). Il est pourtant bon de raconter pour comprendre. C'est la leçon primordiale que j'ai apprise en m'approchant de la pensée d'Hannah Arendt (2008, p. 33) et sa passion de comprendre : « Pour moi l'important est de comprendre. Pour moi, écrire est une question de chercher à comprendre. » « J'ai écrit le livre [*Rahel Varnhagen : judia alemã na época do romantismo*, 1994], en pensant : "Je veux comprendre" » (*id.*, p. 42-43). C'est cet effort individuel et inaliénable de compréhension qui justifie, finalement, ma présence ici. En écrivant ce récit et en écoutant les récits des autres, « je cherche à comprendre » ce moment chaotique. Et cette journée s'inscrit dans la vague de « faire des *lives* sur YouTube », de « poster des photos, des vidéos sur Instagram, Facebook » pour dire et pour lire. Voilà deux actions qui nous unissent, que nous partageons avec des milliers d'internautes en ce moment pour nous (ré)inventer, (re)créer, résister.

Avant de raconter mon récit, je tiens à remercier et à féliciter le directeur du département des sciences de l'éducation et de la formation de l'Université de Tours, Monsieur Hervé Breton, à qui je dois l'honneur de cette invitation et le plaisir de vivre la brillante initiative de cette journée, déjà historique, réunissant des chercheurs du grand réseau des histoires de vie en formation et de la recherche biographique en éducation, au moyen des web-conférences à l'échelle internationale.

Je vais me tenir aux quatre points proposés, à savoir : la manière dont la Covid-19 a fait irruption dans mon quotidien ; l'expérience vécue durant le confinement ; les apprentissages et compréhensions résultant de l'expérience de la catastrophe et l'impact de la pandémie à l'échelle du pays, puis de la planète.

Comment la Covid-19 a fait irruption dans mon quotidien

Pour entrer dans le sujet, je commence par me situer du point de vue professionnel et géographique. Je suis professeur des universités au Brésil. Et j'ai le privilège de partager mes activités de recherche et d'enseignement entre deux universités brésiliennes : l'Université Cidade de São Paulo, à São Paulo, et l'Université fédérale do Rio Grande do Norte, à Natal, dans le nord-est du pays. La distance entre les deux villes est de plus de trois mille kilomètres. J'ai vécu le début de la pandémie à São Paulo, cette ville de presque 12 millions d'habitants, où le chaos s'est installé en premier lieu devant nos regards médusés. Le 11 mars, nous avons fêté l'ouverture de l'année universitaire 2020. La semaine suivante, les cours ont été suspendus. L'actualité s'est soudain mise à focaliser sur les mesures d'isolement et les menaces de blocages de vols, des autocars, des routes. À moi de me demander : *« Et si je suis infectée ? Et si tous les vols sont bloqués ? Et si je meurs confinée, loin de ma famille, seule à São Paulo ? »* C'est en prenant conscience de la possibilité de mourir sans secours que je me suis aperçue de la violence que je pratiquais contre moi-même en vivant la plupart du temps à São Paulo, loin de ma famille, loin de mon petit coin, qui risquaient tout d'un coup de devenir inaccessibles. Cette réflexion a fait vite son petit bout de chemin dans ma conscience. Et avec des difficultés, le 21 mars, j'ai pris un vol pour faire la traversée São Paulo-Natal. J'avais l'impression de vivre éveillée un cauchemar. Quelle atrocité de fuir en hâte le danger et la mort ! Les images des réfugiés, des scènes de films de guerre, de science-fiction ont défilé dans ma tête quand j'ai cru que mon vol avait été annulé. Voilà pourquoi l'irruption de la Covid-19 dans mon quotidien sera à jamais un moment de grande détresse suivi d'une joie intense : le plaisir inouï de rentrer à Natal, de revoir l'Atlantique en arrivant, d'ouvrir la porte de l'appartement, de me jeter sur mon vieux lit. C'est peut-être un peu dramatique tout cela, mais la joie du soulagement me semble dépasser d'autres joies qu'on éprouve dans la vie. La preuve est de m'avoir promis à moi-même que je ne partirai plus jamais, que je devais désormais mettre de côté le nomadisme qui m'a constituée (Passeggi, 2015). Si le voyage perdait son sens pour moi, comment accepter ce changement ? Pour le moment, je me dis que le bonheur n'est pas ailleurs.

Tandis que je cherchais à survivre, le chaos s'installait au Brésil, en mettant à nu la faillite de l'ordre économique néolibéral, la précarité des systèmes de santé, l'incapacité de l'État brésilien à mettre en place des moyens pour sauver des vies, protéger le personnel de santé sur le front, enterrer ses morts, consoler les familles en deuil, préserver l'emploi des milliers de chômeurs, trouver les moyens de sauver les petites entreprises, etc. La pandémie a mis à nu davantage les injustices sociales contre les plus pauvres, les plus âgés, les plus fragiles. Le président de la République, Jair Messias Bolsonaro, contribue toujours, largement, à la propagation de la pandémie dans le pays, en minimisant les risques de la létalité du virus. Pour lui, « ce n'est qu'un petit rhume » ! Jusqu'à cette date, la Covid-19 a tué plus de 49 000 personnes et il y a plus d'un million de cas confirmés. À Natal, on manque de lits pour les soins intensifs, plus de 100 personnes attendent dans les couloirs des hôpitaux, dans les ambulances, chez elles et les gens meurent en attendant du secours qui ne vient pas. Combien de fois me suis-je demandé, et je me demande toujours, si c'est juste d'être à l'abri, de mener le plus tranquillement possible ma petite vie et même d'en jouir davantage en ce moment de détresse dans le pays et le monde ?

L'expérience vécue durant le confinement

Il faut souligner que, pour moi, la ville de São Paulo jusqu'en 2017 faisait plutôt partie de mon imaginaire et se dessinait sous un double regard. Ayant vécu mon enfance dans le *sertão*, j'ai pu témoigner des exodes provoqués par la sécheresse. Les Sertanejos, peuple du *sertão*, partaient à São Paulo pour y aller « vivre ou mourir », disait la chanson qui me brisait le cœur dans mon enfance. Mais cette ville avec ses universités prestigieuses me séduisait, à mon tour, par la vie intellectuelle et culturelle. J'aurais aimé venir à São Paulo faire des études de post-graduation, ce qui m'était absolument inaccessible du temps de ma jeunesse. La pandémie m'a arrachée ainsi d'une certaine joie de travailler à l'université à São Paulo. En effet, j'y vivais un sentiment ambivalent provoqué par la souffrance de l'éloignement de ma famille et la joie d'avoir accepté l'invitation que je considérais comme une prime reçue en fin de carrière. La pandémie a mis un terme à cette ambiguïté permanente.

En ce moment, je suis chez moi, à côté de ma famille, même si je ne peux pas voir ma fille et mes petits-enfants, car je fais partie du « groupe à risque ». Il me faut vivre isolée, cloitrée dans mon cocon. Mais je prends du plaisir à y vivre. Rentrer à Natal, c'est surtout retrouver la tranquillité de vivre loin des tourments d'une mégapole. Les petites choses sont devenues de vrais régals. Quelle joie d'avoir à la maison du savon et de l'eau pour me laver les mains ! Je n'aurais jamais imaginé qu'ils pouvaient me sauver la vie. Le soleil omniprésent me redonne de l'énergie, met à ma disposition de la vitamine D sur ma terrasse. Parfois, je longe la côte en voiture et je me laisse envahir par le vert de l'Atlantique et la blancheur du sable, au loin. J'ai pris du plaisir à faire la cuisine pour moi toute seule. Tant de choses à lire, à écrire, à découvrir, à vivre. J'ai commencé vraiment à me retourner sur moi-même en éprouvant dans mon corps et dans mon esprit les effets vivifiants de la réflexivité narrative devenue très prégnante au fil des jours ces trois derniers mois. Étrangement, j'éprouve l'expérience de coïncider avec moi-même. Je ne me sens plus brisée, écartelée, bien au contraire, le confinement m'a rendu à moi-même, à part entière.

En éducation, les solutions trouvées pour pallier les difficultés provoquées par le confinement cherchent à mieux articuler les liens entre l'école et la famille, les étudiants et les enseignants, à l'université, pour minimiser les risques d'isolement obligatoire, d'abandon, d'absences prolongées de la vie dans la communauté universitaire. En ce moment, l'une de mes filles est au Portugal avec ses trois enfants, âgés de 7 à 11 ans. Elle poursuit son doctorat en droit et ses enfants sont à l'école, ce qui me permet d'accompagner de plus près ce qui se passe à l'université et à l'école primaire, au Portugal et au Brésil. Les solutions trouvées sont à peu près les mêmes : le recours au numérique, l'entrée irréfutable dans le monde digital. Mes cours à l'université, à São Paulo, n'ont pas eu d'interruptions et je vois mes étudiants tous les mercredis matin et l'après-midi. Rien n'a bougé, sauf le fait de communiquer *on line*. Mais cela fait partie de la vie des étudiants, habitués à suivre des cours par Internet, à communiquer dans des réseaux sociaux. Ce n'est pas étonnant qu'ils aient évalué positivement le cours. J'ai été moi-même surprise d'une performance inconnue. Du point de vue de la recherche, je me suis aperçue que ce temps de confinement m'avait permis de participer à plusieurs réunions de travail *on line*, d'écrire des articles, seule et avec des collègues, et même d'avoir répondu, avec Monsieur Breton, à un appel d'offres dans le cadre d'un accord bilatéral (France-Brésil) avec un très beau projet. Bref, je suis parvenue à m'habituer au monde virtuel et à en tirer les meilleurs profits.

Apprentissages et compréhensions résultant de l'expérience de la catastrophe

Dans son livre *La Construction du monde historique dans les sciences humaines*, Dilthey (2010, p. 178) affirme que « l'autobiographie est la forme la plus élevée et la plus instructive par laquelle la compréhension de la vie vient à notre rencontre ». Voilà pourquoi la voix de chaque personne devient si pertinente dans le domaine de la recherche biographique. Cette visée subjective, singulière, est la « plus instructive », sans doute la plus ancrée dans la vie. Ferrarotti (2014, p. 106) avertit, cependant, que « la *subjectivité* immanente à tout récit ou document autobiographique (...) est dissimulée par une herméneutique du biographique qui n'utilise que ses aspects objectifs ». L'option canonique des visées objectives, scientifiques, propose des abstractions, des généralisations des faits observés, en arrachant du temps et de l'espace l'expérience incarnée. Nous avons appris à valoriser le regard de ceux qui observent de l'extérieur, des spectateurs – *theatai*, d'où provient le terme philosophique « théorie ». Ceux qui observent sont censés, depuis l'Antiquité classique, mieux comprendre la totalité de la scène, du jeu. Comme l'affirme Hannah Arendt (2009, p. 112), si le spectateur est censé comprendre la « vérité », le prix à payer est de ne pas participer à l'action vécue dans le spectacle. D'où la distinction très ancienne entre l'action et la réflexion, entre agir, réfléchir et comprendre.

Cette pandémie m'a obligée à revoir cette opposition et à admettre la possibilité d'associer plus profondément agir et réfléchir durant la catastrophe, en temps de « guerre » ! La séparation entre agir et comprendre se justifie, en effet, si nous envisageons deux catégories de participants : les spectateurs et les acteurs (ou les joueurs), ceux qui observent et ceux qui agissent. Ou bien l'opposition entre deux temps : le temps pour agir et le temps pour réfléchir. Dans la perspective adoptée par les approches biographiques, c'est dans l'acte de raconter que le narrateur devient en même temps l'observateur et le personnage du spectacle, vécu et narré. Cette opposition nous mènera au dernier point.

L'impact de la pandémie à l'échelle du pays puis de la planète

Ce dernier point est de loin le plus difficile. L'image qui me vient à l'esprit pour expliquer ma difficulté est celle d'avoir une clé trop petite pour l'immense taille de la serrure (il va sans dire que pense aux aventures d'*Alice au pays des merveilles*, de Lewis Carol).

En admettant avec Dilthey (2010, p. 95) que les liens entre « la vie, l'expérience vécue et la science » sont indissociables, je vais donc me tenir à l'échelle de la singularité de l'humain, dans le sens d'être le plus près des approches biographiques qui mettent en valeur l'importance du sujet dans une société en profonde mutation. Pour conclure, je tenterai d'articuler les notions d'autobiographisation, d'hétérobiographisation et de conscience historique, même si je ne peux savoir si la réflexion sur ce que je vis, en ce moment, à l'échelle personnelle et à l'échelle du Brésil, donnera accès à la « petite clé d'or » adaptée à la serrure de la petite porte cachée derrière le rideau.

Il faut admettre tout d'abord, avec Gadamer (1997, p. 316), que « la conscience historique est une forme d'autoconnaissance » et que son apparition est, d'après l'auteur, « la révolution la plus importante que nous ayons subie depuis l'avènement de l'époque moderne » (Gadamer, 1996, p. 23). Mais toujours selon Gadamer *(ibid.)*, « la conscience historique qui caractérise l'homme aujourd'hui est un privilège, peut-être un fardeau, qui n'a jamais été imposé à une génération précédente ».

Dans la réalité immédiate de cette pandémie, je me pose les questions suivantes : « Quelles conditions favorisent-elles la conscience historique ? », « Dans quelle mesure est-ce un privilège ou bien un fardeau ? » D'où l'impératif de penser, sous l'effet du choc provoqué par le mal qui nous atteint, à la réflexivité narrative, pièce maîtresse de la construction de la conscience de nous-mêmes et de notre historicité. Je pense, par exemple, aux avalanches de nouvelles, vraies et fausses, qui nous envahissent chaque seconde, jour après jour. Quel est l'impact de ces nouvelles sur nos décisions ? Quels sont leurs effets ? Nous unir, nous éloigner, nous confondre ? Quelle est la condition de réflexivité narrative, autobiographique, durant la catastrophe, aujourd'hui ? Est-elle la même qu'avant la pandémie ? Le confinement obligatoire va-t-il permettre de créer un espace nouveau de réflexion et aider la (re)constitution de cette conscience historique ? Il me semble que tout s'est soudainement effondré et que nous devons raconter à nouveau l'histoire.

Ce qui a attiré mon attention dernièrement dans une relecture de Dilthey à propos de la réflexivité autobiographique, c'est qu'il la conçoit comme une activité immanente à la vie. Ainsi, cette réflexivité serait là avant toute objectivation rationnelle et scientifique. Et si j'admets avec Dilthey que le processus de réflexion narrative est immanent à l'expérience *(Erlebnis)*, agir et comprendre seraient alors inséparables de la vie. D'où l'importance pour la science de les prendre ensemble. Ainsi, si j'ai bien compris, il n'y a aucune possibilité pour l'individu d'échapper à la condition humaine de réflexion sur soi. L'humain serait condamné à la réflexivité autobiographique, condition inaliénable pour s'insérer au moyen du discours et/ou de ses actions dans les coutumes, l'histoire, le monde virtuel ou actuel. Comment cela se fait-il ? Lorsque Dilthey fait référence à la connaissance qui provient de l'expérience *(Erlebnis)*, il semble adopter le principe d'une herméneutique pratique, située dans le contexte immédiat de l'action, qui lui imposerait un sens. J'ai eu du mal à comprendre cette perspective il y a quelques années (Passeggi, 2011). J'étais plutôt centrée sur la notion d'*Erfahrung*, associée au voyage *(Farht)* et au danger *(Gefahr)*, comme l'affirme Jay (2000, p. 27), permettant d'activer les liens entre mémoire et expérience, assez importants pour concevoir les récits de l'expérience vécue et les apprentissages qui se produisent dans la narration. Cela faisait plutôt écho à la mise à l'écart provoquée par le texte, comme le suggère Ricœur (1994). Ces jours-ci, j'ai mis en doute ce raisonnement. D'où les questions qui me poursuivent à présent : « Pour réfléchir, faut-il s'arrêter ? » ou bien « Devons-nous prendre conscience que nous réfléchissons en mouvement ? » Encore mieux : « Agir et comprendre sont-ils (in)séparables dans l'action ? » Ce ne sont que des questionnements qui m'ont pris d'assaut et que j'ose mettre en débat en vivant le mal qui nous arrive.

En effet, au Brésil, nous vivons à présent un mauvais tournant. D'une part, une pandémie mondiale porteuse de la mort de millions de Brésiliens. D'autre part, une « pandémie nationale » porteuse d'un aveuglement politique. D'où l'impératif : « Nous avons besoin de penser dans l'urgence de cette agonie, de cette souffrance morale. » Le « nous » auquel je fais référence c'est au moins les 70 % des Brésiliens qui ne font pas partie de l'armée militante bolsonariste.

La réalité immédiate a acquis ainsi pour moi un nouveau sens pour concevoir la conscience historique dans la vitesse vertigineuse du monde numérique, du monde relié par les web-réseaux qui prêchent la haine contre les institutions démocratiques et le peuple dont elles sont le garant. Je ne peux qu'avancer que c'est dans l'immédiateté des interprétations et des réinterprétations successives que nous nous constituons comme sujet. Ou comme dirait Ricœur (1994), dans l'enchaînement des préfigurations, configurations et refigurations permanentes que nous constituons la conscience historique du temps, tout en admettant que nous le faisons par des essais et des erreurs. Et je pense aux situations dans lesquelles les humains doivent réfléchir en action. Les plus importantes sont celles des guerres, des catastrophes. Mais on peut aussi prendre comme exemple de situations plus routinières des métiers humains. La plus proche de nous est le cas des enseignants qui doivent réagir à des demandes sur-le-champ en salle de classe. Mais il y a aussi le cas des chirurgiens lors d'une chirurgie ; des juges, des ingénieurs, des agriculteurs, etc. Cela implique une responsabilité énorme sur nos actes, sur notre capacité ou incapacité de réfléchir en action. Je manque d'espace et d'études plus approfondies pour aller plus loin, l'important est de chercher à comprendre, d'avancer au moins mon intention.

Pour conclure, il me reste finalement à rappeler que la réflexivité narrative est mise en œuvre dans deux processus, celui de l'élaboration du récit (autobiographisation) et celui de réception des récits de l'autre (hétérobiographisation). Les termes d'*hétérobiographisation* et d'*hétérobiographie*, d'après Delory-Momberger (2019, p. 89), ont été créés pour rendre compte de la réflexivité mise à l'œuvre dans l'acte d'écouter ou de lire les expériences vécues par les autres et « des effets de compréhension et de formation de soi dont ils sont le lieu ». Je me souviens toujours de Bakhtin et Volochinóv (1985, p. 118) pour penser à l'effet de l'hétérobiographisation, lorsque l'accent est mis sur la force du mot prononcé qui se met à structurer la vie intérieure : « Cette action réversible de l'expression bien formée sur l'activité mentale (c'est-à-dire l'expression intérieure) a une énorme importance qui doit être prise en compte. » S'il est vrai qu'en écoutant les expériences de l'autre, nous nous les approprions pour comprendre l'autre et nous comprendre nous-mêmes, il faut penser comment il nous est permis de faire le tri entre le bien et le mal propagés dans les discours sur notre vie intérieure. Encore mieux, entre le bien et le mal « banalisé », « naturalisé », comme c'est le cas à l'échelle du Brésil.

Le pouvoir des médias et des réseaux sociaux est un pouvoir hétérobiographique qui se met subrepticement à structurer l'hétérobiographie, c'est-à-dire la conscience de soi, des croyances, des désirs et des décisions. Quel est le pouvoir de séduction de cette force énigmatique ? C'est une question universelle, atemporelle et très au goût du pouvoir de l'univers numérique à l'échelle planétaire. Comment sélectionner ce qui est valable ou nuisible dans la rapidité vertigineuse des médias ? Et d'où viendrait cette expertise ? En tant que bons Occidentaux, comment pourrions-nous « développer », « faire progresser » le savoir nécessaire permettant de réagir, sur-le-champ, contre le mal « banalisé » qui nous envahit ? Faudrait-il penser à élargir le capital biographique pour fonder la capacité d'agir et de comprendre en action durant une catastrophe ? Ce ne sont pourtant que des questions que je me pose sur l'impact de la pandémie à l'échelle des humains. Tout juste pour comprendre la vie d'avant et durant la catastrophe.

Références bibliographiques

Arendt, H. (2009). *A vida do espírito* (trad. C. Almeida, A. Abranches & H. Martins). Rio de Janeiro : Civilização Brasileira.

Arendt, H. (2008). *Compreender : formação, exílio, totalitarismo* (trad. D. Bottman). São Paulo : Companhia das Letras.

Arendt, H. (1994). *Rahel Varnhagen : judia alemã na época do romantismo.* Rio de Janeiro : Relume Dumará.

Bakhtin, M. & Volochinóv, V. (1985). *Marxismo e filosofia da linguagem.* São Paulo : Hucitec.

Lewis, C. (1998). *Alice no país das maravilhas* (trad. R. Eichenberg). São Paulo : L&PM Pocket.

Delory-Momberger, C. (2019). *Vocabulaire des Histoires de vie et de la Recherche biographique*. Toulouse : Érès.

Dilthey, W. (2010). *A construção do mundo histórico nas ciências humanas* (trad. M. A. Casanova). Brasil : Unesp Editora.

Ferrarotti, F. (2014). *História e histórias de vida : o método biográfico nas ciências sociais* (trad. Maria Passeggi e Carlos Braga). Brasil : Edufrn.

Gadamer, H.-G. (1996). *Le problème de la conscience historique*. Paris : Seuil.

Gadamer, H.-G. (1997). *Verdade e método I. Traços fundamentais de mais uma hermenêutica filosófica* (trad. F. P. Meurer). Brasil : Editora Universitária São Francisco.

Jay, M. (2009). *Canots de experiencia : variaciones modernas sobre un tema universal.* Buenos Aires, Barcelona, Mexico : Paidós.

Larrosa, J. (2002). Notas sobre a experiência e o saber de experiência. *Revista Brasileira de Educação,* 19, 20-28.

Passeggi, M. (2017). Voyager pour se former : les traces d'un nomadisme éducatif au Brésil. *Éducation permanente*, 211/2017-2, 1-8.

Passeggi, M. (2011). A experiência em formação. *Educação, Porto Alegre*, 34 (2), 147-156.

Ricœur, P. (1994). *Tempo e narrativa. Tomo I.* Campinas, São Paulo : Papirus.

22. « Le Brésil ne connaît pas le Brésil » : pandémie et relation vie/mort

Elizeu CLEMENTINO DE SOUZA
Professeur en sciences de l'éducation,
Université d'État du Brésil (UNEB), Salvador de Bahia, Brésil

Querelas do Brasil
O Brazil não conhece o Brasil
O Brasil nunca foi ao Brazil
(...)
O Brazil não merece o Brasil
O Brazil tá matando o Brasil
(...)
Do Brasil SOS ao Brasil
Do Brasil, SOS ao Brasil

Elis Regina, 1978

Face au scénario mondial que nous vivons avec la pandémie Covid-19 et aux exigences qui nous sont imposées pour défendre la vie, je pense qu'il est important de réfléchir collectivement aux différentes façons dont nous sommes touchés par la pandémie, ainsi qu'aux récits individuels et collectifs qui se construisent face à la catastrophe sanitaire mondiale. L'invitation faite par Hervé Breton m'incite à réfléchir et à partager, à travers la force narrative des histoires de vie, comment la Covid-19 a envahi la vie et mes routines, comment j'ai vécu l'enfermement, quelles leçons résultent de l'expérience de la catastrophe et des impacts de la pandémie sur la planète et surtout dans le contexte brésilien.

Le titre de mon intervention fait référence à un extrait de la chanson *« Querelas do Brasil »*, interprétée par Elis Regina en avril 1978 et composée par Aldir Blanc Mendes et Mauricio Tapajós Gomes. La chanson expose les dilemmes vécus dans la société brésilienne concernant la diffusion massive de la culture américanisée au détriment de la culture populaire du pays, comme une action de l'élite économique. *« Querelas do Brasil »* porte aussi une certaine confrontation dans son allusion à la chanson *« Aquarela do Brasil »* d'Ary Barroso, qui fait l'éloge de la diversité du pays.

Bien que datée et faisant référence à l'époque de la dictature militaire du Brésil, la chanson fonctionne comme une protestation et une complainte, décrivant l'effacement de la culture populaire au profit de l'américanisation de la culture, en grande partie en fonction des habitus culturels et des modes de vie de l'élite économique du pays. La critique que révèle la chanson me sert d'analogie pour réfléchir au contexte contemporain et à la façon dont le gouvernement brésilien a développé des actions inefficaces dans la politique de lutte contre la Covid-19.

« O Brazil não conhece o Brasil, O Brasil nunca foi ao Brazil » (« Le Brésil ne connaît pas le Brésil, le Brésil n'est jamais allé au Brésil ») : ce texte délimite exactement la critique des compositeurs et la réaffirmation de l'impérialisme américain mettant en danger la culture populaire brésilienne. Transposant ce regard au moment que nous vivons, après l'élection et l'approbation de la candidature de Jair Bolsonaro à la présidence du pays, les polarités se sont intensifiées et le pays vit un scénario de crise sans précédent. Dans ce contexte, la population brésilienne connaît une intensification des crises politique, économique, éducative, de gouvernance et de santé publique – toutes marquées par des idéologies du virus. Non seulement le virus de la Covid-19, mais aussi des virus idéologiques qui exercent diverses pressions sur la configuration du scénario politique, économique et sanitaire du pays.

En réfléchissant à la notion d'idéologie du virus, je me réfère aux idées développées par Žižek (2020, p. 43), lorsqu'il déclare :

> « La propagation actuelle de l'épidémie de coronavirus a, à son tour, déclenché de vastes épidémies de virus idéologiques qui sont devenus adorés dans nos sociétés : *infox (fake news)*, théories de conspiration paranoïaques, explosions de racisme, etc. Le besoin de quarantaine, qui est sanitairement fondé, a trouvé un écho dans la pression idéologique visant à établir des frontières définies et à mettre en quarantaine les ennemis qui représentent une menace pour notre identité. »

Immergé dans un temps où un mouvement de pendule nous tourmente avec la pandémie Covid-19, je comprends que le scénario actuel a été marqué par des « épidémies virales idéologiques » qui portent et renforcent l'instabilité, étant donné la dualité que nous avons vue dans notre pays : d'une part, les positions du ministère de la Santé, lorsqu'il brandit la bannière de l'isolement social en accord avec les politiques de l'Organisation mondiale de la santé (OMS) et, d'autre part, les positions irresponsables du président actuel, défendant la logique économique et ses relations avec le marché (Paulani, 2019), en minimisant souvent les effets de la pandémie, amplifiant la diffusion d'*infox* et propageant un fort mépris de la vie.

Žižek (2020, p. 43) déclare également :

> « Mais peut-être qu'un autre virus idéologique, beaucoup plus bénéfique, se répand et nous contagie : le virus de la pensée en termes de société alternative, une société au-delà de l'État-nation, une société qui se met à jour sous la forme de la solidarité et de la coopération mondiale. »

Ainsi, la prolifération des virus idéologiques et leurs marques sur la vie quotidienne sont incommensurables, car ils renforcent le mépris de la vie et le manque de clarté des politiques de santé publique dans la lutte contre la pandémie sur la scène nationale. Cela étant dit, aujourd'hui, 19 juin 2020, le Brésil enregistre un million de cas de Covid-19 et 49 000 décès, même si le président nie les données et la réalité de la catastrophe sanitaire, tente de les cacher ou de ne pas les publier, révélant ainsi des intentions claires de banalisation de la mort et des orientations qui contredisent celles des organisations sanitaires internationales. Ainsi, il me semble que « (...) il y a là un paradoxe, le coronavirus nous oblige aussi à réinventer le communisme basé sur la confiance en l'homme et dans la science » (Žižek, 2020, p. 43).

Nous avons assisté à des confrontations et des dissimulations contre la démocratie dans le pays, renforçant les épidémies idéologiques et l'attaque aux identités. Les dés sont jetés et les confrontations qui s'établissent dans l'arène politique se matérialisent dans des pratiques discursives configurées comme une pathologie autoritaire et antidémocratique. De cette manière, une fracture sociale et politique s'est forgée contre la démocratie et la science dans le pays pendant la pandémie de ladite « petite grippette »[25].

La défense de la vie, au-dessus de tout et de tous, est fondamentale pour que nous puissions continuer la gestion quotidienne de l'isolement social et, en même temps, mener des actions politiques nécessaires pour protéger l'éducation et la santé comme des biens publics. Elle nous appelle à mettre en échec l'épuisement du néolibéralisme et ses formes perverses de constructions métanarratives contemporaines qui défendent les blocs économiques et renforcent les inégalités sociales, le chômage et la pauvreté. En outre, elle exige d'autres formes de relations

25. En référence à la façon dont Jair Bolsonaro a qualifié publiquement la Covid-19.

avec la crise environnementale planétaire et l'épuisement des sources d'énergie naturelles, ce qui implique que nous pensions autrement les projets de société, d'éducation et de défense du système de santé unique (SUS). La pandémie, face à l'invisibilité du virus et à sa puissance destructrice et dévastatrice, nous oblige, dans notre fragilité humaine, à résister et construire des actions individuelles et collectives pour défendre la solidarité. C'est à nous d'affronter les discours politiques qui nient les orientations des organisations internationales, qui renforcent une crise féroce de la démocratie dans le pays et prêchent des actions antidémocratiques, la levée de drapeaux rétrogrades et fascistes, l'opposition aux discours scientifiques et l'intensification des « épidémies de virus idéologiques ».

Malgré toutes ces questions et compte tenu de la situation actuelle que nous vivons par rapport à la pandémie Covid-19 au Brésil, la crise politique de l'État brésilien et la menace de sa démocratie entraîneront certainement des conséquences irréparables pour le peuple brésilien, impliquant des processus de réinvention de la vie. La vie immergée dans ce contexte nous conduit à la construction d'analyses et de critiques sur le gaspillage de la vie elle-même (Butler, 2019) ; sur la précarisation de la vie face à la pandémie Covid-19 ; ou encore sur l'effacement des mémoires opéré par la défense du totalitarisme ; mais aussi sur le démantèlement de la jeune démocratie brésilienne et des politiques de diversité, de science et technologie, de santé publique et de la santé comme bien commun.

C'est avec ces marques et une partie importante de la société confinée que se forgent les actions visant à accélérer les crises politique, économique, sanitaire et de gouvernance. Ces actions sont poussées par des scandales et des détournements de ressources publiques, par le renforcement de l'invisibilisation de groupes ethniques, le génocide des peuples originels et la négation de l'éducation, de la science et aussi de l'art et de la culture comme des capitaux symboliques fondamentaux dans les processus identitaires du peuple brésilien.

En tant que sujets historiques, nous vivons, chaque jour et encore plus souvent, des récits divers sur le virus, les relations sociales, les différences et les inégalités, l'épuisement du service de santé publique. Notre lucidité éveille notre volonté de continuer à vivre et à construire d'autres formes, car ces événements nous touchent, nous transforment et nous projettent pour comprendre l'histoire, la mémoire et les expériences comme des clés de lecture possibles devant ce que nous vivons.

Nous avons collectivement construit des réseaux de solidarité académiques, d'affection et d'accueil, en écoutant et en partageant des expériences sur nos propres façons de vivre la pandémie et la catastrophe mondiale liée à la Covid-19. Je souligne ici le travail d'organisation du dossier « Récits, pandémie et maladie sociale », dans la *Revue brésilienne de recherche (auto)biographique*, dont le lancement est prévu en novembre 2020. De même, je mène des recherches (Souza, 2014 & 2019) sur les récits des patients chroniques et les processus d'apprentissage de la maladie, par la refiguration identitaire des individus, lorsqu'ils racontent leurs expériences de la chronicité. En ce moment, je suis engagé dans l'analyse des récits des parents et amis des personnes décédées victimes de la Covid-19. L'analyse se concentre sur les récits uniques de la vie de ces personnes, publiés dans le musée virtuel « Inumeráveis » (« Innombrables »[26]), destiné à leur rendre hommage.

En prenant les récits écrits par des personnes proches des victimes de la Covid-19, je cherche à analyser les représentations sur la pandémie, sa propagation au Brésil et les relations entre la vie et la mort. L'impossibilité de dire au revoir aux gens et à leurs proches, le manque de veillée mortuaire et l'absence de parents et d'amis à l'enterrement se vivent comme une douleur de deuil et inscrivent les dimensions du deuil lui-même comme une chronicité, comme des façons de penser autrement la vie, ses récits et la mort elle-même.

L'idée de penser que *« le Brésil ne connaît pas le Brésil »*, de crier *« Depuis le Brésil, SOS au Brésil »* est fondamentale pour indiquer des chemins possibles et des moyens de comprendre ce que nous vivons aux niveaux local, national et mondial face à la catastrophe générée par l'épidémie de Covid-19 et ses conséquences pour l'humanité. Nous ne traversons pas cette expérience sans en être profondément touchés. Chacun à sa manière et en son lieu forge et construit des manières de vivre-résister-raconter sa vie face à ce scénario global.

Pour conclure, je décrirai les expériences vécues dans le contexte de la catastrophe et les apprentissages que j'ai construits, m'amenant à réfléchir à ce que nous sommes, à ce que nous faisons de la vie et à ce que la vie fait de nous. La première expérience que je souligne est

---

26. https://inumeraveis.com.br/

l'accompagnement d'une sœur infectée par le virus qui a passé vingt-cinq jours dans un centre de soins intensifs (ICU), dans un hôpital à Petrópolis, Rio de Janeiro. Ensuite, des amis proches, des collègues de travail et leurs proches ont été infectés et sont morts des suites du virus. Tout cela m'amène à penser à notre fragilité humaine devant l'invisibilité du virus et à l'autre comme une limite et une interdiction.

Même dans ce scénario de crise nationale, il convient de souligner le rôle joué par les professionnels de la santé et leurs soins quotidiens dans la lutte contre la pandémie, qui ont mis leurs propres vies en danger en défense de la communauté. Ils sont les héros de cette guerre qui se consacrent à la défense de la vie, face à la précarité où se trouvent maintes vies dans notre pays. Dans le jeu capitaliste brutal, ces vies peuvent être méprisées, anéanties, oubliées au milieu de la crise sanitaire et la mort sociale elle-même.

Si l'isolement s'inscrit comme un exercice de défense de la vie, mais aussi de perte de liberté, je comprends la maison comme un lieu du sacré, comme un espace de défense et de continuité de la vie. Mais il est important de réfléchir aux questions liées aux différents modes d'habiter qui existent au Brésil, aux inégalités et aux différences sociales, culturelles et économiques qui déterminent les différentes manières d'habiter et de vivre avec la pandémie et ses conséquences, à travers les différences et diversités des conditions de vie de la population brésilienne et de ses manières de vivre et de résister à la catastrophe. Tout cela délimite la notion d'isolement comme stratégie de défense et de continuité de la vie.

La crise économique et l'intensification des inégalités sociales dans le pays ont réaffirmé le chômage, la pauvreté et les conditions de vie sous-humaines. Mais elles ont aussi annoncé la force dont nous avons besoin pour reprendre la vie en main et pour créer d'autres conditions de lutte pour la restauration de la démocratie et d'une vie digne pour la population brésilienne. Puissions-nous vivre et connaître un Brésil qui ne connaît pas le Brésil, un Brésil qui demande SOS au Brésil.

Références bibliographiques

Butler, J. (2019). *Quadros de guerra : quando a vida é passível de luto ?* 6e ed. Rio de Janeiro : Civilização Brasileira.

Elis, R. (1978). *Querelas do Brasil.* Composição de Adir Blanc e Maurício Tapajós. Rio de Janeiro : Transversal do tempo, Philips/PolyGram (Universal Music).

Paulani, L. M. (2019). Bolsonaro, o ultraliberalismo e a crise do capital. *Margem Esquerda – Revista da Boitempo*, 31, 48-55.

Souza, E. C. (2019). Échanges épistolaires, narratives biographiques et apprentissages par la maladie. *Chemins de formation au fil du temps*, hors-série 2019, 43-56.

Souza, E. C. (2014). « Savoir vivre » avec la maladie : apprentissages biographiques et récits de résistance. *Le Sujet dans la cité*, 5, 138-148.

Žižek, S. (2020). Um golpe como o de « kill bill » no capitalismo. *In* M. Davis *et al.* (dirs). *Coronavírus e a luta de classes* (pp. 43-48). João Pessoa : Terra sem Amos.

23. Disruptions

Daniel Hugo SUAREZ

Professeur en sciences de l'éducation,
Université de Buenos Aires, Argentine

> *« Chaque matin des jours ouvrables, entre septembre et juin, quelque 35 millions d'Américains disent au revoir avec un baiser de leurs proches aimés, prennent leur sac avec leur déjeuner et leurs livres, et partent passer la journée dans cette série de clôture (d'environ un million de personnes) connue comme les « classes d'école primaire ». Cet exode massif du foyer vers l'école se fait avec un minimum d'agitation et de tracas. Les larmes se font rares (sauf peut-être chez les très petits) et peu de cris de joie. La fréquentation scolaire est une expérience tellement courante dans notre société que peu d'entre nous s'arrêtent pour réfléchir à ce qui se passe quand les enfants sont là. »*
>
> Philip Jackson, *La Vie en classe,* 1968

Pendant plusieurs jours d'affilée, je me suis réveillé en me souvenant de ce fragment de texte par lequel Philip Jackson commence le premier chapitre de son œuvre liminaire *La Vie en classe*. Je le « relisais » dans ma mémoire, pour moi-même, encore au lit, sans dire un mot, et en essayant de retrouver ce vieux sens d'« aller à l'école » (ou à l'université, ou bien au travail, ou n'importe où) tous les jours ouvrables (n'importe quel jour). Alors que je mettais mes chaussures – même si je n'allais pas sortir dans la rue – je me disais que toute cette mobilisation matinale était devenue monnaie courante partout sur la planète, que des millions de personnes (bien plus de 35 millions !) allaient tout juste à l'école « avec un minimum de tracas et d'ennui », pas seulement en Amérique du Nord, mais dans le monde entier, sans presque aucune conscience de ce qui s'y passait. « Entre septembre et juin », ou entre mars et décembre, dans cette partie du monde, la vie de la plupart des habitants de la planète se passait, presque sans préavis (souligne Jackson), autour de l'école. Notre vie de chercheurs narratifs dans le domaine de l'éducation aussi.

En passant du lit au salon, j'ai ressenti dans mon corps l'enfermement de 60 jours comme un poids fastidieux, accumulé, d'inertie. Je maudissais l'enfermement, la solitude et l'éloignement, et je révisais, mentalement, cette lecture plusieurs fois, comme un chapelet et comme un hymne. Avant de réchauffer le café, de me couvrir un peu plus et de mettre en ordre mes affaires pour le travail, soit dans le bureau, soit devant la fenêtre de ma chambre, j'avais déjà répété la citation plusieurs fois et m'étais arrêté sur une phrase ou un mot qui aurait attiré mon attention. En prenant mon petit déjeuner, je disposais des livres, carnets de notes, je taillais le crayon dans le bureau, je branchais l'ordinateur en *stand-by*, je regardais l'agenda et j'imaginais, entre souriant et cynique, des légions d'enfants et d'adultes dans toutes les régions du monde, de tous les temps, allant à l'école et au travail, pour commencer ainsi leur journée, leur vie quotidienne. Je me surprenais devant cette image contrastée que m'offraient les actualités arrêtées sur l'écran et le murmure tragiquement répétitif des journalistes : rues désolées de New York, Paris, Berlin, Séoul, Buenos Aires, Bogota, Londres ; charniers communs éparpillés dans un parc quelconque du monde ; montagnes de corps humains, entassés dans la caisse d'un camion ; hôpitaux débordants, bondés de gens au visage souffrant, toujours précaires, partout.

Depuis ce matin-là, ce livre m'accompagne comme un talisman précaire dans la journée de travail, comme un gardien solennel d'autres temps devant les télé-classes, les télé-anniversaires, les télé-réunions, les télé-colloques, les télé-ateliers, la télé-entraînement physique et les télé-entretiens narratifs de chaque date. Il est là, stérile et extemporané, entre la tasse et les photos, à côté de la pile de récits d'expériences scolaires et d'autres documents autobiographiques qui m'attendent, eux aussi désuets et vieillis, pour l'analyse et l'interprétation que je dois faire cette semaine pour les recherches que je dirige à l'Université de Buenos Aires, en Argentine. De quel monde ces récits me parlent-ils ? Dans quelle école ces expériences vécues et narrées font leurs nids ? En ce moment, qui sont les narrateurs et les personnages de ces récits ? De manière soudaine, inattendue et inopportune, ces livres, nos bibliothèques, les récits que nous avons lus et écoutés, racontés et écrits, bref, nos mots et notre langage, notre façon d'être au monde, sont restés en dehors du temps et de l'espace, du moins de ces temps et espaces, maintenant interrompus par la catastrophe. Ils sont muets.

Les interruptions

Pendant que je déjeunais, après la réunion de suivi *on line* avec l'équipe de recherche et après avoir noté les nouveaux horaires des classes virtuelles synchrones de mes filles, avant de recevoir les sacs de courses sur le pas de ma porte, j'ai lu les nouvelles d'hier (16 juin 2020) :

> **Bulletin quotidien de l'après-midi n° 188**
> **Situation de la Covid-19 en Argentine**
> « Aujourd'hui, 1 374 nouveaux cas de Covid-19 ont été confirmés. Avec ces dossiers, il y a 34 159 cas positifs dans le pays. Sur le nombre total de ces cas, 1 030 (3,0 %) sont importés, 13 340 (39,1 %) sont des contacts étroits de cas confirmés, 13 602 (39,8 %) sont des cas de circulation communautaire et le reste fait l'objet d'une enquête épidémiologique. Depuis le dernier rapport publié, 16 nouveaux décès ont été enregistrés. (...) Le nombre de décès est actuellement de 878. »

Les cas continuent à se multiplier – je l'avais dit à mon collègue brésilien il y a quelques jours, lors d'une réunion à distance du réseau de chercheurs – mais pas de manière abrupte, sans scrupule, à la dantesque, comme cela se passe dans d'autres villes du monde, comme dans sa ville de Rio de Janeiro. Jusqu'à hier, l'augmentation inquiétante des nouveaux cas positifs était concentrée dans la zone métropolitaine de la ville de Buenos Aires, mais il y avait encore des lits de soins intensifs disponibles dans les hôpitaux et les centres de santé de la région. Le gouvernement a pourtant mis en garde contre les nouveaux risques de pandémie et évaluait la possibilité de revenir aux phases de flexibilisation de la quarantaine.

Malgré les impulsions et les exhortations à abandonner la quarantaine de la part des sociétés d'information, de la presse et de groupes « antiquarantaine », la décision officielle de la soutenir et l'adhésion populaire aux politiques et mesures sanitaires, économiques et sociales ont continué à être énergiques, fermes, rassurantes. Le nouveau gouvernement national qui était entré en fonction le 10 décembre 2019 avait une cote d'approbation de 85 % dans la gestion politique de la situation, malgré la catastrophe économique, financière, sociale, sanitaire, judiciaire et éducative qu'il avait héritée de la gestion néolibérale de Macri et de la situation précaire et étouffante dans laquelle il avait jeté la majorité de la population. Le virus mondial de l'endettement et du capitalisme financier sauvage était déjà arrivé sur nos terres, comme une affaire de quelques-uns, dévastatrice, prédatrice et profondément injuste, avant même la pandémie.

La menace écrasante et mortelle du virus mondial suscitait des craintes, de la perplexité et de la responsabilité publique, mais elle n'était pas encore arrivée en Argentine comme un fléau généralisé, une catastrophe. On vivait en catastrophe, on la subissait, mais à travers les nouvelles du monde rapportées avec insistance par les médias, ou bien en accompagnant la souffrance, la stupeur et l'horreur par des commentaires des amis d'autres parties de la planète, qui nous parvenaient par courrier électronique, par message. Nous l'avons subie comme une partie marginale du globe, comme l'un de ses bords, entre les parenthèses arbitraires et les nouvelles frontières vitales que la quarantaine avait délimitées sur nos corps, nos temps, nos espaces, nos mouvements et nos liens (professionnels, vocationnels, de loisirs, amoureux). Le coronavirus n'a pas encore été impitoyable en Argentine, comme il l'a été dans les pays voisins, et les chiffres qui sont mis à jour chaque jour parlent d'une gestion judicieuse, saine, vitale par les autorités nationales et les citoyens.

Après ces réflexions devant la fenêtre, effrayé par mes propres pensées, instables, dans une nouvelle conviction fragile, je me suis approché de la bibliothèque une fois de plus, tout en retraçant dans ma mémoire où j'avais laissé le texte d'Agamben. Déjà jeté sur les livres, les notes et les dossiers que j'avais mis de côté pour rédiger le rapport de l'avancement de la recherche, quelques minutes après avoir assis, devant l'ordinateur, ma cadette qui « allait à l'école », chez moi, ce jour-là, et d'avoir supplié du silence, j'imaginais qu'en réalité cette quarantaine, cette distanciation du monde, cet isolement des autres, cette discontinuité spatiale, temporelle et sociale, était aussi une occasion tragique, une interruption intempestive, une période de suspens tendue et risquée. Comme dans le livre *Quatre Années à bord de moi-même*, du Colombien Eduardo Zalamea Borda, ou bien comme le voyage à Cacodelfia des bohémiens d'*Adan Buenosayres* de Leopoldo Marechal. Mais c'était une quiétude sans paroles qui ébranlait et perturbait l'aisance, les certitudes (y compris les certitudes instables de cette époque) et les convictions les plus intimes, qui a sapé les fondements de l'expérience, qui a percé l'assurance ferme et imbrisable même du langage et des récits (les méta, mais aussi les micro) dont on dispose pour une compréhension plus subtile, sensible et affectueuse du monde et de ses habitants. Oui, une sinistre opportunité ! Une occasion macabre pour suspendre les récits disponibles, de se méfier de la luminosité de l'immédiateté et de la terreur pour repenser, une fois de plus, avec plus de détails et de minutie, surpris mais avec les pieds sur terre, à partir de cette nouvelle obscurité, le monde, ses choses et les façons de pouvoir y vivre et le raconter. J'ai laissé la pile de papiers, les crayons de couleur, le cahier rempli de citations, abandonné mes réflexions solitaires et tristes, et me suis jeté dans la lecture du texte d'Agamben, déjà trouvé et reposant sur la table de travail. Qu'est-ce que la contemporanéité ? demande-t-il, également inopportun, complice de ceux qui habitent une époque et un moment d'exception, de désarroi et d'excès, ami et confident de ceux qui vivent leur vie entre parenthèses. Et il écrit pour eux :

> « La contemporanéité est une relation singulière avec le temps lui-même, qui y adhère mais, en même temps, s'en éloigne ; plus précisément, c'est une relation avec le temps qui y adhère par un décalage et un anachronisme. »

« Fixer le regard », redisais-je à moi-même pour me tenir à distance du tourbillon des nouvelles qui envahissait ma demeure isolée et ses recoins, pour m'éloigner des gestes désespérés et minuscules d'autres latitudes, mais proches et amplifiés par le malheur muet, pour m'éloigner en m'aliénant des cris étouffés par la frayeur et qui résonnaient comme un écho sourd sur les murs silencieux de l'atelier. Je le lis en interrompant la lecture, en levant la tête, comme la réflexion dans l'écriture que décrit Roland Barthes. Respectant le temps, notre temps, par un décalage et un anachronisme, j'insistais mentalement, et je tentais de continuer à lire, à écrire, à prendre des notes, en essayant d'interpréter, mélancoliquement, ces entretiens narratifs et ces récits de professeurs, qui semblaient de plus en plus vieillis, lointains, perdus dans un autre temps. Le philosophe poursuit, et moi, avec ma lecture interrompue par les plaintes de ma fille cadette devant les difficultés du cours de mathématiques de quatrième année à l'écran :

> « Contemporain (...) est aussi celui qui, en divisant et en interpolant le temps, est capable de le transférer et de le mettre en relation avec d'autres temps, de lire l'histoire de manière inédite, de la "citer" selon un besoin qui ne vient en aucune manière de sa propre volonté mais d'une demande à laquelle il ne peut pas répondre. »

La mettre en relation avec d'autres époques, générer un pont entre les histoires reçues et celles qui ne sont pas encore dites ou écrites... Je marmonnais, tout en servant du lait avec des toasts à la petite apprenante des chiffres négatifs. « Une occasion ! », me disait-elle, en me criant dessus, même lorsque ma fille, la plus jeune, exigeait mon attention et remettait en question mes compétences de professeur de mathématiques improvisé et récurrent de l'école primaire. Une exigence, un besoin sans réponse, comme moteur d'interrogation pour ce temps et le suivant, pour l'expérience à venir, pour le mystère du passage du temps, de ses intensités et de ses disruptions. Une exigence, un besoin aussi de repenser le passé pour le comprendre à partir d'aujourd'hui, de le raconter à nouveau avec les mots que nous pouvons récupérer du présent. Et du passé.

En conclusion, plus confiant qu'on ne l'aurait imaginé, Agamben assure vers la fin de l'essai :

> « (…) Contemporain est celui qui a le regard fixé sur son temps, pour percevoir non pas la lumière mais l'obscurité. Tous les temps sont sombres pour ceux qui vivent la contemporanéité. Contemporain est celui qui sait voir cette obscurité, et qui est capable d'écrire en plongeant sa plume dans l'obscurité du présent. »

Savoir voir, en fixant son regard, l'obscurité du présent, le sans-raison de ce temps inhabité, désolé, mais aussi les ombres qui sont jetées de cet aujourd'hui vers le passé que l'on ne connaît plus, qui ne nous dit rien ou qui babille, pour l'instant. Je suis venu noter dans mon carnet de terrain. Plonger le stylo dans l'obscurité du présent pour l'écrire. Mouiller le stylo dans l'obscurité, peut-être.

Excès
Quelques notes du carnet de terrain

Mercredi 1er avril

Aujourd'hui, j'ai passé la journée allongé sur le hamac paraguayen, sur la terrasse, à regarder le frêne dans la rue et ses oiseaux, en profitant du soleil chaud de la fin de l'été et de la brise d'automne qui arrive.

En m'« hamacadant », en me berçant dans le hamac, seul, tout seul, pendant ces semaines d'« isolement social obligatoire et préventif », j'ai appris à parler en silence avec moi-même et à m'écouter. Je me parle déjà à moi-même. Seul. En silence. Je m'hamacade. Dans le hamac paraguayen. Sur la terrasse qui regarde le soleil qui tombe, en été. Se balancer sans hâte, avec la routine, une nouvelle routine saturée de rien. Rien. Il y a une abondance de silence. Il y a une surabondance de silence. Les nouvelles criant au désastre mondial, l'apocalypse chinoise, le déchaînement italien, la prudence allemande ruinée, la terrible surprise espagnole, la folie égocentrique de Trump, l'explosion de la pandémie au Brésil, la prévision du pic de la courbe de contagion pour la fin avril en Argentine. Ce murmure abusif est le nouveau silence, saturé de silences, d'autres silences venant du monde. Des gens fous. Muets. Pleins de vide. Curieusement, j'ai tout mon temps. La boîte aux lettres déborde d'enregistrements de voix d'amis de différents endroits, de listes de questions sans réponse et de suspensions de congrès, séminaires et conférences. Onze voyages rayés de mon agenda, « suspendus jusqu'à ce que ça passe ». J'énumère tout ce que je veux faire, en profitant de l'enfermement, à ce stade volontaire, et je le compare au surplus de temps, inutile. Mais je ne le note pas, comme je le faisais auparavant. Je le dis et je l'écris mentalement, dans le zigzag semi-circulaire du hamac. Les interviews s'empilent encore à partir du mardi 17, intactes, immaculées, non marquées, en m'attendant. Le temps passe et je suis là, dans le hamac, plein de vide, sans meubler le temps.

Mercredi 5 mai

Je ne me voyais pas donner de cours sur ces dispositifs inconnus jusqu'alors : Zoom, Jitsi Meet, Google Meet, Cisco Webex Meetings, Messenger Rooms. Les cours ont été suspendus à l'université, comme dans le reste du système éducatif, il y a plus d'un mois, mais nous maintiendrons de toute façon le lien avec les étudiants, même virtuellement, en raison du « droit à l'enseignement supérieur », même si cela ressemble à une proclamation abstraite, uniquement idéologique. Comme le dit Daniel24, celle de la vie éternelle et sa condamnation télématique et solitaire dans le roman de Michel Houellebecq, *La Possibilité d'une île*. Dans une demi-heure, le cours commence, je dois me dépêcher : me raser, me peigner et mettre ma chemise.

La réunion de l'équipe de recherche a été productive : le corpus de récits distribué, assigné, en attente de leur interprète, celui à qui parler, celui avec qui converser, celui à qui confesser le secret et le découvrir intimement pendant que l'on raconte l'histoire. Un lecteur ou une lectrice qui taillera le crayon et qui fera sa marque grise en arrondissant un mot, en soulignant, en regardant les voix cachées, en relisant une fois et mille fois jusqu'à la synthèse sous forme de note dans la marge, sur le côté. La prochaine réunion aura lieu dans deux semaines. Nous aurons le temps de lire. Je ferais mieux de commencer demain. Le temps commence à s'intensifier et l'espace à être saturé. Mes filles viennent à 5 heures, quand elles terminent leur journée d'école domestique et improvisée, ce qu'elles ont fait en pyjama, presque sans se peigner, pour la première fois depuis le décret de quarantaine. Elles viendront enthousiasmées, effrayés d'être dans la rue, un peu euphoriques de me voir. Pendant ce temps, je ne les voyais que par le biais d'appels vidéo. Elles devront se taire à partir de 7 heures : le peuvent-elles ? C'est à ce moment que commence la réunion des directeurs des projets de recherche de l'Institut de recherche. J'espère pouvoir lire le document, je ne pense pas que quelqu'un le fera. Ce sera encore une réunion inutile. Une nuisance : avec tous les entretiens que je dois lire !

Vendredi 29 mai

« J'ai le sentiment que le temps m'a été volé, que mon espace a été profané, que ma vie a été bouleversée, que ce que j'ai étudié ne résonne pas dans le présent, que les histoires que je lis ne nous racontent plus, elles ne font que gesticuler, elles signalent mais ne donnent pas d'indices. Je les considère comme des gribouillis continus sur du papier quadrillé », ai-je dit aujourd'hui dans la conversation que j'ai animée avec les professeurs et les chercheurs en narration de l'Université nationale de Salta, par le biais de sa plateforme virtuelle. J'avais dit quelque chose de similaire hier, sur Zoom, lors de la réunion de l'équipe de recherche de cette semaine, celle qui s'est consacrée à partager les interprétations des récits des professeurs de La Matanza et à retracer l'intertextualité de ces pièces uniques et inédites, de ces récits d'expériences, de ces histoires de rencontres, de célébrations et de touchers, d'embrassades et d'espaces partagés, tous inimaginables aujourd'hui.

Mercredi 11 juin

Oui, bien sûr, je peux les imaginer, rudes, sauvages, en racontant maladroitement le passé avec des mots usés, aujourd'hui ridicules, sans signification. Ou encore annoncer de manière irresponsable l'avenir, inimaginant le futur qui en est déjà un autre. Aujourd'hui, ils sont muets. Nous n'avons plus de mots pour décrire cet excès de silence. Ils ne le disent pas. Ils ne racontent pas. Comme ces soldats qui reviennent du champ de bataille sans voix, sans pouvoir dire des mots, presque suicides, du livre *Le Conteur* de Walter Benjamin. Mais dans ces cas, il ne s'agit pas de la « pauvreté de l'expérience », mais du vide actuel qui se fait présent des paroles qui remplissaient pourtant notre vie d'espoir et de sens. Peut-être faut-il chercher des mots dans la littérature. Je suis conscient (en fait, je sens, je ressens) qu'il y a plus que ce que nous pouvons dire ou écrire pour le moment. Quelque chose comme l'enfance de l'histoire, comme une expérience encore muette, une expérience primitive qui n'a pas encore de récit. Nous manquons de mots et d'histoires pour nommer ce présent, pour configurer cette intrigue qui réarrange les moments, les territoires et les socialités que la pandémie a interrompues de manière abrupte et perturbatrice, de manière sauvage et sans pitié.

Une parenthèse inerte et mortelle qui isole et sépare, qui déconfigure et réarrange avec une logique incertaine, sans précédent, les parties instables d'un tout que nous sommes en train de faire pendant que nous vivons la catastrophe, ou que nous l'attendons. Peut-être demain ou après-demain ou la semaine prochaine, ou l'on saura quand, nous trouverons un indice, une trace, dans le trou noir du temps, dans un endroit caché, proche et lointain à la fois. Peut-être qu'en creusant dans l'obscurité du présent et au fond de la bibliothèque, nous trouverons ces mots qui sauvent le monde en le nommant.

Références bibliographiques

Agamben, G. (2008). *¿Qué es lo contemporáneo?* Disponible sur : <https://etsamdoctorado.files.wordpress.com/2012/12/agamben-que-es-lo-contemporaneo.pdf>.

Benjamin, W. (1936/1998). El narrador. *In* W. Benjamin. *Para una crítica de la violencia. Iluminacones IV*. Madrid : Taurus.

Houellebecq, M. (2005). *La posibilidad de una isla*. Buenos Aires : Alfaguara.

Jackson, P. (1968/1996). *La vida en las aulas*. Barcelona : Morata.

Marechal, L. (1948/2017). *Adán Buenosayres*. Buenos Aires : Seix Barral.

Zamalea Borda, E. (1934/2017). *Cuatro años a bordo de mí mismo*. Bogotá : Seix Barral.

24. Regard sur l'« humanité souffrante » à Guadalajara, Mexique

Ana Guilaisne MEDINA-BERNARD
Professeure en santé publique,
Université de Guadalajara, Mexique

Je suis Ana Guilaisne Bernard, rhumatologue. Je travaille à l'hôpital civil de Guadalajara, hôpital public et universitaire de l'Université de Guadalajara dont la fondation date du XVIIIe siècle et qui a comme vocation de traiter les plus démunis, la population sans couverture sociale. Je suis également professeur de rhumatologie au *Centro universitario de ciencias de la salud* de l'Université de Guadalajara. En 2004, j'ai fondé une association civile, *Una sonrisa al dolor*, pour les malades rhumatologiques, avec le but d'offrir des formations aux malades à propos de ces maladies, ainsi que de les aider à avoir accès aux traitements et aux médicaments car la sécurité sociale au Mexique n'est pas offerte à tous.

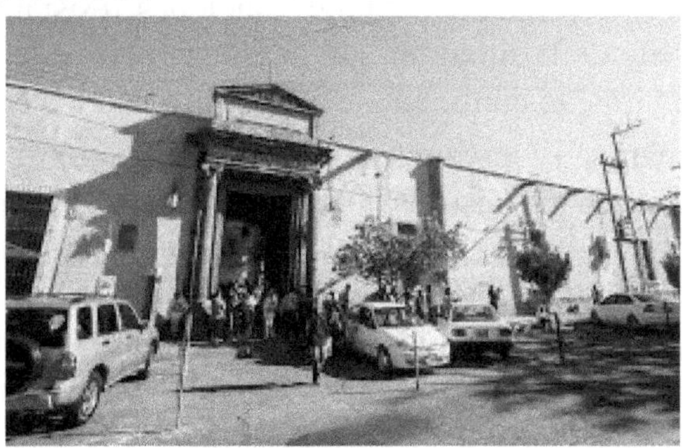

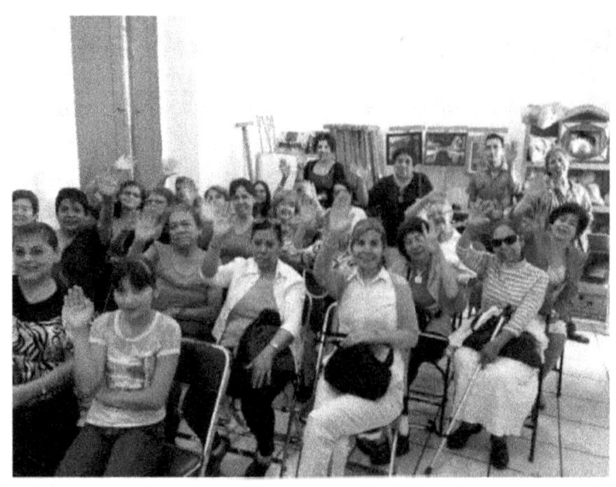

La Covid, au début de l'année, en janvier et février, pour les Mexicains en général et dans le contexte universitaire en particulier, n'était autre que des nouvelles venues d'ailleurs. En mars, nous avons commencé à voir le risque s'approcher du pays et cela a été perçu plus rapidement dans l'État de Jalisco (le Mexique est divisé en États) que dans la ville de Mexico. En effet, à Jalisco, le confinement a été plus strict et réalisé grâce à la volonté populaire plus que par obligation imposée par le gouvernement. Malgré quelques résistants, sceptiques quant à la gravité de la situation, qui doutaient même de la véracité de l'existence du virus, le confinement a été pris au sérieux.

Dès le 17 mars, à l'Université de Guadalajara comme dans d'autres universités, les cours présentiels ont été supprimés et remplacés par des cours en ligne afin d'éviter les contacts. Pour ce faire, l'Université nous a offert des ressources, telles que différentes plateformes, ainsi que des tutoriels en ligne pour savoir comment les utiliser. Les autorités universitaires nous ont demandé d'être aimables envers les étudiants, de ne pas trop exiger de leur part, car ces formules de cours en ligne étaient nouvelles pour tous. Par ailleurs, le Collège et le Conseil de rhumatologie ont commencé des cours en ligne proposés deux fois par semaine aux étudiants, à l'échelle nationale, et les professeurs ont été invités à se joindre à ces formations. Les cours en ligne continueront d'être proposés par l'Université ; c'est, en tout cas, ce qu'assurent les autorités universitaires. Les étudiants sont déçus car ils jugent que les cours en ligne sont moins utiles que les cours présentiels.

Dans les hôpitaux universitaires, les consultations de rhumatologie ont été réduites au service des urgences. Une section de l'hôpital où je travaille, qui se trouve assez isolée des autres sections du bâtiment, est réservée pour les malades Covid. Les étudiants en spécialité de médecine interne et ses différentes branches, dont la rhumatologie, sont en charge des malades et se joignent aux infectiologues, anesthésistes, médecins internistes et autres. C'est pour cela que la plupart des consultations ont été annulées et que je ne vois en consultation à l'hôpital que très peu de malades, soit un à quatre malades par jour, alors qu'habituellement j'en voyais de neuf à quinze. À la mi-mars et en avril, le nombre de consultations réalisées au siège de l'association et dans mon cabinet privé a diminué. Quelques-unes sont passées en mode à distance, des consultations faites en ligne qui évitent aux malades de s'exposer au Covid. En effet, même si les patients atteints de maladies rhumatologiques sont d'âges différents, nombre d'entre eux sont des personnes âgées, diabétiques ou atteintes d'hypertension, ce qui les rend vulnérables au virus. Quoi qu'il en soit, j'ai eu des patients qui sont quand même venus consulter avec les protections sanitaires de mise.

Un autre effet de la Covid est de nous trouver avec un manque de médicaments rhumatologiques. Il faut dire qu'au Mexique, la plupart des médicaments peuvent s'acheter sans prescription médicale. Face aux nouvelles suggérant que l'hydroxychloroquine et la chloroquine antipaludiques – médicaments très employés en rhumatologie pour les traitements du lupus et de la polyarthrite rhumatoïde, entre autres pathologies –, étaient utiles dans la prévention de la Covid-19, des achats de panique ont eu lieu et ces médicaments sont devenus introuvables en pharmacie. D'autres médicaments immunosuppresseurs ainsi que la dexaméthasone, utilisés pour traiter les maladies rhumatologiques, sont prescrits pour la Covid et nous avons quelques difficultés pour que nos malades en rhumatologie puissent en obtenir.

L'association civile que je dirige est un moyen de faire parvenir des médicaments aux malades dans la mesure de nos possibilités. Elle ne remplit pas toutes nos attentes, comme nous le souhaiterions, mais nous pouvons aider quelques malades. Le nombre de consultations au siège de l'association et en milieu privé a augmenté en juin, car les hôpitaux Covid ne peuvent pas les recevoir et, de plus, les malades ont peur d'y aller, risquant d'être contaminés.

C'est par le biais de l'association et par l'entremise de Marie-Claude Bernard que j'ai connu les récits de vie. En 2018, elle a offert une conférence à ce sujet, et les malades de l'association, très enthousiastes à la suite de celle-ci, ont écrit leurs récits. L'association, grâce à une subvention obtenue de la part du gouvernement du Québec, a publié un livre dont le lancement a eu lieu lors du quinzième anniversaire de la création de ladite association. L'Université de Guadalajara a eu écho de ce travail et j'espère avoir l'occasion de creuser de nouvelles avenues dans ce domaine, qui m'était inconnu. J'avais prévu d'assister au mois de mai à mon premier colloque portant sur les récits de vie à Montréal, mais à cause de la Covid il a été reporté, et mon vol au Canada a été annulé.

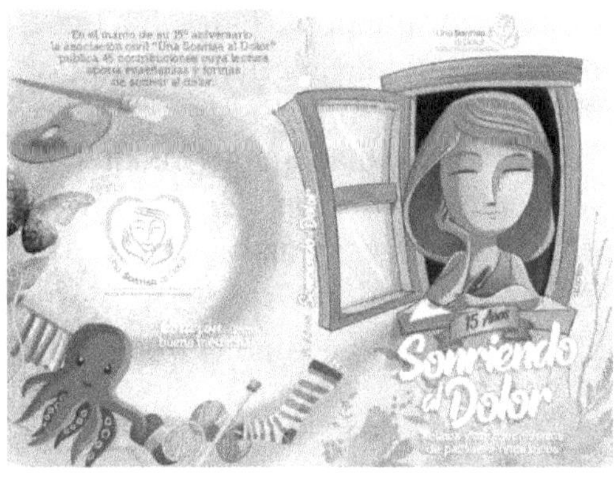

Jalisco est l'État où se trouve la ville de Guadalajara et, en tant qu'État, il compte sur son gouvernement. Des différences de vues entre le gouvernement de l'État de Jalisco et celui du président de la République mexicaine (gouvernement fédéral) vis-à-vis des politiques de santé publique et des mesures à prendre ont été manifestes, ce qui a créé des tensions entre ces instances gouvernementales. L'Université de Guadalajara ainsi que d'autres universités de Jalisco ont réagi et se sont préparées à faire face à la Covid bien avant que le gouvernement fédéral n'ait posé des actions. Dans la ville de Mexico, l'isolement et la protection ont commencé plus tard que dans d'autres régions du Mexique, ce qui explique le nombre plus élevé de personnes infectées. Les gouverneurs des États et le président de la République utilisent la Covid dans un sens politique, et se font une espèce de guerre pour « se hausser le col » et affirmer qui sait mieux faire. Les difficiles conditions économiques de la population ont poussé à ouvrir un peu tôt les commerces non essentiels et, dans notre région, la Covid se propage plus rapidement qu'en mars. Un grand pourcentage de la population vit de ce qu'elle gagne au jour le jour et sort travailler. À cela s'ajoute le fait que des personnes ne croient pas à l'existence du virus et considèrent qu'il s'agit d'un coup monté politique.

À la différence d'autres pays où les médecins et les travailleurs de la santé ont été applaudis largement par la population, au Mexique il y a eu une discrimination envers ce personnel soignant. Quelques-uns ont été mis à la porte de leur appartement ou de leur maison, et on les empêchait d'utiliser les transports publics. Pour justifier ces actions, les personnes argumentaient qu'ils allaient infecter les voisins et les utilisateurs du réseau de transport. En raison de cela, le gouvernement de Jalisco a mis en place un transport spécial pour les travailleurs de la santé.

Sous un autre angle, la pandémie est l'occasion de voir passer de bonnes choses. Comme dans d'autres pays latino-américains, les différences entre riches et pauvres sont grandes, et des démarches de solidarité de la société civile et de l'Université se sont mises en place : certains organismes ont offert des aliments, d'autres ont proposé de couvrir d'autres besoins de base pour les personnes démunies, celles qui n'avaient pas la possibilité de travailler ou, encore, qui avaient perdu leur travail. Une autre initiative a vu le jour, des restaurants préparent des repas de qualité et les offrent aux employés de la santé qui assistent les malades Covid.

Comme tout autre événement de catastrophe dans la vie, la pandémie de Covid-19 apporte aussi son lot d'apprentissages afin de poursuivre et construire une meilleure société.

25. La pandémie Covid-19 : rappel de la vulnérabilité humaine

Marie-Claude BERNARD
Professeure en sciences de l'éducation
Université Laval, Québec, Canada

Ce texte donne suite à l'invitation d'Hervé Breton de partager nos récits à l'échelle internationale le 20 juin 2020 dernier et je le remercie. Ce partage a réuni 27 chercheuses et chercheurs universitaires en commençant par le Japon et en terminant au Canada, en passant par Hong Kong, la Thaïlande, l'Inde, la Pologne, l'Italie, la Suisse, La France, l'Espagne, Le Portugal, l'Angleterre, le Maroc, le Brésil, l'Argentine et le Mexique. Le partage vidéo autant que ce texte suivent la structure de quatre axes proposés pour élaborer le récit, soit : 1) narrer la manière dont la Covid-19 a fait irruption dans le quotidien ; 2) décrire l'expérience vécue durant le confinement ; 3) identifier et nommer les apprentissages et compréhensions résultant de l'expérience de la catastrophe ; 4) penser l'impact de la pandémie à l'échelle du pays et de la planète. Dans ce qui suit, je traiterai ces axes en deux parties. Dans la première, je présenterai la ville de Québec, endroit où je vis et je travaille, la manière dont a fait irruption la pandémie Covid-19, et je décrirai quelques aspects relatifs à l'expérience vécue durant le confinement racontée à la première personne. Dans la deuxième partie, j'identifierai quelques apprentissages et compréhensions résultant de l'expérience de la catastrophe et j'avancerai quelques réflexions sur l'impact de la pandémie à plus grande échelle.

Informations à partir d'un contexte québécois

Je suis professeure agrégée à l'Université Laval, à la Faculté des sciences de l'éducation, au département d'études sur l'enseignement et l'apprentissage, et je suis par ailleurs vice-présidente de l'Asihvif. L'Université Laval se trouve dans la province canadienne de Québec (8,485 millions en 2019 selon les données de Wikipédia), majoritairement francophone, et dans la ville de Québec, ville dont l'aire urbaine compte environ 800 000 habitants (en 2019, toujours selon les données de Wikipédia).

J'étais rentrée de voyage pour les vacances de Noël passées aux États-Unis le 29 décembre et nous ne nous sentions pas, ma famille et moi, concernés encore par des nouvelles d'un nouveau virus qui pourrait changer notre train de vie. À Québec, dès janvier, on entendait des nouvelles de la Covid-19[27] et de l'épidémie localisée en Chine, à Wuhan. Les nouvelles devenaient de plus en plus présentes, prégnantes et pressantes au fil des jours. Au mois de février, puis en mars, c'était au tour d'entendre parler de l'Italie, pays européen le plus touché. On sentait le danger se rapprocher, mais le sentiment de risque n'était pas dans l'urgence jusqu'au moment où l'OMS a qualifié le problème de pandémie. À partir de ce jour du 11 mars, des transformations considérables se sont enchaînées rapidement.

Avant de présenter un bref suivi chronologique des nouvelles (voir encadré), je précise que la structure du système de soins de santé du Canada prévoit un partage des rôles et des responsabilités entre les gouvernements fédéraux, provinciaux et territoriaux, et que ce sont les gouvernements des provinces et territoires qui portent le plus de responsabilités concernant la prestation des services de santé et des autres services sociaux.

• Premier cas rapporté de coronavirus-19 au Québec le 27 février et déclaré le 28 février.
• 11 mars. Premières mesures de santé publique émises : isolement des voyageurs, interdiction de rassemblement de plus de 250 personnes, incitation au télétravail.
• Le premier décès Covid-19 serait survenu dans Lanaudière (région de la province de Québec) le 17 mars et annoncé le 18 mars.
• Le papier toilette est acheté de manière massive dans les supermarchés, provoquant des ruptures de stock. Plus tard, vers Pâques, ce sera le tour de la farine.
• On voit également apparaître, comme des champignons après la pluie, des arcs-en-ciel dessinés et collés aux fenêtres, colorés avec de la craie, dans les entrées, dans les garages de certaines maisons, un peu partout, des dessins d'enfants et d'adultes accompagnés du message : *« Ça va bien aller »*.
• Le Premier ministre de la province, François Legault, met le Québec « sur pause » le 23 mars en ordonnant la fermeture des entreprises non essentielles.

27. En français, les deux genres sont acceptés pour parler de la Covid-19. Je note que dans le monde francophone européen l'emploie du masculin qui réfère au virus est adopté dans le langage courant et, au Québec, c'est plutôt le féminin, qui réfère à la maladie, qui l'emporte.

Le bilan s'alourdit au Québec. Le nombre de victimes augmente sans cesse lors des trois semaines suivantes. Le 27 mars, la ville de Montréal se place en état d'urgence sanitaire.

• Le 4 avril, le territoire du Québec est déclaré comme montrant une transmission communautaire. Les responsables de la santé publique informent la population sur un « pic » de la courbe de la pandémie à prévoir vers le 18 avril. Les plus hauts taux quotidiens de décès sont enregistrés à partir de cette date.

• Le 19 avril est une journée où on enregistre 120 Québécois qui succombent à la Covid-19.

• Le directeur national de la santé publique du Québec, Horacio Arruda, jusque-là peu connu, devient une personnalité importante pour la population québécoise en raison de ses apparitions quotidiennes à la télévision et de sa façon spontanée d'approcher le public.

• Le Premier ministre de la province de Québec demande au gouvernement fédéral le renfort de l'armée pour soutenir les soins offerts aux centres d'hébergement de santé de longue durée (CHSLD). Le manque de personnel et d'équipement dans ces centres est criant : 1 050 militaires seront déployés au Québec pour prêter main-forte dans 25 CHSLD.

• À partir du 3 mai, on observe une tendance à la baisse dans le nombre de décès quotidiens aux informations.

• Des mesures d'assouplissement sont mises en place : autorisation de sortie extérieure pour les personnes vivant en résidence privée pour aînés, levée d'interdiction de visites dans les unités de soins palliatifs des CHSLD et des ressources intermédiaires et de type familial.

• Le 24 mai, la réouverture des commerces essentiels le dimanche a lieu et le lendemain la réouverture des magasins de détail. Progressivement, on assiste à la réouverture des centres commerciaux, des campings, des résidences de tourisme (sauf quelques exceptions : la communauté métropolitaine de Montréal et la municipalité de Joliette, plus touchées par le nombre de cas de Covid-19).

• Le 29 mai, le Québec atteint 50 000 cas et le 8 juin on déclare avoir atteint les 5 000 décès.

• Le 20 juin on compte 100 629 cas confirmés au Canada, dont 54 550 au Québec ; 62 984 guérisons au Canada, dont 22 972 au Québec. On compte 8 346 décès au Canada dont 5 400 au Québec (INSPQ). Le Québec est la province canadienne la plus touchée.

• La mission des militaires canadiens déployés dans les CHSLD du Québec et de l'Ontario est prolongée jusqu'au 26 juin. La vaste majorité des morts résidaient en CHSLD.

Chronologie des événements[28]

L'expérience racontée à la première personne

Je me souviens encore d'un repas avec le personnel administratif et quelques professeurs du même département d'études sur l'enseignement et l'apprentissage de la Faculté des sciences de l'éducation où on échangeait autour de la table sur l'origine de l'appellation « corona » du virus. Quel rapport avec les coronaires ? Une secrétaire, qui avait fait un parcours d'études en biologie, prévoyait déjà la fermeture imminente des locaux et se demandait si l'Université allait être prête à donner les accès pour réaliser les opérations à partir du domicile pour le personnel administratif et en particulier les gestionnaires aux études.

À peine nous posions-nous ces questions que quelques jours après, voire une semaine après, nous étions déjà confinés à domicile. Le 11 mars, je donne, sans en être tout à fait consciente, mon dernier cours de la session d'hiver 2020 en salle de classe. Ce sera également la dernière semaine de la session d'hiver où je pourrai aller au bureau sur le campus. Dans l'immeuble où j'habite, l'administratrice a collé des feuilles d'informations tirées du site de santé Canada à propos des mesures d'hygiène à suivre et sur des réponses à quelques questions sur la propagation du virus. Le nombre de morts était souligné en jaune. J'annule mes voyages. D'abord la France où je voulais passer du temps avec mes parents âgés et ma tante, âgée également, avec qui je devais passer une agréable semaine. Ensuite, un voyage aux États-Unis, où on avait prévu de découvrir les *Outer Banks*, longues plages sablonneuses s'étendant à perte de vue dans l'État de Caroline du Nord avec des membres de ma famille.

Au moment d'annuler le vol d'Air Canada, on me donne le choix d'être faiblement remboursée ou d'accepter un crédit équivalent au montant du billet payé. En acceptant le second choix, le choc est fort lorsque je constate la générosité du temps accordé par la compagnie aérienne : 24 mois ! Habituellement, les offres sont limitées dans la

28. Sources des données statistiques : Fortin (2020) et Institut national de santé publique (INSPQ).

durée et n'accordent que quelques mois (au maximum un an) pour appliquer des crédits. Le délai de deux ans me fait comprendre que les autorités sanitaires envisagent un problème qui durera plus longtemps que ce que moi-même j'ose croire.

Du côté de mes activités professionnelles, je me retrouve dans une situation qui ressemble à celle de mon année d'études et de recherche, que j'ai eu l'occasion de vivre en 2018-2019. Je travaille à distance, à partir de chez moi. Mais cette fois, ce ne sont pas seulement mes activités de recherche que je réalise, il faut rapidement adapter mes derniers cours en mode à distance dans le volet des activités d'enseignement. Il faudra aussi mettre en place des activités pédagogiques alternatives pour les étudiantes et étudiants qui devaient réaliser des stages en milieu scolaire. Ces derniers étant fermés, avec un collègue responsable des stages nous avons élaboré des cas de figure en proposant aux étudiantes et étudiants de « faire comme si... »[29]. Cette projection a été intéressante, mais ne peut remplacer le vécu réel en milieu scolaire, les savoirs tirés de l'expérience directe en salle de classe.

Les rencontres sur Zoom se multiplient. J'apprends à employer différentes plateformes pour la réalisation d'activités à distance : hormis Skype, employé de longue date pour les rencontres de groupes de travail à distance, je découvre les applications Microsoft Teams, Zoom, Adobe Connect. Des applications gratuites ou payantes, offertes la plupart par les grands consortiums du secteur industriel STIC (sciences et technologies de l'information et de la communication). Lors des séances de cours à distance, les étudiantes et étudiants sont centrés sur les tâches à accomplir ; je suis impressionnée par la continuité de leurs travaux réalisés dans ces circonstances de confinement.

La Faculté organise des webinaires, et nous comptons sur le soutien technique du centre de ressources techno-pédagogiques présent, « sur le pied de guerre » pour apporter son aide dans l'utilisation de ces

29. Je venais de relire un texte d'Isabelle Stengers (1986) où elle parle du « et si ? » comme la question scientifique par excellence qui dynamise l'imagination. Il s'agissait d'une question similaire à celle du « comme si » dans un autre domaine (l'enseignement des sciences). Sa réflexion, même si elle s'inscrit dans un autre contexte, m'a aidée à surmonter mes résistances à concevoir des activités pédagogiques alternatives dans une situation que je percevais au départ comme une impasse.

différents outils. Son personnel est « de garde ». De plus, une équipe nommée « escouade tactique de transition pédagogique » est arrivée en renfort, comme l'armée dans les CHSLD. Des collègues reconnus par leur expertise dans le numérique et les outils de pédagogie à distance proposent des rencontres sur Zoom. Des webinaires pour apprendre à créer des capsules-vidéos, pour mettre les réseaux sociaux à contribution dans les cours, pour mettre en œuvre des approches collaboratives dans des cours à distance. Récemment, un autre webinaire a attiré l'attention sur la santé mentale au travail au temps de la Covid-19. Le bien-être au travail est aussi un souci de notre Faculté.

Les adaptations des cours à distance ne se font pas de la même manière partout sur le campus. Des collègues d'autres facultés se sentent démunis par rapport aux transformations qui leur sont demandées. L'Université se soucie de ses étudiantes et étudiants et de son personnel. Les étudiantes et étudiants internationaux sont également une préoccupation pour les autorités de l'Université et les accompagnements se font dans les résidences universitaires pour ceux et celles qui y habitent. Le discours de la très haute direction comporte à la fois ce souci du bien-être de tous et chacun et des messages au goût « marketing ». La session d'automne prochain s'annonce exigeante et le travail de préparation à réaliser pendant l'été est à prévoir.

Les colloques et les congrès sont annulés ou reportés les uns après les autres. Un seul a eu lieu à distance en mai et nous sommes une trentaine connectés en même temps. Ces annulations et reports sont l'occasion de faire des choix pour l'écriture de différents textes (articles, actes, communications) et d'y apporter le temps nécessaire pour les produire.

De quelques apprentissages et compréhensions résultant de l'expérience

Dans cette deuxième partie, je présente d'abord quelques aspects relevant de l'expérience de la catastrophe, dont l'événement biographique, le poids des mots (en frôlant celui des chiffres), les inégalités, la polarisation des positions et le défi d'appréhender la complexité. Ce dernier aspect sera le levier pour passer à l'énonciation de quelques points, plus larges, portant sur l'impact de la pandémie.

Événement biographique

Dès que le confinement est organisé, il m'apparaît que la Covid-19 sera un événement marquant, un changement de situation. Événement marquant, en tant que « points nodaux de l'expérience biographique » qui déstabilise le cours de la vie (Leclerc-Olive, 1997). Des jeunes qui reprendront des études parce qu'ils ont perdu leur emploi et, inversement, des jeunes qui décrocheront de l'école parce qu'ils ne suivent pas le fil des séances de cours à distance. Des relations amicales qui se fortifieront, d'autres qui n'aboutiront pas, confinement oblige.

Dans un article publié en 1999, De Coninck et Godard font ressortir des formes de temporalités mises en œuvre dans les récits de vie. Deux de ces modèles, celui du cheminement et celui structurel, donnent des exemples de la manière dont les aléas du temps historique marquent une bifurcation dans le parcours. Par exemple, les hommes nés en 1910 en France qui ont vu leur carrière bloquée par la Seconde Guerre mondiale ou, dans le modèle structurel, quand les auteurs parlent de ces temporalités qui débordent la biographie particulière et mettent en rapport cette biographie avec ces temporalités. Des effets dits de génération ou de période sont attribués à ce modèle. Par exemple, des événements historiques tels que la fermeture d'une usine qui assurait dans une région en particulier l'emploi d'un nombre considérable d'habitants de celle-ci. Je pense, dès le départ des mesures de confinement, que cette génération est touchée par cet événement que l'on pourra considérer comme un événement biographique, tel que conceptualisé par Leclerc-Olive (1997), et qui marquera des cheminements selon les modèles de temporalité présentés par De Coninck et Godard (1990).

Le poids des mots (et des chiffres)

Notre formation et notre travail dans le domaine des sciences humaines et sociales nous a sensibilisés au poids des mots et, dans ce récit des apprentissages retenus, le poids des mots me semble important. Parler d'épidémie puis de pandémie pour nommer la catastrophe a des effets certains dans les politiques, les décisions de santé publique et la représentation du danger pour la population.

Nommer le virus, l'appeler par un nom, le caractériser, l'étudier, le situer par rapport à sa « famille » a aussi des effets sur la façon de le conceptualiser. Le nommer « virus chinois » et penser à la grippe qui a gardé injustement le qualificatif d'« espagnole » n'est pas anodin non plus, si on pense à ce que cela peut représenter en matière de relations entre peuples ou nations.

Qu'en est-il dans cet exercice commun de mettre en récit l'expérience de la catastrophe de ce dernier mot, *catastrophe*, et de son synonyme, *désastre* ? Il s'agit bien d'une catastrophe et d'un désastre si l'on s'en tient aux définitions et à l'étymologie de ces deux mots (ATILF). Mots qui désignent un événement brutal qui bouleverse le cours des choses, qui provoque la destruction, voire la mort. L'étymologie des deux mots est différente. Pour le premier, il serait emprunté au latin, et lui-même au grec, *catastropha*, et exprime le « coup de théâtre ». Pour le deuxième, le mot serait emprunté à l'italien avec adaptation du préfixe, dérivé du mot *astro* (astre) et évoquerait un « mauvais astre ». Il s'agit donc d'une catastrophe, mais tel l'« événement biographique » cité ci-dessus, il n'est pas que malheureux. Il apporte des apprentissages et, dans certaines circonstances, des « gains ».

Je fais ici une parenthèse avec la belle photo de l'affiche de cette journée réalisée et choisie par Hervé Breton. Elle évoque merveilleusement, à mon avis, la catastrophe, l'événement biographique, avec d'une part un grand pan de mur en pierre de taille d'un bâtiment à moitié en ruine, sans toit et, d'autre part, l'éclosion de fleurs de printemps, les fenêtres qui permettent autant le regard vers l'intérieur que vers l'extérieur et d'où l'on aperçoit un ciel d'un bleu éclatant. Image qui me fait penser que la catastrophe, à la fois destruction et espoir, nous invite à un regard vers l'intérieur tout en repensant notre rapport à soi-même, aux autres et au monde.

En ce qui concerne les chiffres, je n'approfondis pas cet aspect, mais je retiens également l'usage du dénombrement des cas d'infectés et des décès qui est fait par les médias. L'augmentation du nombre d'infectés et du nombre de décès écrits quotidiennement est porteuse de peur dans la population. Écrit en chiffres plus petits et prenant une place inférieure apparaît le nombre des rétablissements qui, pourtant, est également important. Souvent, les chiffres sont apportés dans les informations sans nuances, sans les mettre dans leur contexte, sans compter les difficultés pour les émettre.

Les inégalités

Un autre aspect important à comprendre qui relève de l'expérience de la pandémie est que nous ne sommes pas égaux face à la catastrophe.

Des personnes sont en effet plus vulnérables que d'autres. La Covid-19 est révélatrice des inégalités, les réactualise. Ce qui va bien semble aller même très bien. Des familles heureuses ensemble, qui ont pris le temps de faire des activités qu'elles n'avaient pas tellement le temps de faire lorsque la vie professionnelle exigeait d'être dans les lieux de travail. Des familles qui prennent le temps de jouer aux jeux de société, qui réalisent des travaux scolaires ensemble, qui concoctent des recettes de cuisine en mettant la main à la pâte des petits et grands, et autres activités de famille. Ce qui va mal, peut aller même très mal. Du point de vue éducatif, tous les parents ne prennent pas plaisir aux activités éducatives avec leurs enfants ; il y en a qui se sentent démunis devant les tâches scolaires. Plus encore, on peut penser aux foyers où se vivent des violences familiales, des problèmes d'alcoolisme qui peuvent s'accentuer en confinement, aux enfants victimes de violences au sein de leur famille. Il est bouleversant que des situations extrêmement difficiles soient vécues par des membres de familles dysfonctionnelles.

La polarisation des positions

Comme constaté dans la partie de mon récit sur l'expérience vécue dans le milieu professionnel, je trouve des positions qui tendent parfois à se polariser. Par exemple, d'un côté, j'entends ceux qui « triomphent » avec l'emploi des nouvelles technologies à l'école et, d'un autre côté, ceux qui dénoncent la mort des formes interactionnelles qui irriguent les liens de l'enseignement et l'apprentissage. Un autre exemple est celui du rapport aux sciences et aux experts et expertes. Je suis entourée de personnes qui cherchent des données scientifiques, qui s'informent sur les avancées, permettant de mieux comprendre ce coronavirus-19 et sa propagation. J'entends aussi par d'autres moyens de communication ceux et celles qui croient qu'il s'agit d'un complot. La difficulté d'appréhender la catastrophe dans toutes ses dimensions et ses enjeux pourrait expliquer cette tendance à la polarisation.

Le défi d'appréhender la complexité

Une des compréhensions que je retire de cette expérience a trait à la limite que représente l'appréhension « de la complexité des enjeux du monde dans lequel nous vivons qui est hors de portée d'un seul humain » (Panissal & Bernard, en cours). Comme nous l'exprimons Panissal et moi-même, il nous semble que dans le monde actuel il est indispensable d'« apprendre à penser avec les autres, soumettre des sources de savoir en doute, tenir compte des fondements épistémologiques des communautés scientifiques, prendre conscience que la construction des savoirs se réalise dans des contextes où débats, tensions et controverses ont lieu ». Ce dernier aspect est un levier pour passer à l'énonciation de quelques impacts de la pandémie à l'échelle du pays, voire de la planète.

Penser l'impact de la pandémie à l'échelle du pays, de la planète

Je ne ferai qu'énoncer ici quelques éléments sans les développer :

- *Les inégalités sociales.* Aux inégalités scolaires s'ajoutent les inégalités sociales dont l'écart se creuse à l'échelle internationale. Les ressources et les infrastructures qui assurent des connexions Internet diffèrent selon les pays. Il en est de même en ce qui concerne les ressources de santé et les aides gouvernementales mises en place pour aider la population qui sont extrêmement inégales selon les pays. Le chômage et la précarité assombrissent l'horizon.
- *La transformation de l'école et des universités.* Certains, à l'instar d'Agamben (2020), s'inquiètent de la mort d'une certaine conception de l'Université avec les cours à distance. Qu'en sera-t-il de l'école, de ses interactions et ses apprentissages tacites ?[30]
- *La vie des aînés.* La place des aînés dans la société, leur milieu de vie au moment du déclin des forces physiques est à revoir. Une interrogation éthique et sociétale s'impose.
- *La valorisation du marché local et des produits locaux.* La prise de conscience de la nécessité d'être autonome en matière d'alimentation a mobilisé la population. Des actions entreprises avant la pandémie pour encourager la consommation locale ou produire soi-même font plus d'adeptes et ce mouvement prend de l'ampleur.
- *Le visage de ceux qui gouvernent.* Certains démagogues montrent leur visage à nu, nient ce qui ne convient pas, cherchent le contrôle de la population au moyen de contrôles divers (sanitaires ou de l'information, par exemple).

---

30. Le confinement a été l'occasion de décloisonner l'école, de diversifier les activités à l'extérieur, reste à savoir quelles transformations auront lieu durablement dans la sphère scolaire. Qu'en est-il des effets sur la santé des enfants, des jeunes, mais aussi des adultes lorsqu'ils sont exposés au travail en continu sur les écrans ?

• *Les effets sur la biodiversité.* Comme dans d'autres villes et d'autres pays, nous constatons un effet sur la vie des animaux. Par exemple, au Québec, nous avons pu voir les images d'une baleine qui a remonté le fleuve et qui est arrivée jusqu'à Montréal. Le ciel sans avions nous a permis de voir plus d'oiseaux. À l'échelle du pays et de la planète, nous pouvons penser qu'un impact s'est produit, au moins pendant quelques mois, sur ce qui a trait à la vie et l'habitat des animaux.

Conclusion

Pour conclure ce récit, dans ces dernières lignes je voudrais exprimer, à l'instar d'une de mes collègues à la retraite, un souhait[31]. Le souhait que cette catastrophe soit l'occasion de cultiver l'humilité et, comme d'autres collègues l'ont exprimé en cette journée, que des actions de solidarité et de collaboration se poursuivent. Humilité des scientifiques face à ce microscopique virus[32] ; humilité des personnes qui gouvernent, face à un bouleversement social et économique de grande envergure qui les dépasse ; humilité vis-à-vis de la façon d'envisager avec insouciance, ou arrogance, l'usage de notre temps : « Demain, je ferai ceci et cela », pensais-je moi-même, sans connaître ce que demain nous réserve. En tant qu'humains, vulnérables, nous ne contrôlons pas tout, nous ne sommes pas en maîtrise de toute chose. Cette pandémie, tel un coup de théâtre, vient nous le rappeler, à toutes, à tous.

Références bibliographiques

Agamben, G. (2020). Requiem pour les étudiants. *Lundi matin*, 246, 9 juin 2020. Disponible sur : <https://lundi.am/Requiem-pour-les-etudiants>.

ATILF (Analyse et traitement informatique de la langue française) (s. d.). Rubrique « Catastrophe ». *Le Trésor de la langue française informatisé* (TLFi). Disponible sur : <http://atilf.atilf.fr/>.

31. Suzanne Vincent, communication personnelle.

32. Un de mes intérêts de recherche étant le vivant dans l'enseignement de la biologie, je ne peux m'empêcher de penser à la définition d'un virus qui ne serait pas tout à fait vivant, ni tout à fait non vivant. Ce microscopique virus peut bouleverser notre organisme, mais aussi nos systèmes de santé, nos façons de vivre, de voyager, d'interagir, nos pratiques professionnelles et j'en passe.

ATILF (Analyse et traitement informatique de la langue française) (s. d.). Rubrique « Désastre ». *Le Trésor de la langue française informatisé* (TLFi). Disponible sur : <http://atilf.atilf.fr/>.

De Coninck, F. & Godard, F. (1990). L'approche biographique à l'épreuve de l'interprétation : les formes temporelles de la causalité. *Revue française de sociologie*, 31 (1), 23-53.

Fortin, J.-L. (2020). Voici la vraie répartition des décès dus au virus. *Journal de Montréal*, 13 mai 2020. Disponible sur <https://www.journaldemontreal.com/2020/05/13/voici-la-vraie-repartition-des-deces-dus-au-virus>.

Institut national de santé publique (INSPQ) (2020). *Ligne du temps Covid-19 au Québec.* Disponible sur : <https://www.inspq.qc.ca/print/covid-19/donnees/ligne-du-temps>.

Leclerc-Olive, M. (1997). *Le dire de l'événement (biographique).* Lille : Presse du Septentrion.

Stengers, I. (1986). Démarche scientifique en éducation : où situer le problème éthique. *In* G. Fourez (coord.). *Construire une éthique de l'enseignement scientifique* (pp. 36-50). Namur : Presses universitaires de Namur.

26. Apprendre l'ère planétaire en solitudes et intimités solidaires

UQAM, Montréal, Canada
Chercheur émérite à l'UQAM, Montréal, Canada

Ce marathon de « Vies et récits » autour de la planète, en 17 heures, me remplit de joie et d'admiration. Une grande première à l'ampleur de la pandémie ! Qu'Hervé Breton, le Duhivif, Asihvif et toutes les participantes et participants à ces web-conférences autour de la Terre en soient félicités et remerciés. Je suis le dernier. Vous devez pousser un soupir de soulagement ! De plus sans doute un des plus vieux. Mais moins dangereux avec la distance médiatique. Je vais essayer de ne pas être trop long, en respectant au maximum la bienheureuse structure de questionnement proposée.

Narrer la manière dont la Covid-19 a fait irruption dans le quotidien

La Covid-19 a d'abord fait irruption dans mon quotidien de chercheur, même à la retraite. Je la raconterai à partir de trois dates, marquées par des échanges de courriels avec Hervé Breton : 24 mars, 9 avril, 5 mai.

- **24 mars :** le numéro 222/2020-1 d'*Éducation permanente*, coordonné par Hervé, intitulé « Narration du vécu et savoirs expérientiels » vient de paraître, avec son article, « L'enquête narrative, entre durée et détails ».

Dans un premier courriel, je lui dis que le début du confinement m'a donné le temps de lire et bien relire. Les deux m'ont beaucoup intéressé.

> « Entre autres, pour moi, ton article ouvre une nouvelle voie de narration du vécu en croisant écriture du détail par le journal quotidien et écriture de la durée avec le recul temporel de l'histoire de vie. »

La nouveauté de ce croisement n'est peut-être pas évidente pour beaucoup. Mais c'est une conquête importante pour celles et ceux qui ont connu l'époque où *l'illusion biographique* (Bourdieu, 1986) faisait loi et où la narration du vécu était reléguée comme pratique courante sans aucun intérêt scientifique. Depuis quarante ans, les deux approches – le journal et l'histoire de vie – ont émergé, mais de façon séparée. Les réunir ouvre une voie nouvelle.

Par retour, il me répond :

> « Justement, j'écris mon journal du vécu quotidien de la pandémie, avec deux collègues, italienne et brésilienne. Je t'envoie mes premiers écrits. Et si tu veux être coauteur avec nous, tu es le bienvenu. »

Dans un troisième courriel, toujours ce 24 mars, je lui réponds, après avoir lu ses premières écritures :

> « Magnifique. J'en apprends autant sur toi que sur la façon dont réagissent les différents pays où tu les as écrits : Japon, Brésil, Angleterre, France, suivant le petit itinéraire habituel d'Hervé !
> Mais, merci pour votre invitation à me joindre à vous. Je suis en train d'écrire mon journal de bord d'un court voyage très récent au Rwanda, du 7 au 17 février. Il m'a confronté aux traces du génocide de 1994. Et mon écriture est encore aux prises avec le bouleversement opéré, même plus de 25 ans après. Et je ne me sens pas encore assez impliqué dans la tourmente qui se lève. »

Première irruption donc de la Covid-19 dans mon quotidien de chercheur, le 24 mars : première alerte, sans bouleversement.

• **9 avril au matin**, donc quinze jours après, cette pandémie m'apparaît comme un *fait social total*, c'est-à-dire, selon Mauss (1923), *un fait qui met en branle, qui ébranle la totalité de la société et de ses institutions*, nous y compris. Comment faire de cet ébranlement un apprentissage, une expérience de formation, sinon en croisant journal quotidien et histoire de vie ? Danielle Desmarais venait d'annoncer le report du colloque de Montréal « Histoire de vie dans un monde en transformation » qui devait avoir lieu du 20 au 22 mai. Et Hervé préparait la prochaine lettre d'Asihvif en demandant qui avait des informations à transmettre. J'envoie donc aux deux l'idée suivante :

> « Proposer d'étendre aux membres d'Asihvif et à d'autres, ce que vous avez commencé, permettrait de déclencher un processus collectif et coopératif de construction d'histoire de vie alliant détails et durée. Peut-être le proposez-vous déjà dans la lettre. Heureuse coïncidence alors. Sinon, s'il n'est pas trop tard, à coréfléchir avec ce virus écoformateur de nouveaux espaces sociaux. »

Pas de réponse pendant quinze jours puis trois semaines. Je m'inquiète. Peut-être ai-je fait une gaffe, me mêlant de trop près à celles et ceux qui sont aux prises avec les exigences quotidiennes de fonctionnement et les responsabilités de planification à plus long terme ? C'est alors qu'arrive la troisième date :

- **5 mai :** réception du projet/programme qui nous rassemble aujourd'hui. Immense merci à toutes et tous de pouvoir y participer... même si je n'ai pas tenu mon journal quotidien.

Décrire l'expérience vécue durant le confinement

L'expérience vécue n'a pas été tragique en termes de santé, ni pour moi, ni pour mes proches. Ce fut une expérience de confinement de personnes âgées encore assez autonomes pour ne pas être en institution. Mister Coronavirus-19 nous a consignés à deux, ma compagne et moi, dans notre cabane au Canada au fond des bois, en pleine intersaison hiver/printemps.

Dans ce coin d'Amérique du Nord, mars et avril sont des mois de transition saisonnière très particuliers. L'épais manteau de neige blanche fond lentement et différemment selon l'exposition des lieux, avec des rechutes imprévues pouvant aller jusqu'à début mai. C'est la période idéale pour faire le ménage des coins boisés de son habitat. Ce que je n'avais pas fait depuis des années, étant ailleurs, en voyages sur cette grande Terre pleine de mystères (Pineau, 2018 & 2019). Ce confinement m'a permis de m'attaquer à un coin de bois, massacré trois ans plus tôt par une coupe malheureuse. On n'avait encore jamais eu le temps de la réparer. Donc mon expérience vécue a été une expérience laborieuse de solitude et d'intimité avec ma compagne, en alternance avec ce coin de bois à nettoyer et replanter. Donc, expérience d'alternance entre :

- un intérieur confortable et très convivial personnellement, interpersonnellement et même socialement, grâce à un opportun branchement Internet qui a permis de rester relié planétairement ;
- et un extérieur rude d'intersaison hiver-printemps d'un apprenti bûcheron de plus de 80 ans aux prises avec un difficile réaménagement paysager.

Une fois par semaine je pouvais aller nous approvisionner à la localité la plus proche à 10 kilomètres. Bienheureuse mais éprouvante expérience d'alternance jour/nuit, extérieur/intérieur, travail manuel/repos, à essayer de rendre formatrice. Mais de quoi ?

Identifier les apprentissages et compréhensions résultant de l'expérience du confinement

Pour moi, l'acquis principal a été de revivre et d'approfondir trois situations de vie, rarement prises en compte et réfléchies, alors qu'elles sont au cœur de la formation par les histoires de vie : la solitude, l'intimité et, à l'opposé, l'immensité de la planète.

La solitude

L'expression du confinement s'est souvent confinée elle-même à l'isolement apporté par la distanciation sociale et l'absence des autres. Il est vrai que c'est la première forme de solitude qui est traumatisante quand elle est imposée par d'autres, comme c'est le cas. Elle a entraîné une perte de liberté qui a fait monter le taux de consommation de drogues, de violences conjugales et même de suicides. Mais la solitude n'est pas toujours négative et elle ne se réduit pas à l'isolement forcé. Parfois on a besoin de se retrouver seul pour se mettre ou se remettre en forme, se reposer des autres, et même s'en émanciper.

Le confinement initie une situation de solitude limite, à la frontière des autres et de soi-même : les premiers, connus, et le soi-même plus ou moins méconnu, incertain, désiré, aimé. On peut rester bloqué à cette frontière d'isolement des autres, paralysé. Mais le nouvel espace-temps vide, le nouveau *no man's land* entrouvert peut aussi libérer une expression plus vive de ce mystérieux soi plus ou moins refoulé, comprimé, compressé, pour ne pas dire confiné, dans la vie sociale courante. Cette situation limite devient alors source d'émancipation des autres et d'autonomisation de soi. Elle permet de développer son agentivité, sa capacité personnelle de sentir, de penser et d'agir. Elle débloque un pôle personnel d'apprentissage tout à fait spécifique de formation de soi par soi avec soi. Elle ouvre alors ce qu'on a appelé la galaxie de l'autoformation (Carré, Moisan & Poisson, 2010). Cette galaxie ne supprime ni les autres, ni l'environnement physique. Mais elle permet de naviguer personnellement, à part entière, dans ces mondes environnementaux, sociaux et planétaires.

Le confinement ne se réduit donc pas à l'isolement social. Il confronte à une présence à soi qui oblige à réactualiser le potentiel autoformateur des situations de solitude. La solitude, avec ses risques et périls, semble bien être une situation majeure, en tout cas incontournable, des apprentissages de soi, avec soi et même pour soi, tout au long et dans tous les secteurs de la vie. Elle a réactualisé les apports d'auteurs et de textes ayant permis de développer la voie de l'autoformation avec les histoires de vie depuis les années 1980 (Pineau & Marie-Michèle, 1983/2012).

L'intimité

L'intimité interpersonnelle d'abord, avec l'autre le plus proche

Nous avons vécu cette solitude à deux, ma conjointe et moi. La distanciation sociale du confinement a provoqué pour nous un resserrement, une compression de notre espace-temps entre nous deux. Cet espace-temps d'intimité à deux est devenu omniprésent, confrontant presque en permanence nos autonomisations personnelles, nos agentivités respectives à l'œuvre. Cette confrontation allait-elle à la fois renforcer l'autonomisation de chacun et les traits d'union entre nous ? Ou au contraire alimenter des traits de désunion, par essai de domination de l'un sur l'autre, pouvant aller jusqu'à la séparation ? Nous sommes toujours ensemble et j'ose dire que cette expérience a aidé à mieux conscientiser le cœur de notre intimité grâce à ce qu'on peut appeler le processus de coformation.

Comme pour l'autoformation qui plonge ses racines originaires dans la solitude existentielle pour ensuite pousser et nourrir de sa sève au cours de la vie de multiples branches sociales, professionnelles, médiatiques et éducatives, la coformation initiée dans l'intimité existentielle d'un couple ne peut s'y confiner, sous peine d'enfermement asséchant et mortifère. Son devenir durable dépend lui aussi des reconfigurations qu'elle peut susciter au niveau des autres secteurs de la vie en générant des dynamiques et des formes de coopérations originales pour contrer le pouvoir des relations hiérarchiques descendantes et des forteresses individualistes.

En nouant des partenariats institutionnels avec des mouvements éducatifs citoyens, le département des sciences de l'éducation et de la formation de Tours a contribué à faire émerger *la coformation par le croisement des savoirs et des pratiques* avec le mouvement ATD Quart Monde (2008 & 2015) et *la formation réciproque* avec le Mouvement des réseaux d'échanges réciproques des savoirs (Heber-Suffrin, 2004). Au niveau institutionnel interne, l'accompagnement est très tôt apparu comme un problème central à traiter pour construire une alternative à la relation enseignant-enseigné trop hétéronome pour rendre les histoires de vie formatives (Pineau, 1998). La formation avec les histoires de vie n'aurait-elle pas à s'inspirer des acquis de l'histoire du compagnonnage très présente à Tours ? Un diplôme sur les fonctions émergentes d'accompagnement a été créé dans une dynamique de réseaux denses et de structures légères qui a généré entre autres l'Asihvif et le Duhivif (Pesce & Breton, 2019 ; Breton & Pesce, 2019).

La vitalité socioprofessionnelle et institutionnelle de toutes ces poussées effervescentes d'auto et de coformation m'avait fait oublier leur enracinement existentiel dans ces situations de solitude et d'intimité. Le confinement me les a fait remettre en culture, en alternance le jour avec un laborieux travail solitaire de bûcheron qui a fait ressurgir, lui, l'intimité avec la nature, initiatrice de liens personnels avec l'environnement.

L'intimité avec la nature de proximité

Cette situation de bûcheron amateur avec un coin de bois à restaurer m'a fait vivre un tel corps-à-corps énergétique avec la terre gelée, la neige et le feu, qu'est remontée l'expérience éprouvante et intime du travailleur manuel, seul, en contact direct avec une matière à transformer. Comment utiliser sa force de travail sans se réduire à elle, s'épuiser, se chosifier ? Ou, selon le slogan de l'écoformation, comment transformer les rapports d'usages intimes de la matière en rapports de sage ? Seul, ce sont plutôt les gestes instrumentaux qui, par leur âpreté répétitive, étaient en train de me transformer en vieillard muet et épuisé. Par chance, un ouvrage collectif d'histoires de vie avec les végétaux est en construction, piloté par Catherine Schmutz-Brun, ancienne présidente d'Asihvif, juste avant Hervé. Sa sollicitation m'a sauvé. Elle m'a permis de conscientiser et d'exprimer mon immersion dans ce rude travail manuel avec le bois, dans un texte intitulé : « Construire un habitat-milieu de vie écoformateur. Combat/débat avec un coin de bois ».

L'immensité de la planète

À l'opposé des situations de solitude et d'intimité, la troisième situation expérimentée fut celle de l'immensité de la planète à laquelle nous a confrontés cette crise planétaire de santé, en direct, par un confinement commun et à distance par les médias d'information. Ce fut la plus inédite pour moi. Mais elle m'a fait mieux comprendre le titre d'un petit journal de voyage autour de l'hémisphère nord en 2018, pour aller sur des hauts lieux d'expériences humaines : *Apprendre l'ère planétaire à partir de lieux singuliers* (Pineau, 2018). À côté de la voie de voyages plus ou moins initiatiques sur des hauts lieux, ce confinement m'a rappelé la voie des lieux quotidiens terre-à-terre, microscopiques, à apprendre à situer dans leur ampleur macrocosmique. Il a réactualisé la voie écologique et écoformatrice du local au global.

Penser l'impact de la pandémie à l'échelle de la planète

Entre l'incertitude du *jamais plus comme avant* et la hâte de retrouver *la vie comme avant*, je ne me lancerai pas dans de grandes considérations prospectivistes. Je vais juste essayer de penser cet impact pour moi. Mais les deux sont reliés, si j'en crois le conseil de Gandhi : *Soyez le changement que vous voulez voir dans le monde.*

En octobre devait avoir lieu à Mexico le troisième Congrès mondial sur la transdisciplinarité. Il est bien sûr reporté à l'an prochain. Avec trois collègues, nous avons une table ronde intitulée : « Les voies de formation transdisciplinaire pour apprendre l'ère planétaire ».

L'impact de la pandémie renforce pour moi la pertinence des quatre voies identifiées. C'est pourquoi je terminerai avec elles :

1. *La voie initiatique et transculturelle des traditions d'Occident et d'Orient*, travaillée par Américo Sommerman (2008) de São Paolo, cofondateur du Centre d'éducation transdisciplinaire (Cetrans) et organisateur du précédent Congrès mondial en 2004.
2. *La voie universitaire pour ouvrir les savoirs à la complexité de la vie*, déjà bien ouverte par Ana Cecilia Espinoza Martinez (2014) à Puerto Vallarta, et par tous les universitaires de cette web-conférence planétaire.
3. *La voie des réseaux sociaux pour développer les pouvoirs d'agir intégrés*, portée par Michel Maletto (2017) de Montréal qui veut planétariser son expertise en développement organisationnel.
4. *La voie de l'autoformation dialoguant avec le monde, par le voyage et la vie quotidienne*, amorcée par moi-même depuis Marrakech en 2004.

À la fin du siècle dernier, sous l'égide de l'Unesco, Edgar Morin (1999) a publié *Les Sept Savoirs nécessaires pour une éducation du futur*. Les trois premiers concernent surtout une (r)évolution épistémologique en cours : identifier nos cécités paradigmatiques, apprendre les principes d'une connaissance pertinente et apprendre à comprendre. Les quatre autres pointent des objets de savoir à privilégier : la condition humaine, l'identité terrienne, les incertitudes et une bioéthique du genre humain. Vingt ans plus tard, la Covid en souligne l'actualité et la nécessité.

Références bibliographiques

ATD Quart Monde, Préfecture de la Seine-Saint-Denis, CGET (2015). *Coformation par le croisement des savoirs et des pratiques*. Paris-Montreuil : Éditions Quart Monde.

Breton, H. & Pesce, S. (coord.) (2019). *Éthique et paradoxes de l'accompagnement en santé, travail social et formation*. Paris :Téraèdre.

Espinosa Martinez, A. C. (2014). *Abrir los saberes a la complejidad de la vida. Nuevas practicas transdisciplinarias en la universidad.* Pucrto Vallarta : CEUArkos.

Groupes de recherche Quart Monde Université et Partenaire (2008). *Le croisement des savoirs et des pratiques.* Paris : Éditions L'Atelier – Quart Monde.

Heber-Suffrin, C. (coord.) (2004). *Quand l'université et la formation réciproque se croisent. Histoires singulières et histoire collective*. Paris : L'Harmattan.

Maletto, M. (2017). *Une bouteille à la... Terre ! Pour une transformation humaniste et démocratique*. Montréal : Éditions Maletto.

Mauss, M. (1973/1923). Essai sur le don : forme et raison de l'échange dans les sociétés archaïques. *In* M. Mauss. *Sociologie et Anthropologie* (pp. 143-280). Paris : Presses universitaires de France.

Morin, E. (1999). *Les sept savoirs nécessaires pour une éducation du futur.* Paris : Unesco.

Pesce, S. & Breton, H. (coord.) (2019). *Accompagnement collectif et agir coopératif : éducation, formation, intervention*. Paris : Téraèdre.

Pineau, G. (2019). *Voyages, retraite et autoformation mondialogante*. Paris : L'Harmattan.

Pineau, G. (2018). *Apprendre l'ère planétaire à partir de lieux singuliers. Tour de l'hémisphère nord inspiré par le sud (25 mars-15 mai 2018)* (en coll. avec M. Maletto et A. Sommerman). Montréal : Éditions Maletto.

Pineau, G. (coord.) (1998). *Accompagnements et histoire de vie.* Paris : L'Harmattan.

Pineau, G. & Marie-Michèle (1983/2012). *Produire sa vie : autoformation et autobiographie*. Montréal : Éditions Saint-Martin.

Sommerman, A. (2008). *Inter ou transdisciplinaridade ?* São Paulo : Paulus.

Quatrieme partie : Analyses transversales

31. Vies et récits durant la catastrophe : un retour réflexif sur la mise en place des formations à distance

Melpomeni PAPADOPOULOU

Docteure en sciences de l'éducation, Université de Tours, EA7505, France

Enseignante-chercheure à l'université de Tours et d'origine grecque, je m'intéresse à l'utilisation des nouvelles technologies en formation d'adultes. Ma thèse, soutenue en février 2020, m'a permis d'approfondir mes connaissances autour de l'ingénierie d'accompagnement qui peut être mise en place dans les formations ouvertes et à distance (FOAD) (Papadopoulou, 2020*a*). Lors de l'organisation du séminaire « Vies et récits durant la catastrophe » aux côtés d'Hervé Breton, ce sont ces compétences que j'ai mises en œuvre pour la préparation des interventions à distance. Un aller-retour constant entre le contenu des interventions, géré par Hervé, et les aspects techniques a permis un choix pertinent des outils et plateformes numériques, leurs utilisations adaptées aux besoins du séminaire et un accompagnement des conférenciers ainsi que des participants à distance. En ce qui concerne mon intervention, je me suis appuyée sur mon vécu et celui de mes collègues, toujours observé et analysé de mon point de vue, pour travailler sur « la formation à distance lors de la pandémie du Covid-19 ».

Le récit des expériences vécues durant la Covid-19 permettra de présenter en partie l'évolution de la place qu'occupent les nouvelles technologies en formation. Après la présentation du contexte de la Covid-19 en Grèce et en France, je m'intéresserai aux transformations du monde universitaire. Je me focaliserai dans un premier temps sur la mise en place des formations à distance au sein de mon équipe, et aux connaissances acquises dans ce contexte particulier. Je terminerai par un retour réflexif sur ces transformations au niveau mondial[33].

---

33. L'écriture oscille entre la première personne du récit, parfois transformée en « nous » pour parler de mon expérience au sein d'un collectif, et en « nous de modestie » pour les apports scientifiques.

Le basculement des pratiques pédagogiques en contexte Covid-19

L'arrivée de la Covid-19 et de l'annonce du confinement a rapidement perturbé mes habitudes de vie et de travail. Un retour sur mes notes prises dans mon carnet de bord et sur les événements notés et modifiés dans mon calendrier m'a fait prendre conscience de la multitude des changements induits dans nos vies quotidiennes, personnelles et professionnelles par cette nouvelle situation.

J'ai pu suivre l'arrivée de la pandémie depuis deux pays européens grâce à la communication avec ma famille qui réside en Grèce. Le confinement leur étant imposé une semaine avant la France, retard potentiellement dû aux enjeux politiques et à la réalisation des élections, la nouvelle ne m'a pas été étrangère. Pour autant, cela n'a pas été une mince affaire. Si au niveau personnel, l'obligation de rester chez moi a été suivie sans grande difficulté, du fait des premiers mois d'une grossesse qui ont causé une grande fatigue et un mauvais état de santé, la distance introduite dans ma vie professionnelle a eu une influence importante sur les habitudes instaurées depuis plusieurs années.

En effet, en période de confinement, la continuité pédagogique a été imposée aux établissements d'enseignement supérieur afin d'assurer la mise en place des formations. Cela a été un défi pour une grande partie des acteurs éducatifs impliqués dans cette nouvelle réalité pédagogique car peu avaient de l'expérience dans la formation à distance. De ce fait, ils ont dû s'y initier dans des circonstances inédites (Papadopoulou, 2020*b*). Quelques risques issus de l'intégration de nouvelles technologies en formation, qui ne sont pas nouveaux, peuvent s'aggraver dans ce contexte. À titre d'exemple, les environnements techniques, proposés aux enseignants, peuvent parfois les inciter à se focaliser davantage sur la partie technique de nouvelles technologies et mettre de côté les approches pédagogiques (Albero, 2010). Les formateurs et concepteurs des cours à distance s'intéressent ainsi davantage à la didactique des contenus à enseigner, dans une logique applicationniste (Papadopoulou, à paraître), qu'à l'accompagnement des expériences des apprenants, fondée sur une logique inférentielle (Denoyel, 1991).

Pendant cette période, mes fonctions au sein du département des sciences de l'éducation et de la formation ont évolué progressivement, en y intégrant peu à peu le rôle de personne ressource sur la FOAD.

Dans un premier temps, les sollicitations de mes collègues se sont focalisées sur des aspects techniques : quelle plateforme utiliser, quel outil numérique, ou encore comment enregistrer une vidéo ou créer des cours en ligne ? Il a été ensuite question du rapport entre pédagogie et outil : pourquoi utiliser tel ou tel outil, quand privilégier un échange asynchrone ou synchrone ? Dans un troisième temps, la préparation des cours s'est faite en coopération avec les collègues, et non pas pour les collègues, en s'intéressant aux problématiques tant techniques que pédagogiques : à partir de nos objectifs pédagogiques, quelle ingénierie pour nos cours en ligne ?

Les différentes facettes de la distance

À partir de ce vécu, j'ai constaté que les perturbations causées par la distance se remarquent à plusieurs niveaux et surtout sur les relations avec les collègues du travail. C'est en premier lieu une distance physique qui m'a séparée de l'équipe du département, du personnel administratif mais aussi des étudiants. C'est le sens premier du mot distance, du latin *distantia*, *distans*, *distant*, qui renvoie à l'intervalle, la longueur. Cette première distance physique a renvoyé vers l'immobilisation des travaux de recherche, des formations et des projets en cours, en lien avec la racine « sta » du mot, qui signifie se tenir debout, rester en place, demeurer immobile. C'est le lieu qui peut « resserrer en son sein un vide, un "non-lieu" » et qui fait apparaître « ce qui n'existe pas » (Verquin Savarieau & Daguet, 2016, p. 51), l'absence. L'absence, entre autres, des contacts humains peut renvoyer vers un « désaccord », un « degré de séparation entre deux personnes (…) ou deux choses », une « différence[34] » car la distance c'est un espace qui sépare. Elle suppose ainsi un effort pour « relier deux lieux séparés au travers d'une transaction (une action à travers l'étendue) et suppose un "tra-jet" (une traversée de l'étendue) » (p. 51). Pour ce faire, l'équipe a pris petit à petit ses repères et une communication à distance s'est mise en place afin de permettre la reprise des travaux et des formations, cette fois-ci médiatisée. L'absence induite par la distance a ainsi généré la création d'un nouvel espace créatif.

34. Ortolang (2012). « Distance ». Nancy : CNRTL. Disponible sur : <https://www.cnrtl.fr/etymologie/distance>.

La communication à distance avec les collègues enseignants

Entre collègues, la communication s'est d'abord faite par messages courts (mails, sms, applications WhatsApp et Teams...). Mais elle a rapidement évolué avec l'ajout et la multiplication d'appels téléphoniques pour un échange plus personnel et approfondi. Cela afin de privilégier le réflexif au détriment du réactif (Boutinet, 2007). Une communication quasi quotidienne s'est ainsi instaurée avec plusieurs collègues, même avec les plus éloignés physiquement.

Un autre point principal a été la mise en place des échanges approfondis sur des questions pédagogiques pour l'organisation de mes cours. L'état de « syncope[35] » (Alhadeff-Jones, 2020) produit par la pandémie de Covid-19 a permis de revenir sur mes habitudes et façons de faire en matière d'enseignement et d'ingénierie pédagogique. Elle a obligé une sortie de la routine pour repenser les méthodes pédagogiques. Cela est dû, aussi, au besoin de s'adapter aux nouvelles pratiques imposées par les nouvelles technologies. Ayant des connaissances dans ce domaine, par mon cursus et ma recherche doctorale, les collègues m'ont beaucoup sollicitée durant cette période. Or, les questions techniques ont été finalement prétexte à commencer la communication pour ensuite approfondir les aspects pédagogiques.

Plusieurs de mes collègues ont également réalisé que la mise en place de formations à distance demande trois fois plus de temps que celle en présentiel car les moments d'improvisation ne sont plus permis (du moins pas de la même façon ni avec la même intensité). Il faut que le cours soit bien organisé, parfois pas à pas et minute par minute. Quand une co-intervention était proposée, le besoin d'approfondir la discussion sur les objets pédagogiques et le déroulé du cours a fait jour. C'est ainsi que j'ai passé plus de trois jours en ligne avec une collègue à organiser un cours en co-animation d'une journée et demie. Ce temps substantiel de préparation, même si nous avions déjà animé ce cours ensemble les années précédentes, nous a permis de nous mettre au clair quant aux choix pédagogiques établis en lien avec les objectifs et

35. Terme emprunté à la médecine. Il correspond à la perte complète de connaissance soudaine et brève. Selon Alhadeff-Jones (séminaire du 20 juin 2020), durant la pandémie la syncope survenue dans le monde de l'enseignement, car arrêt brutal des activités pour une reprise presque directe, a peut-être provoqué l'opportunité de se donner un nouveau rythme.

besoins des apprenants. Cela a été une expérience forte, qui dans d'autres circonstances aurait été écartée par l'urgence du quotidien.

La communication à distance avec les apprenants

En ce qui concerne la communication avec les apprenants, elle est passée par les mêmes stades. Après un temps de pause et de silence, la mise en place des formations à distance a permis la proposition d'une liberté dans le choix des outils de communication à utiliser. La proposition d'utiliser un forum, un *tchat* ou encore de sortir de la plateforme Moodle pour retrouver un espace familier, facile d'accès et d'utilisation répondant à leurs besoins, a été faite. Cette liberté a permis la création d'un ensemble technique (Simonian, 2014), c'est-à-dire l'articulation de l'appropriation des outils institutionnels et le recours à des outils a-institutionnels, afin de créer un ensemble d'outils propre à chaque apprenant ou à un collectif d'apprenants, pour atteindre le but de l'action poursuivie. C'est ainsi qu'un groupe d'apprenants a décidé de ne pas utiliser le forum, outil d'échanges asynchrones proposé par l'enseignant sur la plateforme des cours à distance, mais plutôt de créer un groupe Facebook afin d'échanger dans un espace a-institutionnel, non surveillé par l'institution et leur étant familier.

D'autres outils numériques ont été proposés aux apprenants afin de faciliter l'interaction à distance et la prise en compte de leurs besoins et expériences. À titre d'exemple, les plateformes Adobe Connect, Zoom et Renavisio ont facilité des échanges synchrones avec les apprenants et donc un accompagnement de leurs expériences vécues ou encore de l'avancement de leurs mémoires de recherche. Lors de ces échanges, les outils Beekast et Wooclap ont permis la création de présentations interactives en dynamisant les sessions à distance grâce à la proposition de quiz, sondages et jeux. Quand ils étaient utilisés en début de session, une compréhension des prérequis des apprenants sur le sujet à traiter était permise, alors que quand leur utilisation se faisait en fin de cours, elle permettait de voir le niveau de compréhension du contenu transmis. Enfin, les outils Team et Slack ont autorisé la création de groupes pour une communication asynchrone, écrite, et avec une visée à long terme afin de créer un sentiment d'appartenance à un collectif de travail et éviter l'écueil de la solitude derrière l'ordinateur et du manque d'accompagnement.

Distance et temporalité en formation

L'intégration de la distance dans le monde professionnel n'a pas seulement modifié la façon de communiquer mais aussi les rythmes et la temporalité du travail. Si je me concentre sur des observations notées liées aux réactions des apprenants, je constate que développer une capacité « rythmanalytique » (Alhadeff-Jones, 2018, p. 30) est le véritable enjeu de formation. Cette capacité permettrait au long terme d'organiser et de réguler les changements vécus au fil du temps, plutôt que « de chercher à atteindre ou à maintenir un état ou un niveau qui demeurerait stable ou constant » (*id.*, p. 30). En effet :

> « La mise à distance de la formation se traduit, entre autres, par le transfert des tâches de l'institution et de l'enseignant vers les apprenants. Ainsi, c'est le cas de l'organisation temporelle du parcours d'apprentissage qui n'est plus, du moins dans certains dispositifs, lié au respect d'un horaire décidé par l'organisateur, mais de la pleine responsabilité de chacun des apprenants. » (Rodet, 2011, p. 165)

Cette nouvelle responsabilité a perturbé les habitudes rythmiques sociales mais aussi biologiques des apprenants. Nombreux ont été ceux qui n'ont pas pu avancer sur leur mémoire de recherche durant un certain temps. Ce blocage a montré l'importance d'un accompagnement à la rythmoformation de la part des enseignants car se former à son propre rythme renvoie, entre autres, à prendre en compte les apprentissages informels. Respecter les temps biologiques et cosmiques de l'apprenant, c'est inclure consciemment des moments informels dans le processus de formation, ce que Pineau (2017) appelle la formation nocturne. Pour ce faire, il a été proposé des travaux à distance qui respectent les rythmes de chaque apprenant, comme par exemple le choix du nombre d'articles à lire sur un temps donné, le choix des travaux à faire, avec l'indication « optionnel » ou asynchrone ou encore la diffusion du programme quelques jours en amont pour une meilleure organisation de la part des apprenants de leur rythmicité et temporalité dans l'apprentissage à distance (Papadopoulou, 2020*b*).

Mais ce blocage constaté et exprimé par certains apprenants a été aussi dû à l'arrêt brutal des expériences vécues, car un grand nombre de stages ont été annulés. Conséquemment, il y a eu arrêt de la réflexion sur ces expériences, car même les stages qui ont continué à distance ne laissaient pas le temps nécessaire aux stagiaires, les activités à réaliser demandant plus de temps qu'auparavant. « L'accélération du présent sous l'effet de ce qu'il est convenu d'appeler la "transition numérique" » (Laurent, 2018, p. 143) consiste en la nouvelle crise du XXIe siècle. Ainsi, l'expérience du temps est celle d'un présent à l'intérieur duquel nous sommes enfermés. Cela est le résultat des « temporalités compressées » (Jézégou, 2018) dans notre « société d'accélération » (Rosa, 2014) comme l'instantanéité et l'immédiateté. Le présent nous enfermant dans un temps linéaire, la réflexivité sur nos actions passées est mise de côté et une difficulté à se projeter dans le futur apparaît. Cette compression temporelle fait « obstacle aux processus de mise en forme de soi » (Breton, 2019, p. 33).

Enfin, un point technique remarqué a été le besoin de rythmer les événements à distance par des rituels symboliques (Rodet, 2011). Par exemple, certains enseignants ont officialisé le commencement et la fin des échanges synchrones en ligne avec des temps spécifiques qui marquaient l'ouverture et la clôture. Cela a évité le risque d'une durée éternelle des espaces-temps en ligne car la fin n'est pas symbolisée par des gestes physiques comme dans une formation en présentiel (par exemple, sortir de la salle). Les échanges synchrones à distance demandent un cadre, un contrat, un rituel mis en place en début de réunion par le groupe.

Les transformations à l'échelle mondiale du monde universitaire

L'arrivée du Covid-19 a contraint les équipes pédagogiques de l'enseignement supérieur, au niveau mondial, à amorcer une reprise de leurs cours et activités de recherche *via* l'imprégnation, massive et contrainte, des pratiques de la formation à distance. En effet, plus de 60 % de la population étudiante mondiale a été affectée par la fermeture des établissements d'enseignement. Plusieurs autres pays ont mis en place des fermetures localisées affectant des millions d'apprenants supplémentaires[36].

Parmi les effets produits dans et par le contexte Covid-19, le basculement des pratiques pédagogiques causé par une rapide intégration des nouvelles technologies dans le monde universitaire et amenant vers une imminente transformation du monde de la formation d'adultes a été un des plus remarquables. En effet, cela fait plusieurs

36. Selon les données publiées par l'Unesco : voir <https://fr.unesco.org/covid19/educationresponse>.

années que les nouvelles technologies sont mises à disposition voire recommandées dans le monde universitaire mais elles ont rencontré une hésitation de la part des enseignants, pour diverses raisons comme le manque de temps et de formation. Le changement des habitudes n'étant pas aisé, ce processus d'appropriation est habituellement édifié sur une temporalité longue.

Cette obligation d'intégration de la distance dans nos enseignements impliquant l'utilisation des nouvelles technologies gagnerait à être accompagnée. Effectivement, une incitation à l'innovation en matière de formation peut finalement conduire à l'accélération des rythmes d'une société déjà hypermoderne. Afin d'éviter une culture d'urgence qui mette en tension notre simultanéité des temps multiples (Jézégou, 2018), la décélération peut être proposée comme remède, supposant « de lâcher prise, afin qu'adviennent dans le cours de l'existence des temps et des moments de disponibilité » (Breton, 2019, p. 33). Cela a été un enseignement important de mon vécu de la pandémie : décélérer afin de se réapproprier des temps disponibles pour l'émancipation et la formation de soi par l'activité réflexive (*id.*, p. 34).

Références bibliographiques

Albero, B. (2010). La formation en tant que dispositif : du terme au concept. *In* B. Charlier & F. Henri (eds). *La technologie de l'éducation : recherches, pratiques et perspectives* (pp. 47-59). Paris : Presses universitaires de France.

Alhadeff-Jones, M. (2020). Webinaire « Vies et récits dans la catastrophe ». Disponible sur : <https://www.youtube.com/watch?v=jDrkIQlZjgg>.

Alhadeff-Jones, M. (2018). Pour une approche rythmologique de la formation. *In* « Rythmes et temporalités en formation ». *Éducation permanente*, 217 (4), 21-31.

Boutinet, J.-P. (2007). *Penser l'accompagnement adulte. Ruptures, Transitions, Rebonds*. Paris : Presses universitaires de France.

Breton, H. (2019). Accélération. *In* A. Vandevelde-Rougale & P. Fugier (dirs). *Dictionnaire de sociologie clinique* (pp. 31-34). Toulouse : Érès.

Denoyel, N. (1991). Le « biais du gars », formation par l'expérience et culture de l'artisan. *In* B. Courtois & G. Pineau (eds). *La formation expérientielle des adultes* (pp. 155-174). Paris : La Documentation française.

Jézégou, A. (2018). Conférence inaugurale : « Accélérations, mythes et enjeux de la e-Formation des adultes et des jeunes adultes ». Lille, 22 mars

2018. Disponible sur : <https://webtv.univ-lille.fr/video/9630/conference-inaugurale-accelerations-mythes-et-enjeux-de-la-e-formation-des-adultes-et-des-jeunes-adultes>.

Laurent, E. (2018). *L'impasse collaborative. Pour une véritable économie de la coopération*. Lonrai : Les liens qui libèrent.

Papadopoulou, M. (2020*a*). *« Distance intégrative » et accompagnement expérientiel pour une nouvelle ingénierie en FOAD. Le cas de deux dispositifs hybrides d'éducation populaire*. Thèse de doctorat non publiée. Tours : Université de Tours.

Papadopoulou, M. (2020*b*). « Approche ingénierique de la formation ouverte et à distance (FOAD) : une étude empirique réalisée auprès de six formations à distance du supérieur en contexte Covid-19 ». *In* « Le numérique et l'enseignement au temps de la Covid-19 ». *Revue internationale des technologies en pédagogie universitaire*, 17 (1).

Papadopoulou, M. (à paraître). « La formation des adultes à distance : produit de l'applicationnisme technologique ? » *Annuel de la recherche en philosophie de l'éducation* (ARPHÉ).

Pineau, G. (2017). Un nouvel âge pour l'alternance ? *Présences. Revue transdisciplinaire d'étude des pratiques psychosociales*, 10, 83-98.

Rodet, J. (2011). Formes et modalités de l'aide apportée par le tuteur. *In* C. Depover, B. de Lievre, D. Peraya, J.-J. Quintin & A. Jaillet (eds). *Le tutorat en formation à distance* (pp. 159-170). Bruxelles : De Boeck Supérieur.

Rosa, H. (2014). *Aliénation et accélération. Vers une théorie critique de la modernité tardive*. Paris : La Découverte.

Simonian, S. (2014). *Affordance socioculturelle : une approche éco-anthropocentrée des objets techniques* (habilitation à diriger les recherches inédites). Rennes : Université Rennes-2.

Verquin Savarieau, B. & Daguet, H. (2016). La classe virtuelle synchrone : une substitution médiatique de l'enseignant pour renforcer la présence en formation à distance ? *Sciences et technologies de l'information et de la communication pour l'éducation et la formation*, 23 (numéro spécial), 1-23.

32. Vécu collectif de la pandémie Covid : irruption, expérience, acquis, perspectives

Hervé BRETON

> *« Avant tout, il convient d'avoir clairement à l'esprit que la théorie des catastrophes n'est pas une théorie scientifique au sens usuel du terme. (...) La théorie des catastrophes n'a absolument pas à saisir ce genre de requête. Le terme "théorie" doit être entendu dans un sens très particulier : je dirais plutôt qu'il s'agit d'une méthodologie, voire d'une sorte de langage permettant d'organiser les données de l'expérience dans les conditions les plus diverses. »*
>
> Thom, 1980, p. 59

Phénomène pandémique et vécus catastrophiques

Différents concepts sont nécessaires pour caractériser les processus d'émergence du phénomène pandémique dans la vie quotidienne. La problématique peut être interrogée de la manière suivante : par quels processus un phénomène discret au moment de son amorce en vient-il à devenir manifeste pour un sujet, un collectif, une communauté, un pays ou un continent ? Cette thématique du discret et du continu est au cœur des théories de la catastrophe dans les travaux de Thom (1993, p. 62) :

> « L'essence de la théorie des catastrophes c'est de ramener les discontinuités apparentes à la manifestation d'une évolution lente sous-jacente. Le problème est alors de déterminer cette évolution lente qui, elle, exige en général l'introduction de nouvelles dimensions, de nouveaux paramètres. »

Cette définition permet de commencer à caractériser le mode d'émergence de la pandémie : elle se manifeste par une pluralité de signes faibles et discrets qui doivent être associés et rassemblés au sein d'une théorie par la constitution de rapports de causalité afin de pouvoir être pensée comme un phénomène dynamique et menaçant du fait des courbes qui peuvent être modélisées et des conséquences qui peuvent alors être anticipées et calculées.

Ce type de phénomène évoluant à bas bruit et diffusant silencieusement présente plusieurs difficultés pour être reconnu à l'échelle de l'expérience individuelle. Les travaux sur la phénoménologie du quotidien (Bégout, 2005) rendent bien compte de cette difficulté : l'habitude qui régit les activités au jour le jour procède d'une tendance à privilégier le connu à l'étrange, l'attendu à l'imprévu, le prévisible à l'incertain. Les anticipations incarnées dans les routines sont muées par une force dont la traduction concrète peut prendre la forme de divers types de résistance vis-à-vis de ce qui se donne à vivre sur le mode de l'inattendu ou de l'étrange. Associée à cette force qui trouve sa source dans la vie intentionnelle, il y a la difficulté à donner du relief aux phénomènes discrets qui se manifestent sur le fond continu de la quotidienneté. Dans le cadre d'un phénomène pandémique, les modes d'apparition de la menace peuvent rester inaperçus pour différentes raisons. Dans le roman de Camus (1947/2020), l'épidémie devient visible à partir de l'apparition d'un premier signe faible : la présence de rats morts dans des lieux inhabituels. Elle s'impose ensuite graduellement à partir de cas isolés de malades buboniques. C'est la multiplication de ces cas qui obligent les autorités à acter et à déclarer l'état pandémique.

Le travail de caractérisation du phénomène pandémique à partir de l'observation de détails se manifestant de manière diffuse suppose une micrologique (Laplantine, 2003) pour que des faits apparaissant dans un premier temps sans intérêt se trouvent mis en relation logiquement et associés selon un principe causal. Cependant, dans le cadre des phénomènes pandémiques, la constitution de rapports de causalité entre les faits suppose le recours aux savoirs formels de la science :

> « Les présomptions causales se soustraient par définition à la perception. (…) C'est aussi en ce sens qu'il faut comprendre le caractère invisible des risques. La causalité supposée reste toujours plus ou moins incertaine et transitoire. À cet égard, lorsque l'on prend conscience au quotidien de l'existence des risques, c'est d'une conscience théorique et par là même scientificisée qu'il s'agit. » (Beck, 2001, p. 50-51)

Objectiver le phénomène pandémique suppose de traduire les observations du terrain (Piette, 2020) à partir de modèles qui relèvent de l'épidémiologie, de l'étiologie des maladies, de la définition des entités nosologiques (Lemoine, 2017). Ce point permet de caractériser la pandémie Covid à partir de ses modes de manifestation : forte discrétion des symptômes lors de la phase d'apparition, caractère diffus de la propagation, indétermination de la trajectoire d'infection…

Il s'agit d'un phénomène catastrophique particulièrement discret dans ses manifestations, sauf lorsque les symptômes diffus cristallisent pour produire des insuffisances respiratoires qui entraînent alors une hospitalisation d'urgence. Le contraste est maximal avec les catastrophes irruptives et instantanément catastrophiques dont le prototype contemporain est vécu en 2011 au Japon :

> « Séisme de magnitude 9 (le quatrième le plus puissant depuis que les instruments de mesure modernes existent), tsunami dévastateur frappant sur 600 kilomètres de côtes faisant près de 18 500 morts, et accident nucléaire de niveau 7, le degré le plus élevé sur l'échelle des accidents nucléaires. » (Ferrier, 2016, p. 9)

Cette catastrophe, évoquée dans le récit des professeurs Morioka, Hirose et Matsumoto comportait trois phases. Elle s'accomplit en moins de cinq jours : du vendredi 11 mars 2011, à 14 h 46, heure de la première secousse, jusqu'au mardi 15 mars, 16 h 40, heure de la troisième explosion, celle du bâtiment du réacteur 4 de la centrale nucléaire de Fukushima Daichi (Guarnieri & Travadel, 2018, p. 18). En cinq jours, la réalité de toute une nation basculait. Le monde entier, médusé, allait alors assister à des opérations de sauvetage improvisées.

Dans le cas de la pandémie Covid, la situation est inverse : diffuse, sans aspérité, invisible au point de n'exister que dans les discours provenant des épidémiologistes et autres experts en santé publique, ou dans la réalité concrète des salles d'hôpitaux débordés et devant dans certains pays pratiquer une médecine de guerre. Cette configuration a eu pour effet de retarder la prise de conscience de la menace au sein des populations. Il est même plus exact de dire qu'en l'absence de signe tangible concernant l'existence d'une menace, le risque n'a pu être caractérisé que par le discours scientifique. Le problème posé est cependant que, de manière inhabituelle, les savoirs scientifiques n'étaient alors pas disponibles au début de la pandémie, en janvier et février 2020. Il en a résulté une situation quasi inédite durant laquelle la parole des experts était fragile et celle des patients concrète et vécue. Pour appréhender la réalité vécue par les patients, par les proches, par les sujets, l'enquête narrative (Breton, 2020*a*, 2020*b* & 2020*c*) apparaît particulièrement appropriée : elle permet d'appréhender la dynamique de constitution des faits selon une perspective longitudinale ; elle permet d'examiner leur évolution dans le temps, tout en restant proche des situations vécues par les sujets qui ont traversé l'épreuve.

Retour sur la structure du dispositif d'enquête via la narration collective

Organiser les données de l'expérience du Covid à partir des pratiques narratives, c'est ce qui est recherché, de manière nécessairement imparfaite, dans cet ouvrage. Chacune des interventions des vingt-six chercheurs dont le texte est présenté offre un point de vue singulier, en croisant les perspectives biographiques, sociales, sociopolitiques, sur le phénomène planétaire qu'est la pandémie Covid. Afin de l'appréhender, il était nécessaire de forger une méthode. Celle retenue a donc été de rassembler vingt-six récits disséminés sur le globe et exprimés le même jour, le samedi 20 juin 2020, selon un itinéraire qui s'amorce à l'Est et s'accomplit à l'Ouest.

La narration du vécu catastrophique

Structure du dispositif d'enquête

Le dispositif d'enquête retenu pour appréhender le vécu Covid à l'échelle internationale peut être caractérisé à partir de trois critères : il mobilise et implique un collectif de chercheurs à l'international ; son format génère un niveau de compression du temps narré élevé ; il cherche à appréhender le phénomène pandémique en tant que phénomène vécu collectivement à partir de la narration singulière du vécu. Sur un plan strictement méthodologique, différentes pratiques narratives sont mobilisables pour caractériser les processus pandémiques tels qu'ils s'observent dans la vie quotidienne. J'ai initié dans un ouvrage à paraître une forme d'enquête en première personne à partir d'une pratique d'écriture quotidienne prenant pour référence le vécu de la journée précédente. Ce journal de bord a été tenu durant toute la durée de la période de confinement en France, soit du mardi 17 mars au dimanche 10 mai 2020. La partie narrative comporte 225 000 signes environ et est structurée de la manière suivante :

Dates	Périodes	Nombre de textes	Nombre de signes	Moyenne par texte
26 janvier-16 mars	1	7	19 243	2 749
16 mars-23 mars	2	7	19 720	2 817
23 mars-30 mars	3	7	22 917	3 274
30 mars-6 avril	4	7	30 525	4 361
6 avril-13 avril	5	7	31 243	4 463
13 avril-20 avril	6	7	36 552	5 222
20 avril-27 avril	7	7	35 439	5 063
22 avril-10 mai	8	4	25 759	6 440
		53	**221 398**	**4 177**

Tableau 1 – Structure des récits sur le Covid dans le cadre d'un journal de recherche

Ce dispositif permet de collecter des données détaillées et temporalisées sur ce qui est vécu au jour le jour par le narrateur, l'écriture étant régie par une logique de succession. Il permet de générer une dynamique d'accumulation de données à partir de l'écriture longitudinale et détaillée. La stratégie mobilisée pour cet ouvrage procède de manière inverse. Vingt-six récits sont mobilisés, le format alloué pour l'expression étant réduit à vingt à trente minutes. De plus, l'ensemble des récits sont socialisés quasiment au même moment, ou plus précisément, durant la même journée, celle du 20 juin.

Le dispositif d'enquête semble ainsi symétriquement inverse à celui précédemment décrit, qui mobilise l'écriture journalière. Pour le même phénomène – la pandémie Covid –, appréhendé sur la même période – le premier semestre de l'année 2020 –, le premier dispositif mobilise cinquante-trois récits rédigés jour après jour par un seul narrateur durant huit semaines. Le deuxième dispositif mobilise vingt-six narrateurs disséminés dans quinze pays durant une même journée pour une narration du vécu contenue dans un format de temps alloué d'une durée allant de vingt à trente minutes. Pour traduire cela en des termes référant au domaine de la recherche en sciences humaines et sociales, il est donc possible de considérer que les données constituées résultent de vingt-six récits collectés sur une même unité de temps – 24 heures –, le samedi 20 juin 2020. Le taux de compression du temps narré dans ce dispositif peut être calculé de la manière suivante : durée de la période vécue/durée du temps disponible pour la narration. Il en résulte le ratio suivant : la période de temps vécu est de six mois (du 1er janvier 2020 au 20 juin 2020) et la période allouée pour narrer ce vécu d'une durée de six mois oscille entre vingt et trente minutes. Dans ces conditions, chacun des narrateurs a dû configurer son récit à partir d'un thème organisateur annoncé dans le titre.

<table>
<tr><td rowspan="4">Asie : 7 récits
20 juin 2020
De 4 h à 8 h
Heure française
(GMT + 1)</td><td>Japon</td><td>Kyoto, Kobe, Sendai</td></tr>
<tr><td>Chine</td><td>Hong Kong</td></tr>
<tr><td>Thaïlande</td><td>Bangkok</td></tr>
<tr><td>Inde</td><td>Pondichéry, Madras</td></tr>
<tr><td rowspan="6">Europe : 10 récits
20 juin 2020
De 9 h 30 à 16 h
Heure française
(GMT + 1)</td><td>Italie</td><td>Milan, Padoue</td></tr>
<tr><td>Suisse</td><td>Genève</td></tr>
<tr><td>France</td><td>Tours</td></tr>
<tr><td>Angleterre</td><td>Canterbury</td></tr>
<tr><td>Espagne</td><td>Séville</td></tr>
<tr><td>Portugal</td><td>Lisbonne, Porto</td></tr>
<tr><td>Afrique : 1 récit
20 juin 2020
De 16 h 30 à 17 h
Heure française
(GMT + 1)</td><td>Maroc</td><td>Agadir</td></tr>
<tr><td rowspan="2">Amérique du Sud : 6 récits
20 juin 2020
De 17 h à 21 h 30
Heure française
(GMT + 1)</td><td>Brésil</td><td>Rio de Janeiro, Brasilia, Belo Horizonte, Natal, Salvador de Bahia</td></tr>
<tr><td>Argentine</td><td>Buenos Aires</td></tr>
<tr><td rowspan="2">Amérique du Nord : 3 récits
20 juin 2020
De 21 h à 23 h 30
Heure française
(GMT + 1)</td><td>Mexique</td><td>Guadalajara</td></tr>
<tr><td>Canada</td><td>Laval, Montréal</td></tr>
</table>

Tableau 2 – Web-séminaire du 20 juin : ordonnancement des récits dans l'espace et le temps

Les enjeux de la narration collective

Durant la phase préparatoire, quelques consignes ont été adressées de manière indicative à chacun des conférenciers. La proposition principale émise était de structurer leur prise de parole en quatre axes : décrire la manière par laquelle l'épidémie s'est imposée dans la vie quotidienne (1), narrer le vécu du confinement (2), identifier et nommer les apprentissages générés par l'épreuve Covid (3), penser ce que ce phénomène révèle du point de vue sociétal et sociopolitique (4). L'émission de cette consigne a pour objet de prédéfinir un périmètre à l'expression des récits de soi afin de rendre possible une mise au jour, à l'échelle du collectif des narrateurs, des caractéristiques communes du vécu de la pandémie Covid.

Cette visée traduit avant tout les intentions du concepteur du dispositif. Cela conduit en effet à suggérer une logique catégoriale aux narrateurs qui peut s'avérer porteuse ou au contraire venir faire obstacle à la configuration ou à l'expression du récit de soi. Du point de vue du chercheur – dans le cadre d'une forme d'enquête narrative en deuxième personne – l'émission de cette forme de consigne permet de préfigurer dans les récits des catégories communes et transverses.

Cette question intéresse l'enquête narrative lorsqu'elle est conduite auprès d'un collectif. Faut-il par exemple considérer que le dispositif du 20 juin a permis de rassembler un collectif de narrateurs et que, de ce fait, chacun des récits, tout en permettant l'expression d'un vécu singulier, est un élément ou une partie contributive du récit du collectif ? C'est cette hypothèse qui est mise à l'épreuve pour cet essai d'analyse transverse. Plusieurs éléments viennent en effet étayer la possibilité d'une mise au jour d'éléments communs à chacun des récits et ainsi de les reconnaître au sein d'un récit intégrant dans la longue durée (Braudel, 1958) les dynamiques historiques et sociétales. La pandémie Covid s'est propagée en six mois sur la totalité du globe. Ce dont il est question au travers de chacun des récits réfère à un type d'épreuve partagée : menace sanitaire, réduction de l'activité, perte d'agentivité, incertitude concernant le devenir. Ce fonds commun d'expérience (Schütz, 1971/2008) constitue le sol à partir duquel les narrations s'organisent. Réciproquement, le fait d'avoir témoigné au sein du collectif, chacun des auteurs ayant pu à la fois narrer son récit, mais également connaître et être récepteur des récits d'autrui grâce au système de visioconférence mis en œuvre, a accompagné l'émergence effective d'un sentiment d'appartenance à un collectif de narrateurs (Kaufman et Trom, 2011).

Les modes d'émergence du phénomène pandémique dans la vie quotidienne

L'examen des modes d'émergence du Covid dans la quotidienneté apparaît corrélé à la gradualité des prises de conscience individuelles et collectives concernant l'existence et la nature de la menace. Les chemins empruntés par ces processus de prise de conscience apparaissent divers au gré des récits. Pour les pays disposant d'une expérience acquise de ce type de phénomène, les mesures de santé publique semblent trouver sans délai des voies d'incarnation dans les gestes et les actes des populations. Ainsi, la mesure désormais centrale des politiques de prévention – le port du masque – ne rencontre pas de résistances en Asie.

Disposer de repères expérientiels permettrait donc de comprendre rapidement l'existence de la menace sanitaire. Sans ces repères, et ce malgré les recommandations des pouvoirs publics, comme cela fut le cas en Europe, la compréhension de la présence d'un risque et sa caractérisation semblent rester théoriques. Dans plusieurs récits dont l'action se déroule en Europe, manifestement, les mesures de distance physique peinent à s'incarner dans les actes avant la période de confinement. La situation semble différente du point de vue du Brésil car, en mars et avril 2020, les effets de la maladie sont alors largement documentés lors de l'intensification de la propagation du Covid-19. Dès février, en Europe, la caractérisation des modes de diffusion et des taux de létalité reste soumise aux informations transmises par la Chine. En revanche, en mars, les effets de la pandémie peuvent être appréhendés à partir des statistiques italiennes, françaises, espagnoles. La situation est relativement similaire pour l'Amérique du Nord.

Du fait des difficultés rencontrées pour comprendre de manière expérientielle la nature de la menace pandémique, ce sont les mesures de restriction qui participent de manière principale aux prises de conscience. Celles-ci s'opèrent alors de manière abrupte. Elles sont dans la plupart des États provoquées par des interventions parfois martiales des décideurs publics dont la performativité du discours transforme du jour au lendemain les conditions d'existence et les perceptions du danger dans les populations. Le discours est alors souvent adossé à l'expertise des experts en santé publique. Ces discours créent alors des effets quasi immédiats qui génèrent alors une série de situations étonnantes et inédites : retour précipité pour les chercheurs en mobilité académique, réprobations adressées aux téméraires qui continuent à se déplacer entre régions, pays ou continents, transformation des normes et dilution des responsabilités quant au contrôle des règles, phénomènes de panique relative du fait des craintes de pénuries…

Dans la totalité des vingt-six récits, l'épidémie Covid s'impose à partir d'une dynamique croisée : la perception d'un risque d'une infection par un virus nouveau, inconnu, dont les modes de propagation et les symptômes sont mal connus, et pour lequel il n'existe aucun traitement ni vaccin ; la mise en place de mesures de santé publique dont le crédit provient des sciences médicales et qui visent à contenir la propagation du virus par la restriction de la mobilité, la réduction des regroupements, et dont l'aboutissement a été l'arrêt complet de l'activité jusqu'à l'assignation plus ou moins stricte au chez-soi. Des corrélations peuvent cependant être identifiées entre la construction de repères expérientiels permettant de régler sa conduite en période de crise sanitaire et le caractère vertical, descendant et plus ou moins restrictif des règles édictées par les experts et décideurs politiques. Sans repères expérientiels, la prise de conscience de la menace s'accompagne de comportements parfois irrationnels résultant d'une élévation de l'inquiétude quant au devenir.

L'épreuve du confinement : une épreuve planétaire

Le confinement constitue dans l'ensemble des récits le moment pivot de l'épreuve Covid. Il crée une situation inédite et ouvre un large champ d'interrogations d'ordre pratique, existentiel et éthique. Concrètement, le confinement (ou *lockdown* en anglais) se caractérise par une assignation plus ou moins stricte au chez-soi, accompagnée d'une fermeture quasi généralisée des institutions publiques (écoles, universités, bibliothèques…), des commerces, voire d'une partie des magasins permettant la vente des produits de première nécessité. La durée du confinement a été plus ou moins longue selon les pays (en moyenne entre huit et douze semaines) et les règles plus ou moins sévères : principe d'autodiscipline au Japon, fermetures ciblées d'institutions à Hong Kong, confinement localisé de quartiers en Corée, fermeture généralisée assortie de systèmes d'autorisation de sortie en Europe ou en Amérique du Nord et du Sud, fermetures des frontières avec mesures de quarantaine…

Avec le confinement, l'ambiance se transforme radicalement : port du masque obligatoire, crainte sur les approvisionnements de produits et équipements sanitaires, respect strict des distances, usage massif du gel hydroalcoolique, pose de structures en plexiglas dans les bureaux et magasins… La géographie du quotidien est clivée entre le chez-soi, occupé avec les proches et le dehors, désormais peuplé d'inconnus masqués et potentiellement porteurs du virus.

L'assignation au chez-soi

Décrétée par les gouvernements, sur avis des décisions des autorités sanitaires, la mesure a pour effet de réduire le périmètre d'évolution aux cloisons ou murs de l'habitat, et de restreindre les contacts aux très-proches. Il en résulte alors une hyperproximité avec les proches avec qui le confinement est vécu et, à l'inverse, une distance radicale avec tous ceux restés au-dehors. Différents paradoxes résultant de cette situation sont appréhendables dans les récits : des situations sont évoquées, notamment en Inde, où la possibilité de rester chez soi est conditionnée au paiement d'un loyer, qui lui n'est possible qu'avec le maintien d'une activité rémunérée qui suppose de sortir à l'extérieur. La narration des conditions observées chez les travailleurs migrants en Inde caractérise ainsi une situation de *double blind* (Bateson, 2008). Cette situation indienne, extrême, est inscrite dans le temps pour les travailleurs pauvres dans bien d'autres pays et récits. Autres perspectives : la nécessité de conjuguer dans un même lieu différents types d'activités. Le confinement, par la réduction drastique du périmètre d'évolution qu'il impose, rend nécessaire de redéfinir les lieux et les espaces dédiés aux activités propres aux différentes sphères de la vie adulte : activités professionnelles dématérialisées, activités familiales, éducation des enfants, activités sportives, moments de détente… L'hyperconcentration spatiale rend nécessaire de compartimenter les temps d'occupation des pièces de l'habitat, dans des lieux parfois très exigus…

Le soi et le collectif

L'assignation au chez-soi a pour effet de créer une frontière entre l'habitat et le reste du monde. Sortir suppose en effet dans un grand nombre de pays d'y être autorisé, les procédures variant selon chaque

État. Seuls quelques pays ont pu éviter ces mesures de privation de liberté par loi ou décret. Plusieurs scénarios peuvent être observés à partir des récits : édiction de règles assorties de sanctions allant de la pénalité jusqu'à des peines d'emprisonnement ; principe d'autodiscipline, comme cela était requis au Japon ; principe d'autoconfinement comme ce fut le cas au Portugal. La géographie relationnelle qui en résulte se configure selon différents degrés de proximité : les proches avec qui la vie est partagée et en partie réinventée du fait de la transformation radicale des conditions d'existence ; les parents et amis avec qui la vie était partagée selon différents types de rituels et de rencontres et qui doivent être contactés sans possibilité de rencontres ; les collègues de travail avec qui il devient nécessaire d'apprendre à travailler à distance ; les étudiants qu'il faut alors accompagner en adressant des contenus organisés pour assurer la continuité pédagogique… Cette dialectique entre le soi et autrui, soi et les différents collectifs d'appartenance fait émerger des interrogations éthiques de premier ordre : maintien des dispositifs pédagogiques, prise de responsabilité pour assurer les activités ne pouvant être réalisées à distance (mise en situation professionnelle, stages, notamment), effets négatifs résultant des situations d'isolement provoquées, situations d'abandon relatif ou prolongé des personnes dépendantes ou âgées, impossibilité d'accompagner les derniers moments de vie des proches, empêchement des rituels funéraires… Les récits permettent d'appréhender concrètement la manière dont ces dilemmes ont été vécus.

Le soi biographique

La perception d'exister dans le temps, d'être inscrit dans la durée, avec des proches, au sein de différentes communautés caractérise l'identité narrative, réflexive et historique (Ricœur, 1990). Le confinement instaure, de ce point de vue, une transformation radicale de la situation biographique qui détermine, selon Schütz (1971/2008, p. 36), « les systèmes de pertinences selon lesquels les différents aspects du monde sont construits en forme de types ». Le vécu du confinement se caractérise dans les récits à partir d'une triple rupture : rupture des rythmes et des temporalités qui tissent la trame de la vie quotidienne ; transformation radicale des modes d'action et des régimes d'activités ; réduction de l'agentivité et émergence de diverses formes de pâtir. Ces trois dimensions sont vécues de manière reliée au gré des situations, dans différents contextes : nécessité de se soumettre à des règles qui génèrent des privations de liberté ; report et/ou abandon contraints des mobilités académiques ou scientifiques ; usages prescrits et rendus obligatoires d'instruments et outils permettant les communications et activités d'enseignement à distance ; dérèglement généralisé des agendas provoquant de l'incertitude et la redéfinition des structures d'anticipation, perception de menaces diffuses sur le devenir… La brèche ouverte par l'épreuve du confinement comporte une dimension initiatique et métamorphique.

Apprentissages et formation sous Covid

Dans l'ensemble des récits, l'expérience du confinement est du point de vue narratif l'opérateur de l'intrigue (Ricœur, 1983). L'épreuve qu'elle fait vivre structure l'ordonnancement des temps et préfigure la structure des récits. De ce point de vue, elle se donne à vivre comme un moment initiatique dans le cours de la vie. Selon Van Gennep (1909/2011), ce type d'épreuve caractérise l'expérience liminaire dans les procédures d'initiation et les rites de passage des sociétés traditionnelles. Selon Turner (1990), les sujets vivant l'initiation se trouvent dans une situation liminaire par le fait qu'ils sont situés durant cette phase en dehors des « classifications qui déterminent les états et positions dans l'espace culturel » (p. 96). La période de liminarité est alors une période hors du temps, qui crée une société que Turner nomme *comitatus* : la société des sujets vivant l'initiation en dehors du monde. Dans le modèle des rites de passage, la troisième phase (la première phase, dite de seuil, étant celle de la sortie du monde de la vie quotidienne et la deuxième celle de liminarité) suppose l'intégration biographique et sociale de l'épreuve. Selon certains abords, l'expérience Covid comporte des aspects relevant d'une formation initiatique. Ces dimensions sont cependant difficiles à formaliser car elles s'inscrivent dans la temporalité longue de la vie. D'autres apprentissages sont en revanche plus aisément appréhendables.

• *Le premier niveau d'apprentissage, d'ordre informationnel, concerne les caractéristiques de la pandémie.* La conduite de la vie et le réglage des gestes en situation pandémique rendent nécessaire de construire différents repères, ce qui suppose d'intégrer de l'information et des connaissances provenant des sciences médicales et de la santé publique : information portant sur le virus lui-même (coronavirus, structure ADN, origine, mode de transmission de l'animal à l'homme) ;

dynamiques d'une épidémie (courbe, plateau, cycles, rythmes, vitesses, saisonnalité, extinction, persistance…) ; repères et indicateurs pris en compte par les autorités sanitaires pour juger du niveau de criticité de la situation, tels que le nombre de personnes infectées, le nombre de personnes hospitalisées, le nombre de personnes admises dans les salles de réanimation, le nombre de personnes décédées du Covid ; indicateurs pour évaluer le niveau de dangerosité du virus : modes de transmission du virus dans le cadre des activités quotidiennes, taux de contagiosité, taux de létalité, facteurs de comorbidité… L'addition de l'ensemble de ces facteurs et l'attribution de pondération entre eux, le tout diffusé de manière continue par la « bête médiatique » (Debord, 1992), ont rendu nécessaire d'apprendre à sérier l'information, à l'organiser, et à réguler les temps de consultation des sources.

- *Un deuxième niveau d'apprentissage concerne l'invention et l'intégration de nouvelles manières d'agir et d'exercer professionnellement.* Les vingt-six témoignages sont des récits d'universitaires. Le confinement ayant eu pour effet d'interdire l'accès des locaux universitaires aux étudiants comme aux enseignants, chacune et chacun a été sommé de s'organiser pour assurer la continuité pédagogique en diffusant des cours en ligne, des formations à distance, et ainsi de distribuer des contenus *via* les plateformes numériques. La transformation des situations professionnelles éprouvées a été radicale. Les enseignants-chercheurs ont donc été conduits en quelques jours, voire en quelques heures, à devoir improviser des solutions numériques pour ajuster la pédagogie universitaire. La distribution des situations dans les récits apparaît alors contrastée. Plusieurs facteurs ont participé de la configuration des situations vécues : équipements des établissements, présence des équipes d'appui, équipements à domicile des enseignants-chercheurs, familiarité déjà acquise avec les logiques et les techniques de l'enseignement à distance. Il en va de même pour les activités de recherche, les manifestations scientifiques ayant été durant le premier semestre soit reportées, soit annulées, soit transformées par la voie du numérique. L'ensemble de ces processus a eu pour effet de démultiplier les contacts *via* une multitude d'interfaces (services de visioconférences, applications sur ordinateur ou smartphone, téléphone, messagerie…) tout en maintenant une distance synonyme d'absence de contacts directs, les relations étant alors restreintes à des échanges de contenus visuels et sonores. Dans les récits, cette dynamique tensionnelle s'exacerbe selon différents facteurs : situation au regard des rythmes de l'année universitaire, relations entre les étudiants et les enseignants, culture de l'évaluation, disciplines enseignées…

- *Le troisième niveau est d'ordre initiatique.* Il porte sur les dynamiques de formation du sujet et les manières d'intégrer biographiquement ces événements dans le cours de la vie. Différents types de vécu peuvent comporter une dimension initiatique dans les récits : la transformation des rapports aux temps résultant de l'interruption brutale des activités sociales ; la transformation des rapports à soi, aux autres et au monde du fait de la brèche temporelle ouverte par l'arrêt des activités ; les différentes formes de pâtir éprouvées du fait de la réduction de l'agentivité entraînée par l'assignation au chez-soi ; l'incertitude générée par la perception diffuse d'une menace prolongée ; la peur face à la menace sanitaire et aux risques de troubles sociaux associés. Ces expériences initiatiques prennent du temps pour être considérées et situées biographiquement. Pineau (1991) définit la formation expérientielle à partir d'un mouvement en deux temps : « contact direct, mais réfléchi ». Ces apprentissages forgés par l'épreuve Covid prennent d'autant plus de temps pour être conscientisés et intégrés biographiquement que la période temporelle qui fait référence dans les récits ne constitue potentiellement qu'un épisode de la pandémie Covid, dont l'ampleur et l'étendue restent indéterminées.

Perspectives socioéconomiques, politiques et sociétales

Le vécu de la pandémie Covid a été appréhendé dans cet ouvrage à partir de récits singuliers, en documentant notamment la manière dont ce phénomène a fait graduellement ou soudainement irruption dans la quotidienneté. Cependant, comme cela a été dit, ce qui a été perçu relève moins dans les récits du contact direct avec la maladie que des effets générés par les mesures plus ou moins drastiques prises par les gouvernements pour prévenir, contenir, ou au contraire laisser faire la pandémie. Du point de vue sociétal et sociopolitique, différentes situations peuvent être caractérisées, selon la situation des États, leur « culture du risque » ou, plus précisément, l'éducation au risque des populations, l'état des systèmes sanitaires, les inégalités sociales et les relations entre États, la justesse de vue des gouvernants.

La région de l'Asie occupe depuis les débuts de la pandémie une place à part. Le virus serait né en Chine, dans un marché alimentaire de la ville de Wuhan, marché vendant des animaux sauvages et, notamment, selon les gros titres des journaux, des pangolins. Ce récit des origines du Covid est propre à rassembler les stéréotypes anciens qui circulent à bas bruit sur l'Asie mystérieuse, opaques et inquiétants (Moura, 1995). Ce qui est interrogé dans les récits est cependant d'un autre ordre : les questions portent sur la capacité des systèmes de gouvernance à produire des décisions dont les critères soient explicites, transparents et raisonnables.

Ces trois paramètres posent trois types de problèmes. Gouverner à partir de critères explicites suppose d'avoir forgé une culture de la démocratie permettant la transparence de la décision publique. Les tensions géopolitiques entre la Chine et un certain nombre d'États qui ne cesse de s'accroître s'expliquent par le doute persistant quant à la qualité de l'information transmise au reste du monde, au départ et tout au long de l'épidémie. Le critère de pertinence soulève des questions d'un autre ordre : la pertinence de la décision suppose dans ces situations de hiérarchiser les enjeux et notamment de trouver des équilibres entre les risques d'ordre sanitaire et ceux qui relèvent de la dégradation des situations économiques et des troubles sociaux qui peuvent en découler. Illich (1975, p. 9) commence son ouvrage intitulé *Némésis médicale* en ces termes : « L'entreprise médicale menace la santé. La colonisation médicale de la vie quotidienne aliène les moyens de soins. » La décision politique est une affaire de composition devant tenir en tension des équilibres instables entre des pôles contradictoires, en tenant compte de principes éthiques. Arbitrer entre les risques sanitaires afin de protéger des populations à la santé vulnérable du fait, notamment, d'un âge avancé et ceux générés par les restrictions d'activités qui impactent au contraire les populations jeunes aux situations économiques précaires suppose de concerter des collectifs pluriels afin de croiser les points de vue et de permettre le dialogue entre experts provenant de différents horizons interdisciplinaires, sans oublier la représentation politique et citoyenne. La décision politique devient déraisonnable lorsqu'elle perd le souci du maintien des équilibres et de la circulation des points de vue, se réfugie dans la croyance, dans l'idéologie, ou sombre dans le narcissisme épais. Les critiques adressées au gré des récits aux dirigeants des États du monde témoignent à la fois de l'état des équilibres internes dans ces pays, du caractère parfois fantaisiste ou dangereux de leurs dirigeants, et surtout de l'ampleur du défi collectif rendu visible par les situations de catastrophe planétaire, d'ordre sanitaire, mais également écologique.

Références bibliographiques

Bateson, G. (2008). *Vers une écologie de l'esprit* (tome 2). Paris : Seuil.

Bégout, B. (2005). *La découverte du quotidien*. Paris : Allia.

Braudel, F. (1958). Histoire et sciences sociales : la longue durée. *Annales. Économies, sociétés, civilisations*, 4, 725-753.

Breton, H. (2020*a*). L'enquête narrative, entre détails et durée. *Éducation permanente*, 222, 173-180.

Breton, H. (2020*b*). Investigação narrativa : entre detalhes e duração. *Revista Educação, Pesquisa e Inclusão* (Universidade federal de Roraima), v. 1, n. 1 especial (2020), « Pesquisas em educação : narrativa, diversidade e políticas », 12-22.

Breton, H. (2020*c*). Narrative inquiry between detail and duration. *Revista @mbienteeducação* (Universidade Cidade de São Paulo), v. 13, n. 2, 12-26.

Camus, A. (1947/2020). *La peste*. Paris : Gallimard.

Debord, G. (1992). *La société du spectacle*. Paris : Gallimard.

Ferrier, M. (2016). Avec Fukushima. *In* C. Doumet & M. Ferrier (eds). *Penser avec Fukushima* (pp. 9-36). Nantes : Éditions nouvelles Cécile Defaut.

Guarnieri, F. & Travadel, S. (2018). *Un récit de Fukushima. Le directeur parle*. Paris : Presses universitaires de France.

Illich, I. (1975). *Némésis médicale. L'expropriation de la santé*. Paris : Seuil.

Kaufman, L. & Trom, D. (2011). Qu'est-ce qu'un collectif ? Du commun à la politique. *Raisons pratiques*, 20, 9-24.

Laplantine, F. (1994). *De tout petits liens*. Paris : Mille et une nuits.

Lemoine, M. (2017). *Introduction à la philosophie des sciences médicales*. Paris : Hermann.

Moura, J.-M. (1995). Anti-utopie et péril jaune au tournant du siècle, quelques exemples romanesques. *In* M. Détrie, A. Quella-Villéger, A. de Noblet & H. Copin (dirs). « Orients extrêmes ». *Les Carnets de l'exotisme*, 15-16, 83-92. Poitiers : Le Torii Édition.

Moura, J.-M. (2001). L'(Extrême)-Orient selon G. W. F. Hegel. Philosophie de l'histoire et imaginaire exotique. *Revue de littérature comparée*, 297, 31-42.

Piette, A. (2020). *Ethnographie de l'action. L'observation des détails*. Paris : Éditions EHESS.

Ricœur, P. (1983). *Temps et récit. 3. L'intrigue et le récit historique*. Paris : Seuil.

Ricœur, P. (1990). *Soi-même comme un autre*. Paris : Seuil.

Schütz, A. (1971/2008). *Le chercheur et le quotidien*. Paris : Klincksieck.

Thom, R. (1980). *Paraboles et catastrophes*. Paris : Flammarion.

Thom, R. (1993). *Prédire n'est pas expliquer*. Paris : Flammarion.

Turner, V. W. (1990). *Le phénomène rituel*. Paris : Presses universitaires de France.

Van Gennep, A. (1909/2011). *Les rites de passage*. Paris : Picard.

Postface – Apprendre avec la Covid : temporalités formatives et vécu de l'incertitude

Jérôme LAFITTE
Maître de conférences en sciences de l'éducation et de la formation
Université de Tours

L'expérience de la COVID[37] s'inscrit dans mon histoire de vie comme une période de transition sur plusieurs plans, aussi bien personnel que professionnel. Or, cette expérience devrait marquer pour moi un véritable tournant de vie (Lesourd, 2009), un « moment » au sens lefebvrien du terme en tant qu'il est un « centre du vécu » qui cristallise et condense autour d'une image centrale ce qui existe de manière éparse dans la vie quotidienne et spontanée, rassemblant des actes, des situations, des attitudes, des sentiments et des représentations (Lefebvre, 1989) : épreuve de la maladie en résonance avec mes activités d'enseignement et de recherche, changement dans ma trajectoire professionnelle, changement de continent avec ce que cela implique de bouleversements.

J'écris donc en France, à l'aube d'une nouvelle carrière d'enseignant-chercheur à l'Université de Tours, alors que j'ai vécu l'expérience de la COVID en tant que finissant d'un doctorat exigeant entre France et Québec, en cotutelle de thèse en géographie et en éducation des adultes appliquées à l'environnement.

Une crise mondiale pandémique sous le sceau de l'incertitude

Outre des tâches en recherche, j'exerçais des charges de cours, sans certitude dans la durée. La fin de la thèse avec la soutenance début septembre, après un automne dense en cours et en évènements en recherche, ouvrit une période de grande incertitude à l'hiver. Incertitude

[37] Je m'inscris dans le choix évoqué par Marie-Claude Bernard (note 24 de cet ouvrage), en utilisant le féminin pour la maladie de *la* COVID et le masculin pour évoquer *le* virus du SARS-CoV-2.

souvent connotée négativement, mais qui peut être un levier pour garder alerte la pensée, notamment critique, à plus forte raison lorsqu'elle est pensée à la croisée d'une posture éthique et d'un certain rapport au savoir. En effet, Guy Bourgeault propose une éthique de l'incertitude qui « ouvre à l'interrogation, à la problématisation, à l'énonciation, à la recherche permanente du bien, du bon, du meilleur, du vrai, sans jamais conclure une fois pour toutes » en se défiant de la « Vérité détenue qui endort ou embrigade alors que la vérité recherchée 'éveille ou libère' » (Bouchard, 2019, p. 1). Cet auteur considère une telle incertitude comme constitutive de l'existence et condition à la fois de notre vie et de notre pensée. Il convient donc d'apprivoiser et d'assumer l'incertitude peu à peu, plutôt que de la nier et de la refuser (Bourgeault, 1999, part. III).

Au-delà des différences entre sens commun de l'incertitude et sens bougeaultien éthico-épistémologique, des rapprochements semblent possibles autour de la posture d'une ouverture interrogative et de l'apprivoisement d'une incertitude peu à peu assumée. Or, cette question de l'incertitude se trouve au cœur de la crise de la COVID, d'un point de vue épistémologique, dans la relation à l'effectivité et la légitimité du savoir mobilisé en ce qui a trait au processus de construction des connaissances relatives à la COVID, notamment scientifiques, avec une traduction nécessairement politique. Par ailleurs, l'incertitude est à penser du point de vue du rapport au savoir que construit tout un chacun, pris dans l'écheveau de la crise et ses linéaments multiples qui la tisse, entre désir de savoir, vouloir maîtriser, désirer ne pas savoir, vouloir apprendre ou ne pas vouloir apprendre. Rapport au savoir complexe, entre volonté de maîtrise et savoirs incertains sur la durée, rapport au savoir et au monde qui contribue ici à construire une mondialité, entendue comme l'état du processus de la mondialisation – ici la pandémie – à un moment donné, qui fait émerger une saisie du Monde[38] à partir d'une nouvelle modalité (ou nouvellement appréhendable) de la connaissance (Retaillé, 2013). Cette mondialité nouvelle repose sur un bouleversement de l'appréhension de l'espace et du temps du Monde. Le monde des humains se cloisonne, consolidant des territoires dont les frontières semblaient vouées à s'effacer. Or, celles-ci retrouvent une solidité, au risque d'une rhétorique géopolitique d'un autre âge, celle

[38] Le Monde, en majuscule, est le nom propre d'une réalité géographique singulière, en émergeance, tandis que le mot « monde » est une idée ancienne, qui a largement précédé la connaissance du Monde (Lévy, 2008).

de la puissance, comme en témoigne l'ouvrage de Pascal Boniface (2020) « Géopolitique du COVID-19 ». Incertitude multiple qui met en cause un certain rapport au savoir et au Monde, à ce que l'on croyait savoir de la mondialisation et de ses formes.

Le contexte québécois : « distanciation » expérientielle

L'expérience débute donc au Québec qui entame son confinement autour du 23 mars[39]. Le gouvernement refusera d'adopter une posture autoritaire à la lumière du cas français et au regard des différences de temporalités épidémiques (chronologie, intensité et ampleur de l'épidémie). La « semaine de relâche », congé scolaire intervenant fin février-début mars se traduit par des mouvements de population, au sein du Québec comme en périphérie, aux États-Unis notamment. Le confinement intervient une semaine après le retour de vacances. Ce sera le principal argument pour expliquer la situation alarmante du Québec, avancé par le trio politique composé de la ministre de la Santé, du directeur national de la santé publique du Québec accompagnant le premier ministre du Québec, lors d'un moment phare intervenant entre 13h et 14h 30, 5 jours sur 7 pendant plus de 3 mois. Cette grande messe médiatique sera très suivie au Québec, jusqu'à plus de 2 millions de téléspectateurs[40]. Elle montre une démocratie à l'œuvre en temps de crise sanitaire pandémique. Dans une telle configuration, la scène médiatique donne à voir une concurrence des discours, l'un scientifique en lien avec le versant sanitaire de la crise et la production de données afférentes; l'autre centré sur le versant économique et ses données auxquelles les élus nationaux sont sensibles. En témoigne ce lapsus du ministre québécois de l'Économie et de l'Innovation, lors de la conférence de presse quotidienne, au sujet de la réouverture progressive des entreprises avec les protocoles de reprise prévus pour les employé.es : « Donc, il y a toute la question de l'information, la démagogie qu'il faut faire aux gens. Je pense qu'on a le temps... ». Le premier ministre rectifie : « ... pédagogie » (plutôt que « démagogie »)[41]. Enjeu

[39] Je renvoie ici à la chronologie proposée par Marie-Claude Bernard dans le chapitre 25, professeure en sciences de l'éducation à l'Université Laval.

[40] https://www.journaldemontreal.com/2020/04/07/cotes-decoute-francois-legault-devant-la-voix-et-district-31

[41] http://www.assnat.qc.ca/fr/actualites-salle-presse/conferences-points-presse/ConferencePointPresse-59817.html

pédagogique donc, nœud gordien d'un rapport au savoir à la croisée des rationalités scientifique et économique, structurant la rationalité gouvernementale, non sans tensions.

Si le Québec a bénéficié d'une arrivée tardive de la maladie sur son territoire, il demeure la province la plus touchée au Canada avec plus de 5000 morts, dont 3500 à Montréal. La gestion politique et sanitaire de cette crise s'inscrit donc dans une géopolitique de la COVID, à travers notamment la « Diplomatie du masque » (Boniface, 2020) qui propulse le Québec et sa communication politique dans la compétition pour les achats de matériels auprès de la Chine ; une façon d'exister internationalement, par nécessité. Mais de tels rejeux politiques sont aussi perceptibles au niveau micropolitique, celui d'un biopouvoir – en tant que qu'il s'exerce sur la vie, les corps, clivant les « populations à gérer ». Biopouvoir stigmatisé par des adolescents anglophones passant devant le monument George-Étienne Cartier à la gloire du Canada, au pied du Mont-Royal. Ils crient aux promeneurs de manière ostensible l'impératif des 2 mètres de distance, stigmatisant la gestion du premier ministre québécois perçu comme paternaliste. Or, l'éthique bourgeaultienne s'appuie sur « l'accueil de la contradiction dans le paradoxe, afin de maintenir la pensée ouverte , aux prises avec l'incertitude, et elle-même incertaine, par-delà ses certitudes; vivante » (Bourgeault, 1999, p. 48). Cette nouvelle mondialité fait rejouer bien des clivages anciens, paradoxe d'une distance physique qui recoupe une distance entre « âges de la vie », avec des moments d'insurrection relative contre cette distance sociale tellement contre nature.

Ce tableau impressionniste du Québec et sa teinte géopolitique fait écho en partie à ma sensibilité, ma formation. Cette écriture objectivante contribue par ailleurs à la mise à distance de la maladie que je vais contracter autour du 24 mars, sans toutefois avoir de certitudes à son sujet.

L'expérience vécue de la maladie

Alors en confinement chez moi, le 24 mars, je sentirai les premiers symptômes (maux de gorge entre autres). La semaine suivante, les difficultés respiratoires débuteront avec la douleur thoracique, les maux de tête, la voix poussive et enrouée et autres douleurs vives qui semblent circuler le long de mes veines et artères. Je demande un test de dépistage qui me sera longtemps refusé, car ne faisant pas partie des personnels de première ligne et parce que les tests manquaient. Où la géopolitique rejoint ici le quotidien. Je tente alors de profiter de la nouvelle mondialité pandémique qui reconfigure l'actualité pour m'informer, par ce qui donne consistance au Monde en tant que lieu, le réseau mondial numérique, profitant du décalage de temporalités épidémiques entre la France et le Québec. Expérience qui actualise un croisement au cœur de mes réflexions universitaires, celui qui articule les temporalités et les spatialités humaines et autres qu'humaines, spatialités[42], structurées par la question de la distance. Quant aux temporalités[43] ici formatives (Honoré, 1977 ; Lafitte, 2019), elles vont de la réaction à l'inter-réflexion. Après plus d'un mois d'attente, de pénibles entretiens téléphoniques avec des personnes appartenant aux services médicaux, un rendez-vous fut enfin envisageable auprès d'un médecin, afin de « vérifier les signes vitaux » et avoir un diagnostic clinique de la COVID. Deux autres entretiens téléphoniques avec des médecins différents furent plus délicats. Au-delà de la rupture dans le suivi et la confiance, établis avec le médecin rencontré en présentiel, ces deux échanges téléphoniques furent tendus, mes réponses n'entrant pas exactement dans les cases préétablies des protocoles cliniques par téléphone. L'incertitude du diagnostic se révèle terriblement inquiétante, ajoutée à l'énervement des médecins confrontés à l'a-normal, au non maîtrisé, à l'incertitude de cette nouvelle maladie. Cependant, la rencontre en présentiel n'est pas le gage d'un accueil intégrateur du savoir expérientiel. Mon premier rendez-vous à mon retour en France en août avec une médecin interne, remplaçant mon médecin de famille, fut tout aussi délicate : distance de la future professionnelle qui ne peut accueillir le savoir expérientiel et l'expérience sensible du patient par un souci d'objectivisme, rassurant pour partie dans sa volonté d'interrogation et d'ouverture aux possibles au-delà de la COVID, mais inquiétant par sa fermeture à l'expérience vécue de la maladie. La difficulté du « dire » à partir des savoirs expérientiels, rencontre l'obstacle de la pression temporelle (Breton, 2017), verbalisée par la médecin qui s'inquiète du rendez-vous suivant et abrège la rencontre. Forclusion de la rencontre qui se referme très vite sur les savoirs constitués appris et maîtrisés, aux dépens du dialogue au cœur d'une éthique dialogique ayant le souci de l'ouverture entre les instances du « je » et du « tu », à tour de rôle, au

[42] L'espace saisi depuis les acteurs à l'occasion d'actions spatiales.

[43] Je définirai les temporalités en tant qu'elles renvoient à l'expérience, l'action de la durée dans et par des actants humains et non-humains, mais aussi de manière plus intentionnelle ici, l'usage et la préoccupation du temps qui reste un construit social.

sujet de la maladie à circonscrire. Cet espace interlocutif ouvre sur la possibilité d'une construction en commun autour du probable de la maladie, plutôt qu'un dialogue de sourds. Ce qui se joue, c'est l'intégration du vécu de la maladie en première personne, dans un horizon d'objectivation nécessaire et dialogique que le professionnel de santé accompagne. La condition recoupe alors la compétence de savoir construire un espace d'accueil, d'écoute et de compréhension (Charon, 2015 ; Zaccaï-Reyners, 2006), où la *communicabilité* s'impose sur la *communicativité* (construire *avec*, « en commun » plutôt qu'un message à sens unique – *one way learning* – ne laissant pas de place à l'autonomie pour le sens coconstruit) (Jacques, 1980 ; Lafitte, 2019).

Paradoxalement, ces moments d'inquiétude et de relative solitude sont vécus comme une compression du temps. La lutte quotidienne contre la COVID s'impose, impose sa temporalité avec des états physiques qui ne permettent plus de travailler intensément. Le problème fut d'intégrer la nécessité de me reposer quand ces dernières années furent celles d'un travail de tous les instants. La récupération difficile après l'exigence de la thèse ces dernières années commençait à peine. Sans financement pérenne et sans charge de cours pour l'hiver, la session – scansion du temps universitaire – se présentait comme un moment très risqué, mais enfin propice à la publication. Une bourse de chargé de cours devait permettre d'assumer ce travail, sans gommer totalement l'incertitude attachée à une situation précaire qui caractérise toutes les personnes achevant une thèse, en transition. Or, il me fut spécifié que la bourse ne me serait octroyée qu'à la hauteur des résultats, autrement dit des publications réalisées. Une gestion par les résultats de type néo-managérial, contribuant à précariser des chargés de cours pour lesquels la publication en sortie de thèse est décisive, encore davantage en temps de crise de la COVID. Bien que les conditions soient remplies pour ralentir, un tel ralentissement s'avéra très difficile à mettre en œuvre, au point de refuser la Prestation Canadienne d'Urgence (PCU) face à des cours à donner à l'été, alors que le plus difficile restait de parler plus d'une heure; redoutable contrainte pour un enseignant ! Finalement, le ralentissement fut contraint et forcé, expérimenté physiquement puisque seul le repos s'avérât salutaire pour récupérer. Cela m'interrogea, non seulement sur ma situation de vie, mon rapport au savoir et au travail, mais aussi aux rapports que le milieu universitaire entretient avec la négation de la fatigue, de la baisse de « rendement », et plus finement de la mise à distance de la COVID, par refus de considérer l'éventualité d'être soi-même touché par la maladie. *Ethos* de l'efficience (rapport efficacité/temps) profondément ancré, *ethos* d'une supériorité de l'esprit sur la fragilité des corps, rejoignant les logiques intériorisées de la rationalité néolibérale[44] à l'œuvre dans le milieu universitaire. Comment pouvais-je intégrer une telle norme que je dénonçais par ailleurs dans mon travail de thèse ? Comment le *ne pas désirer savoir* pouvait-il être au cœur de mon refus d'accepter l'incertitude de ma situation, modifiant l'entièreté de mes hiérarchies ? Accepter le ralentissement personnel n'est pourtant pas chose aisée dans une société-monde et une micro-société universitaire si vulnérable à la stratégie au cœur du néolibéralisme, l'accélération jusqu'à l'épuisement de la force de travail, de son énergie vitale. D'autant que le déni de la vulnérabilité se confronte ici au plaisir d'enseigner, pourvoyeur de son énergie vitale. Difficile part des choses à faire, entre assujettissement par l'intériorisation des normes implicites du métier et résistance par la négation plus profonde à ce qu'ouvre une telle incertitude dans ses avenues en lien avec la reconfiguration dans la hiérarchie des biens (la santé, la réussite professionnelle, les relations affectives, l'échange intersubjectif en formation, etc.). Durant le cours donné à la session d'été, une audition en vue d'un poste de maître de conférences se profila. La nouvelle du succès de l'embauche redoubla le bouleversement de ce moment de transition existentielle avec un déménagement d'un continent à l'autre en jeu. Ces moments forts du processus de transition, suivant Francis Lesourd (2005), sont l'occasion d'une orchestration des temps de son monde vécu, ici, l'achèvement d'une séquence longue de vie, la thèse et l'immigration au Québec. Un tel moment démultiplie les gestes d'appui à une telle orchestration, aussi bien matériels – le déménagement transcontinental notamment – qu'idéels – attention réflexive portée au temps long de sa propre histoire de vie. L'incertitude vécue dans une diversité de registres vitaux, avec les interrogations qu'elle soulève, ouvre sur de nouvelles avenues qui réorganisent l'identité narrative avec un surcroît de sens.

[44] Une telle rationalité mobilise les sphères de l'existence, à commencer par le temps de vie. En ce sens, elle est une rationalité globale. Elle peut se définir ici comme l'extension de la logique de marché à tous les rapports sociaux, en profitant de la médiation étatique, érigeant la concurrence en norme générale, au point d'influencer le processus de subjectivation des individus qui intègrent ce retour sur soi selon l'horizon de la concurrence (compétition, performance, efficience, responsabilité personnelles par exemple) (Dardot et Laval, 2009 cité dans Lafitte, 2019, p. 651).

Conclusion et apprentissages en jeu

En conclusion, il me faut envisager les apprentissages en cours, à la suite de l'expérience de la COVID. Je les aborderai selon deux perspectives, l'axe de la formativité[45] et celui de l'éthique que Paul Ricœur (1985) décline selon un triangle conceptuel modélisé à partir de trois polarités centrées sur trois pronoms personnels : le « pôle-je », le « pôle-tu » et le « pôle-il ». Dans la perspective bourgeaultienne de l'éthique, Nancy Bouchard (2019) la définit comme un travail d'énonciation, de réflexion et de délibération sur les conduites, les normes et les valeurs balisant l'agir humain. Mais ce travail d'énonciation ne peut s'engager sans hésitation ni sans l'acception du doute. L'incertitude appelle ainsi à l'humilité, à l'écoute et au dialogue. En effet, dans la perspective d'une éthique de l'incertitude, le questionnement premier porte sur les certitudes et ses pièges dans la prise de décision. Guy Bourgeault (1999) soutient que la prise en compte de l'incertitude dans la décision et dans l'action s'avère nécessaire à l'efficacité de l'action. Elle nourrit l'éthique de la responsabilité, par l'ouverture aux questionnements et leur renouvellement continu que l'incertitude stimule.

J'appréhenderai l'intention éthique par le « pôle-je », centré sur la liberté qui se pose elle-même, correspondant à l'expérience de la COVID en première personne, autrement dit les apprentissages en lien avec un retour biographique. En effet, l'attention à la temporalisation permet une première étape objectivante dans la réflexion qui noue l'expérience de la crise COVID à la liberté personnelle vitale qui se pose sans pouvoir se voir, autrement que par des médiations, dont la première est cet acte de « temporer » (Élias, 1996). Au confinement mondial vécu selon des modalités nationales, vient s'adjoindre l'expérience de la maladie qui redouble la conduite confinée et entame profondément les libertés quotidiennes. La désaffiliation d'avec les rythmes de la quotidienneté ordinaire fait perdre la faculté de raccorder sa vie à un horizon de sens scandé par toute une série de gestes, d'opérations, de liens sociaux, d'échanges verbaux qui entraîne une mise entre parenthèses des formes d'action habituelles. L'inquiétude liée à une telle expérience érode les rythmes habituels *chronologiques,* voire *chronométriques* vécus sur les

---

[45] La formativité peut se définir en tant que « faculté humaine de formation » qui insiste sur la dimension temporelle, critique et la finalité existentielle de l'acte de formation (Honoré, 2005, p. 46).

modalités universitaires du temps vécu dans l'habitude. La *chronographie* rétrospective de la maladie cherchant à la retracer pour rendre compte des symptômes, saisir ses rythmes au-delà de signes erratiques, constitue un premier geste objectivant d'un sujet artisan de sa propre objectivation. Mais ce travail de mise en intrigue temporelle avec ses premiers apprentissages chronobiographiques se heurte fondamentalement au savoir qui manque. Celui de l'expert, du médecin de famille, avec son expertise clinique, scientifique et affective, qui sait nouer un dialogue des savoirs entre des savoirs constitués issus des sciences médicales, mais ancrés dans les savoirs biographiques de l'histoire de vie du patient, avec la confiance qui en découle. Nous entrons là dans l'expérience en deuxième personne qui sollicite le « pôle-tu » et fait entrer dans l'éthique. En effet, la relation au médecin, à plus forte raison, de famille, qui médiatise l'incertitude et permet le dialogue et l'objectivation des souffrances jusqu'à en trouver le remède, me paraît alors plus que jamais nécessaire. La reconnaissance en deuxième personne qui est alors construite renforce la liberté, grâce à l'horizon temporel ouvert par les traitements et les investigations qui desserrent l'étau temporel structuré par les temporalités aliénantes de la maladie et du confinement. Mais la position dialogique n'est pas sans conflictualité comme nous l'avons vu. Concernant le rapport au savoir, les incertitudes dans l'ordre de l'épidémiologie, de l'étiologie, de la thérapeutique relatives à la COVID vont tendre la relation entre patient et professionnel de la santé, au regard de la délicate objectivation du vécu et de l'inquiétude en arrière-plan de la relation, comme si chacun se repliait sur son rapport au savoir de maîtrise, avec des rationalités qui ne dialoguent plus. Dans ce contexte incertain, suivant Krzysztof Pomian (1990) c'est la *chronosophie*, 4e mode d'appréhension du temps centré sur l'avenir et ses incertitudes, qui se trouve modifiée. L'imaginaire se réduit doublement, par l'inquiétude paralysante et par la solitude qui paradoxalement ne permet pas à l'imaginaire de se déployer[46]. L'imaginaire est social-historique. La précarisation est avant tout une « fragilisation du lien d'humanité » (Le Blanc, 2007), et une impossibilité de se projeter dans l'avenir, car l'être-en-devenir se trouve atteint dans sa formativité. Dans le même temps, si l'incertitude déstabilise, elle éveille et aiguise le sens de l'action, tendu vers la recherche de solution, à la condition d'avoir des prises sociales suffisantes (accès aux médecins et à une écoute de

[46] Nous renvoyons dans le présent ouvrage au chapitre de Gaston Pineau qui creuse cette question du rôle de la solitude dans l'autoformation.

l'expérience vécue, opportunités socio-économiques diverses notamment). Si ces marges de manœuvre existent, elles le sont par un accompagnement social susceptible de libérer des temporalités, notamment formatives (on peut suggérer un certain nombre de dispositifs institutionnels adossés à la mobilisation de l'histoire de vie et des stratégies afférentes). Nous entrons là dans une intention éthique en 3e personne qui mobilise la médiation de la règle et l'objectivation institutionnelle qui en résulte. Elle se veut neutre et abstraite autour de concepts tels que la justice, la fraternité, l'égalité. Or, la mondialité nouvelle qui émerge de la crise de la COVID est encore balbutiante en termes de médiations institutionnelles, avec des apprentissages de l'ordre de l'essai/erreur, d'apprentissages coopératifs et collaboratifs internationaux, non sans apories comme ces compétitions géopolitiques qui nuisent à l'appréhension de la maladie et à sa maîtrise. L'incertitude envisagée d'un point de vue éthique peut être l'occasion de mener un travail qualitatif à l'égard des moments transitionnels de l'existence. Mais au-delà d'une posture en première personne, une éthique dialogique en deuxième personne, prenant en compte la question du rapport au savoir et du jeu entre rationalités avec ses jeux de pouvoir et la conflictualité qui en résulte, conforte la reconnaissance de la parole en première personne, d'une autonomie minimalement reconnue et de l'altérité (celle d'une liberté – de parole, de discours notamment à laquelle je me confronte et je m'ouvre). Il est possible de retrouver ici Marina Schwimmer (2019) qui propose d'adjoindre à l'éthique de l'incertitude une éthique de la traduction prenant en compte la question du discours, des langages – situés socialement et plus encore, du sens construit en commun et des échanges entre rapport au savoir. Autant de pistes qui concourent à un projet d'élucidation de la COVID qui relie les deux échelles ontologiques extrêmes, celle du Monde et de l'individu socioécologique, dans la tension temporelle qui pèse sur la prise de décision, depuis l'expérience vécue jusqu'à la mort, ses causalités systémiques et ses supports institutionnels décisifs.

Liste de références

Boniface, P. (2020). *Géopolitique du Covid-19: ce que nous révèle la crise du coronavirus*. Paris : Eyrolles.

Bouchard, N. (dir.). (2019). *Pour une éthique ouverte à l'inattendu: libérer la face lumineuse de l'incertitude : éduquer, former, accompagner : avec Guy Bourgeault*. Gatineau, Canada : Presses Université Laval.

Bourgeault, G. (1999). *Éloge de l'incertitude*. Saint-Laurent, Québec : Bellarmin.

Breton, H. (2017). Histoires de vie en formation, capacités narratives et éducation thérapeutique. *Santé éducation*, *27*, 26–29.

Charon, R. (2015). *Médecine narrative: Rendre hommage aux histoires de maladies*. Paris : Sipayat.

Dardot, P. et Laval, C. (2009). *La nouvelle raison du monde: essai sur la société néolibérale*. Paris : La Découverte.

Élias, N. (1996). Du temps. Paris : Fayard.

Honoré, B. (1977). *Pour une theorie de la formation: dynamique de la formativité*. Paris : Payot.

Honoré, B. (2005). *L'Epreuve de la présence. Essai sur l'angoisse, l'espoir et la joie*. Paris : L'Harmattan.

Jacques, F. (1980). L'espace logique de l'interlocution. Bulletin de la Société Française de Philosophie Paris, 74(4), 113-169.

Lafitte, J. (2019). *Les temporalités environnementales et la dialogique du savoir : un enjeu pour une expertise citoyenne des acteurs-habitants de territoires en projets de « développement durable »* (Thèse de doctorat en cotutelle en géographie et éducation). Université du Québec à Montréal et Université de Toulouse 2 Jean-Jaurès.

Le Blanc, G. (2007). *Vies ordinaires, vies précaires*. Paris : Seuil.

Lefebvre, H. (1989). *La somme et le reste*. Paris : Méridiens Klincksieck.

Lesourd, F. (2009). *L'homme en transition: éducation et tournants de vie*. Paris : Economica-Anthropos.

Lévy, J. (dir.). (2008). *L'invention du monde*. Paris : Presses de Sciences Po.

Pomian, K. (1990). *L'ordre du temps*. Paris : Gallimard.

Retaillé, D. (2013). Monde. Dans J. Lévy et M. Lussault (dir.), Dictionnaire de la géographie (p. 686-688). Paris : Belin.

Ricœur, P. (1985). Avant la loi morale : l'éthique. Encyclopædia Universalis.

Schwimmer, M. (2019). De l'incertitude à une éthique de la traduction. Dans N. Bouchard (dir.), Pour une éthique ouverte à l'inattendu: libérer la face lumineuse de l'incertitude : éduquer, former, accompagner : avec Guy Bourgeault (p. 129-144). Gatineau, Canada : Presses Université Laval.

Zaccaï-Reyners, N. (2006). Respect, réciprocité et relations asymétriques. Quelques figures de la relation de soin. *Esprit*, *Janvier*(1), 95-108.

Présentation des auteurs

Camila Aloisio Alves est professeure associée en santé publique à la Faculté de médecine de Petrópolis (FMP, Brésil), chercheure à l'Université Sorbonne Paris-Nord, Centre interuniversitaire Experice, et membre du Cirbe (Collège international de recherche biographique en éducation). Ses recherches interrogent les processus de subjectivation en santé, les pratiques de soins dans le contexte des maladies chroniques, la formation et l'autoformation des professionnels de la santé et la construction de savoirs expérientiels.

Marie-Claude Bernard, PHD, est professeure agrégée à la Faculté des sciences de l'éducation à l'Université Laval (Canada) au département d'études sur l'enseignement et l'apprentissage. Chercheure au Centre de recherche et d'intervention sur la réussite scolaire (Crires), elle mène des activités de recherche portant notamment sur l'étude des rapports aux savoirs, l'utilisation des récits de vie en tant qu'outil de recherche et de formation, et l'analyse de la vulnérabilité à l'école. Elle est membre de l'Association internationale des histoires de vie en formation (Asihvif), dont elle est actuellement la vice-présidente.

Hervé Breton est maître de conférences en sciences de l'éducation et de la formation, à l'Université de Tours, en France. Ses recherches portent sur les dimensions formatrices du récit de soi et sur la reconnaissance de savoirs expérientiels en éducation des adultes et santé publique. Il est président de l'Association internationale des histoires de vie en formation (Asihvif).

Samira Bezzari est professeur assistante à l'Université Ibn Zohr à Agadir (Maroc) et membre du Laboratoire de recherche sur les langues et la communication.

Conceiçao Leal da Costa est professeure à l'École des sciences sociales de l'Université d'Évora (Portugal), au département de pédagogie et d'éducation, et assistante au Comité exécutif du master en éducation préscolaire et enseignement du 1er cycle de l'éducation de base. Ses recherches portent sur l'éducation professionnelle, l'apprentissage tout au long de la vie, le développement professionnel, les identités et l'apprentissage sur le lieu de travail du professeur.

Livia Cadei est professeur titulaire de pédagogie générale et sociale à la Faculté de psychologie de l'Université catholique du Sacré-Cœur, à Milan (Italie) ; membre de l'Association internationale des histoires de vie en formation (Asihvif), elle dirige l'école d'été « Recherche narrative et pédagogie : récits de vie en formation ». Ses sujets de recherche portent sur la pédagogie des adultes, les récits et histoires de vie, la pédagogie interculturelle.

Carmen Cavaco est enseignante chercheuse à l'Instituto de Educação da Universidade de Lisboa, et membre du Laboratoire UIDEF. Elle a publié de nombreux ouvrages et articles dans le champ de l´éducation des adultes, notamment, politiques publiques d´éducation et formation des adultes, formation expérientielle, reconnaissance et validation des acquis de l´expérience, adultes peu scolarisés et non scolarisés, histoires de vie et recherche biographique.

Christophe Coupé est chercheur en linguistique et en sciences cognitives. Il a obtenu une thèse de doctorat en sciences cognitives de l'Université Lyon-2 en 2003. Il a ensuite été chargé de recherches au CNRS entre 2003 et 2018, au laboratoire Dynamique du langage à Lyon, avant de rejoindre le département de linguistique de l'Université de Hong Kong. Il s'intéresse particulièrement à l'évolution du langage et des langues et à la diversité linguistique, aux approches transdisciplinaires, et à l'utilisation d'approches statistiques et informatiques dans le champ des sciences humaines et sociales.

Maria Amalia Cunha est sociologue, maître de conférences à l'Université fédérale de Minas Gerais (Brésil). Elle coordonne actuellement le master professionnel en éducation et enseignement (Promestre). Ses thèmes de recherche sont : trajectoires scolaires, socialisation, biographies et les récits de vie en tant que projet de formation et autoformation. Dispositifs pédagogiques de formation : agendas, ateliers de projet, biographies éducatives.

Matsumoto Dai est professeur associé d'éducation des adultes à l'Université Tohoku, à Sendai, au Japon. Ses recherches portent sur le développement communautaire et l'éducation des adultes, en particulier sur la théorie de l'apprentissage de l'éducation sociale communautaire au Japon. Il propose des ateliers pour le personnel de l'éducation sociale dans le cadre de leur formation professionnelle, organisés par les universités et les gouvernements locaux.

Pierre Dominicé est professeur honoraire à l'Université de Genève (Suisse). Retraité, ancien directeur académique de la formation continue, ses domaines de recherche portent sur les pratiques de recherche d'histoire de vie en formation et l'évaluation des programmes de formation continue.

Andrea Galimberti est chercheur au département des sciences humaines pour l'éducation de l'Université de Milano Bicocca (Italie), où il enseigne la « pédagogie du travail » dans le cadre du master en développement des ressources humaines. Ses recherches portent sur le domaine de l'éducation des adultes, avec un accent particulier sur les aspects historiques, épistémologiques et critiques de l'apprentissage tout au long de la vie dans l'enseignement supérieur et dans le contexte du travail. Il est impliqué dans l'Esrea (Société européenne pour la recherche en formation des adultes) en tant que coresponsable du réseau « Accès aux carrières et aux identités d'apprentissage » et du réseau « Vie professionnelle et apprentissage ».

Koichi Hirose est professeur à l'Université d'éducation d'Aichi (Japon). Titulaire d'un PHD de l'Université de Kyoto, psychologue clinicien certifié et psychologue public certifié, il utilise les pratiques narratives psychologiques auprès des enseignants et des membres du Conseil de l'éducation de la ville. Il étudie la reconstruction de soi sous les différents points de vue des sciences humaines.

Jérôme Lafitte est maître de conférences en sciences de l'éducation et de la formation, nouvellement embauché à l'Université François Rabelais de Tours en France, rattaché à l'équipe de recherche "Éducation Éthique Santé » (EA7505). Dans sa recherche en cotutelle de thèse, il s'est intéressé aux relations entre la dialogique du savoir environnemental et la prise en compte des temporalités environnementales et éducatives au sein de territoires aux prises avec des démarches participatives.

Frédéric Landy est professeur de géographie à l'Université de Nanterre (LAVUE), détaché par le MEAE comme directeur de l'Institut français de Pondichéry (UMIFRE, CNRS-MEAE). Ses recherches portent sur l'Inde rurale et agricole, et plus récemment sur les questions d'environnement. Il cherche à marier plusieurs échelles, depuis les logiques individuelles et familiales jusqu'au rôle des politiques en la matière, telles qu'elles sont définies et surtout mises en œuvre. Son dernier ouvrage, coécrit avec Aurélie Varrel, est intitulé : *L'Inde. Du développement à l'émergence* (Armand Colin, 2015).

Selladurai Manjubarkavi est docteure et chercheure au département d'anthropologie de l'Université de Madras, en Inde. Ses domaines de recherche privilégiés sont les études ethnographiques, les processus de développement et de l'histoire de la vie documentée. Elle est reconnue par l'État comme une experte dans l'identification des communautés et a été bénéficiaire d'une bourse de maîtrise (Université de Tours, France).

Rodrigo Matos de Souza est professeur à l'Université de Brasília, au Brésil. Il travaille au département des méthodes et techniques, dans les domaines de l'éducation des adultes, de la recherche narrative et des théories de l'éducation. Il est également vice-président de l'Association brésilienne de recherche autobiographique (BIOgraph) et rédacteur en chef de la revue *Linhas Críticas*.

Kakuko Matsumoto est professeure au département de musique de l'Université féminine de Mukogawa, au Japon. Ses recherches portent sur le développement de l'approche narrative en musicothérapie pour les détenus condamnés dans les prisons et dans une maison de redressement pour jeunes en difficulté dont certains ont des besoins particuliers. Elle est également musicothérapeute, art-thérapeute et psychologue clinicienne.

Ana Guilaisne Bernard Medina, est rhumatologue. Depuis 25 ans, elle travaille à l'Hôpital civil de Guadalajara *Fray Antonio Alcalde* dans l'État de Jalisco au Mexique au service de rhumatologie. Fondatrice de l'ONG « Una Sonrisa al Dolor » pour malades rhumatologique, dont elle est la directrice, qui partage les savoirs sur les maladies rhumatologiques aux patients tout en valorisant les savoirs d'expérience de ces derniers. Professeur à l'Université de Guadalajara au Centre Universitaire Science de la Santé, elle mène des activités de recherche avec des étudiants de la santé sur les maladies rhumatologiques.

José González Monteagudo est enseignant-chercheur de la Faculté d'éducation de l'Université de Séville (Espagne). Il a écrit et publié en différentes langues sur les théories éducatives contemporaines, la formation tout au long de la vie, l'éducation d'adultes, la diversité culturelle, les migrations, la médiation sociale, la recherche qualitative, les méthodologies (auto)biographiques en formation et en recherche, pour les étudiants internationaux et les étudiants non traditionnels.

Masayoshi Morioka, PHD, est professeur à l'Université de Ritsumeikan. Ses domaines d'études principaux sont l'approche narrative de la psychothérapie, et l'approche historicoculturelle de la régulation de l'affect et du problème corps-esprit. Ses articles les plus récents publiés incluent : « Remembering : a story of loss and recovery of the self », *Jung Journal : Culture & Psyché*, 2016, 10 (1), 96-103, et, avec K. Matsumoto et K. Hirose, « Recherche narrative et pratique psychosociale au Japon », *Brazilian Journal of (Auto)Biographical Research*, 2019, 4 (12), 849-863.

Mariachiara Pacquola, PHD en sciences humaines, chercheuse en projets de recherche auprès de l'Université de Padoue (Italie), département FISPPA, et chercheuse associée auprès d'Agrosup (Dijon, France). Ses travaux de recherche portent sur les processus d'apprentissage et de formation.

Melpomeni Papadopoulou, ex-institutrice en Grèce, formatrice et ingénieure pédagogique en France, est docteure en sciences de l'éducation et de la formation à l'Université de Tours. Ses travaux portent sur les notions de l'alternance, de l'expérience et de l'accompagnement dans différents contextes (apprentissage du FLE, formation à distance). Ils s'orientent vers la conceptualisation des notions de « distance intégrative » et d'« accompagnement expérientiel » dans le domaine des nouvelles technologies en formation d'adultes.

Maria Passeggi est professeure des universités à l'Université Cidade de São Paulo (Unicid) et à l'Université fédérale du Rio Grande do Norte (UFRN), au Brésil. Docteure en linguistique, chercheure PQ1 du ministère des Sciences technologiques et de l'innovation (CNPq-MCTI), ses recherches portent sur les récits autoréférentiels en tant que phénomène anthropologique, méthode de recherche et dispositif pédagogique. Ses publications focalisent sur la réflexivité narrative et mettent l'accent sur les principes épistémologiques et méthodologiques de la recherche biographique en éducation dans ses interfaces avec la santé, les apprentissages et la formation.

Gaston Pineau, depuis sa retraite en 2007, est chercheur émérite au Centre de recherche en éducation et formation relatives à l'environnement et à l'écocitoyenneté (Centr'Ère) de l'Université du Québec à Montréal (Canada). Il a été responsable de recherche à la Faculté de l'éducation permanente de l'Université de Montréal (1969-1985), puis professeur en sciences de l'éducation et de la formation de l'Université de Tours (1985-2007). Il travaille sur une théorie de la formation permanente en deux temps – expérientiel/formel – et trois mouvements – auto, socio, et écoformation.

Archanya Ratana-Ubol, PHD, est membre du comité du conseil universitaire de l'Université de Kasetsart et de l'Université Webster en Thaïlande. Elle est professeure à temps partiel en éducation permanente, au département d'éducation permanente de la Faculté d'éducation de l'Université de Chulalongkorn. Actuellement secrétaire générale de l'EAFAE (*East Asia Federation for Adult Education)*, elle a été reconnue par l'*International Adult and Continuing Education Hall of Fame* dans le domaine de l'éducation tout au long de la vie. Elle mène des recherches continues dans le domaine de l'éducation tout au long de la vie, de l'éducation des adultes, de la gérontologie et des groupes défavorisés de la société.

Emmanuel Rusch est Médecin de santé publique, professeur à l'Université de Tours, praticien hospitalier au Centre Hospitalier Universitaire de Tours. Son activité d'enseignement et de recherche porte sur les conditions de « l'agir ensemble et du prendre soin », en particulier sous l'angle de la promotion de la santé. Directeur de l'équipe de recherche EA7505 intitulé « Éducation-Éthique-Santé », les travaux menés sur les parcours de santé mobilisent et associent les outils des sciences de l'éducation, de l'épidémiologie et de l'économie. Soucieux des questions liées à l'action en santé (questions pratiques, éthiques, présentes dans les dimensions concrètes et opérationnelles) et des droits des usagers afférents, il s'est impliqué au cours de ces dernières années dans différentes organisations et instances régionales et nationales : Fédération régionales des acteurs en promotion de la santé (FRAPS) et Conférence régionale de la santé et de l'autonomie (CRSA), en région Centre Val de Loire ; Société française de santé publique (SFSP) et Conférence nationale de santé (CNS).

Elizeu Clementino de Souza est chercheur 1C CNPq et professeur titulaire du programme du diplôme d'université en éducation et contemporanéité de l'Université de l'État de Bahia (PPGEduC-UNEB), au Brésil. Leader du Groupe de recherche (auto)biographie, formation et histoire orale (GRAFHO-UNEB-CNPq), il est chercheur associé du laboratoire EXPERICE (Université Paris 13-Paris 8), et a été président de l'Association brésilienne de recherche (auto)biographique, BIOgraph. Il est rédacteur en chef de la *Revue brésilienne de recherche (auto)biographique*, membre du conseil d'administration de l'Asihivif-RBE, et chercheur au Cirbe.

Daniel Suarez est docteur en sciences de l'éducation de l'Université de Buenos Aires (Argentine). Professeur régulier à la Faculté de philosophie et de lettres de l'Université de Buenos Aires, il dirige des projets de recherche narrative et (auto)biographique sur la formation des enseignants, les connaissances pédagogiques, l'expérience éducative et les politiques d'identité professionnelle. Il est coordinateur du programme de formation des enseignants et du réseau de narration pédagogique, et coordinateur du programme spécifique de recherche narrative, biographique et autobiographique en éducation du doctorat en éducation de l'Université nationale de Rosario (Argentine).

Makoto Suemoto, est directeur de l'Institut de Minatogawa, au Japon. Il a été professeur en sciences de l'éducation à l'Université de Kobe et est l'un des pionniers des histoires de vie en formation au Japon. Il a contribué au travers de publications, de l'organisation de rencontres scientifiques, de la traduction d'ouvrages à faire connaître cette approche et à la diffuser dans les pratiques d'éducation des adultes, d'éducation populaire et de recherche biographique au Japon.

Srinivasalu Sumathi est professeure en anthropologie à l'Université de Madras, en Inde. Anthropologue de formation, elle s'est spécialisée dans la recherche empirique, appliquée et participative, orientée vers l'action. Elle a exercé en tant qu'« expert » et est reconnue au niveau international, national et étatique, en tant qu'académicienne et en politique prévisionnelle. Elle a été bénéficiaire des bourses internationales Fulbright, DAAD, Charles Wallace.

Linden West est professeur à l'Université Christ Church de Canterbury, et a été professeur invité dans les universités de Paris Nanterre-La Défense, Milano-Biccoca, et de l'État du Michigan. Il est l'auteur de divers écrits encadrés par une enquête narrative (auto)biographique, et son récent livre, écrit avec Laura Formenti, *Transforming Perspectives in Lifelong Learning and Adult Education : a dialogue*, a remporté le prestigieux prix Houle 2019. Il a été coordinateur des réseaux « Histoire et biographie de la vie » et « Processus transformatifs dans l'éducation » d'ESREA. En 2020, il a été intronisé dans le *Hall of Fame* international de l'éducation des adultes et de la formation continue.

Structures éditoriales du groupe L'Harmattan

L'Harmattan Italie
Via degli Artisti, 15
10124 Torino
harmattan.italia@gmail.com

L'Harmattan Hongrie
Kossuth l. u. 14-16.
1053 Budapest
harmattan@harmattan.hu

L'Harmattan Sénégal
10 VDN en face Mermoz
BP 45034 Dakar-Fann
senharmattan@gmail.com

L'Harmattan Cameroun
TSINGA/FECAFOOT
BP 11486 Yaoundé
inkoukam@gmail.com

L'Harmattan Burkina Faso
Achille Somé – tengnule@hotmail.fr

L'Harmattan Guinée
Almamya, rue KA 028 OKB Agency
BP 3470 Conakry
harmattanguinee@yahoo.fr

L'Harmattan RDC
185, avenue Nyangwe
Commune de Lingwala – Kinshasa
matangilamusadila@yahoo.fr

L'Harmattan Congo
67, boulevard Denis-Sassou-N'Guesso
BP 2874 Brazzaville
harmattan.congo@yahoo.fr

L'Harmattan Mali
ACI 2000 - Immeuble Mgr Jean Marie Cisse
Bureau 10
BP 145 Bamako-Mali
mali@harmattan.fr

L'Harmattan Togo
Djidjole – Lomé
Maison Amela
face EPP BATOME
ddamela@aol.com

L'Harmattan Côte d'Ivoire
Résidence Karl – Cité des Arts
Abidjan-Cocody
03 BP 1588 Abidjan
espace_harmattan.ci@hotmail.fr

Nos librairies en France

Librairie internationale
16, rue des Écoles
75005 Paris
librairie.internationale@harmattan.fr
01 40 46 79 11
www.librairieharmattan.com

Librairie des savoirs
21, rue des Écoles
75005 Paris
librairie.sh@harmattan.fr
01 46 34 13 71
www.librairieharmattansh.com

Librairie Le Lucernaire
53, rue Notre-Dame-des-Champs
75006 Paris
librairie@lucernaire.fr
01 42 22 67 13

www.ingramcontent.com/pod-product-compliance
Lightning Source LLC
LaVergne TN
LVHW011947220826
846092LV00001B/114

* 9 7 8 2 3 4 3 2 1 4 1 3 9 *